Tamara Hussendörfer

Schmerzfrei

Tamara Hussendörfer

Es hilft konkret,
wenn du verstehst, wie
Schmerz entsteht

SCHMERZ FREI

WIE DAS WISSEN UM
SCHMERZENTSTEHUNG
ZU HEILUNG ODER
LINDERUNG FÜHRT

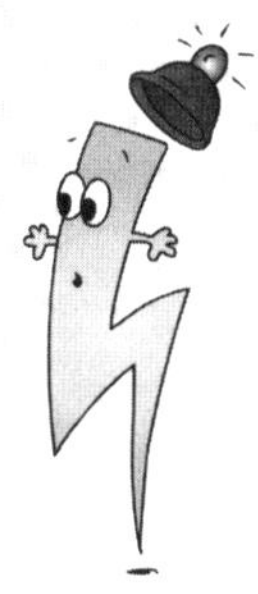

GOLDEGG

Umschlaggestaltung: Kathrin Steigerwald, Hamburg unter Verwendung von Motiven AdobeStock/cnh und einer Zeichnung von Beat Sigel
Autorinnenfoto Bildrechte: JG Schnabel
Illustrationen im Kern: Beat Sigel

ISBN: 978-3-99060-483-0

Unter den Linden 21 • D-10117 Berlin
Telefon: +49 800 505 43 76-0

Goldegg Verlag GmbH, Österreich
Mommsengasse 4/2 • A-1040 Wien
Telefon: +43 1 505 43 76-0

E-Mail: office@goldegg-verlag.com
www.goldegg-verlag.com

Layout, Satz und Herstellung: Goldegg Verlag GmbH, Wien
Printed in the EU

Jeder Mensch ist einzigartig …

Auch du …

Genauso wie deine
individuelle Schmerzwahrnehmung …

Schmerz ist ein Geschehen, welches mich aus meinem normalen Denk-Fühl-Prozess und Leben herauskatapultiert ...

Es trennt mich von Menschen, meinem Leben, meinen Aufgaben, meinen Gefühlen ...

Schmerz wirkt wie ein Filter ... durch den Schmerzfilter schaue ich anders auf die Welt.

– ANJA M. MAYR –

Inhaltsverzeichnis

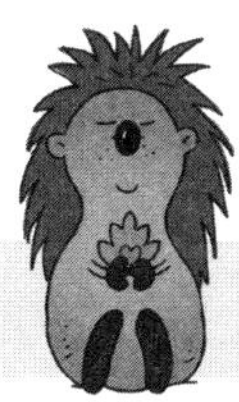

Vorwort

»Es gibt Tage, an denen ich es nicht mal mehr schaffe aufzustehen. Schon beim Wachwerden ist er da, mein treuer Begleiter, der Schmerz. Der Schmerz, der wohl niemals aufhört, der meinen Alltag bestimmt und mir jegliche Freude nimmt.« Geht es dir auch so? Raubt dir der Schmerz jegliche Lebensqualität? Fühlst du dich ihm hilflos ausgeliefert? Wer an chronischen Schmerzen leidet, und das sind laut einer aktuellen Veröffentlichung des Bundesministeriums für Bildung und Forschung weltweit rund 20 % aller Menschen, nimmt diese länger als drei bis sechs Monate wahr. Die Deutsche Schmerzgesellschaft schätzt die Anzahl der Betroffenen allein in Deutschland auf über zwölf Millionen. Die Ursachen dafür sind vielfältig. Der Grund kann in unzureichend behandelten akuten Schmerzen liegen, aber auch in Erkrankungen wie etwa Rheuma, Fibromyalgie, Arthrose, Osteoporose, Nervenschmerzen, um nur einige zu nennen. Wenn Schmerzen sich chronifizieren, verankern sie sich als Schmerzerfahrung und neurobiologische Veränderung im Nervensystem. Die Folge: Das Schmerzgedächtnis entsteht und verstärkt die schmerzbedingte Krise. Viele Betroffene leiden zudem unter depressiven Verstimmungen, die wiederum nachweislich dazu führen, dass sich die Wahrnehmung von Schmerzen selbst verstärkt. Ein Teufelskreis.

Auf einige wenige dieser zwölf Millionen Menschen treffe ich tagtäglich in meiner Praxis. Schmerzen sind das führende Symptom, für welches Patienten mich um Hilfe bitten. Neben meinen Händen, die sicherlich ein entscheidender Teil meiner Arbeit sind, hat aber im Laufe der Jahre ein Aspekt immer mehr Raum in meinem täglichen Handeln bekommen: die Kommunikation und Aufklärung über die Zusammenhänge des menschlichen Körpers.

Allein die Informationsaufnahme über die Zusammenhänge in Bezug zur Schmerzentstehung und -verarbeitung kann die Schmerzwahrnehmung von dir positiv verändern.

Der Schmerzforscher Adriaan Louw hat den Begriff »Pain Neuroscience Education« (PNE) geprägt und mit Kollegen untersucht, inwieweit die Aufklärung über Schmerzentstehung und -verarbeitung ein Hilfsmittel für Betroffene ist. Vor allem in Kombination mit manuellen Therapieansätzen ist diese Art von Wissensvermittlung ein bemerkenswertes Werkzeug im Therapieverlauf.

Jetzt denkst du womöglich: Ah! Dieses Buch ist also vor allem an Schmerzpatienten gerichtet? Weit gefehlt! Als ich anfing, dieses Buch zu schreiben, fragte man mich, wer meine Zielgruppe sei. »Jeder!«, war mein erster Gedanke. Zu ungenau, bekam ich als Antwort, denn schließlich sollte man bei Wissensvermittlung sein Publikum kennen, damit man sich als Autor, aber auch als Verlag und Buchhändler darauf einstellen und entsprechend positionieren kann. Stellst du mir nach Vollendung dieses Buches wieder die Frage, ob sich meine Zielgruppe etwas klarer definiert, kann ich dir sagen, ich bin immer noch bei meiner ersten Antwort: Dieses Buch ist für alle.

Bist du selbst ein Schmerzpatient? Dann soll dir dieses Buch eines mitgeben: mehr Kompetenz in der Analyse deines Problems, um entweder in Eigenregie eine maßgeschneiderte Lösung für dich zu finden oder ebendie für dich und dein individuelles Problem passenden, kompetenten Fachkräfte zu identifizieren, die dich auf deinem individuellen Weg begleiten und unterstützen können.

Allgemein wissenshungrig? Selbstverständlich ist jeder eingeladen, dieses Buch zu lesen, der einfach Interesse an den Zusammenhängen des menschlichen Körpers hat.

Aber ich möchte dir noch ein paar schlagkräftige Argumente anbieten, warum ich bei meiner Antwort »Jeder!« bleibe:

Dein Körper ist der Ort, an dem du lebst. Deshalb hat dein Körper es ohne Zweifel verdient, dass du dich um ihn kümmerst. Es ist wichtig, ihn zu kennen und seine Signale lesen zu können, damit du ihn nicht erst im Notfall, sondern auch *vorbeugend* zielsicher unterstützen kannst.

Du wirst in diesem Buch so viel über die verschiedensten Körpersysteme lernen, dass du das Wissen auch auf andere Gebiete wie zum Beispiel dein Stressmanagement übertragen kannst. Win-win-Situation also.

Zudem ist bei der großen Anzahl von Schmerzpatienten (jeder Fünfte) Folgendes wichtig: Es hilft nicht nur konkret, wenn Betroffene verstehen, wie Schmerzen entstehen, sondern auch die Menschen in ihrem Umfeld sollten dieses Wissen haben, um eine sicherere, empathische Hilfestellung zu sein, um Vorurteile abzubauen und Ausgrenzungen zu vermeiden.

Am Ende des Buches angekommen, bist du dann einer der Wissensträger. Du kannst das Wissen um die Zusammenhänge für dich nutzen und wirst es, so hoffe ich, bei Bedarf in deinem Umfeld weitergeben.

Darf ich vorstellen: die Schmerzkompanie

Als Hauptakteur hat sich ein kleiner Helfer zur Verfügung gestellt. Er hat während des Schreibprozesses ein gewisses Eigenleben entwickelt:

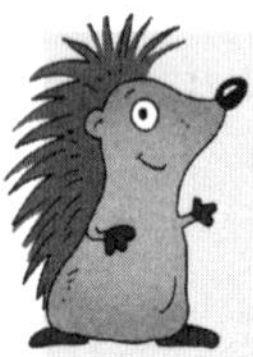

ERINACEUS EUROPAEUS

Der heimische Braunbrustigel

Name:	Fred
Alter:	4 Jahre
Größe:	30 cm
Gewicht:	1500 g
Hobbys:	Insekten suchen, Gärten erkunden, an diesem Buch mitarbeiten

Fred gibt sein Bestes, um dir nicht nur ein angenehmes, sondern auch ein weitgehend schmerzfreies Leseerlebnis zu bescheren. Da Fred ein sehr lieber, höflicher und knuffiger Charakter ist (wenn man auf seine Stacheln achtet), verübelst du ihm hoffentlich nicht, dass er in diesem Buch als Sinnbild für den »schmerzauslösenden Faktor« fungiert. Er schlüpft also stellvertretend und bewusst abstrakt in die Rolle der möglichen Auslöser und Ursachen eines Schmerzreizes, damit du entspannt in die Zusammenhänge rund um das Thema Schmerz eintauchen kannst und nicht direkt an mögliche eigene Schmerzszenarien erinnert wirst.

Diese Illustrationen in diesem Buch sollen dich nicht nur zum Lächeln bringen, sie verfolgen auch einen besonderen

Zweck: Die vermittelten Inhalte werden in deinem Gehirn bildhaft verankert bleiben, damit du auf sie als hilfreiches Wissen zurückgreifen kannst, sollte es zu einer Konfrontation mit einer Schmerzsituation kommen.

Doch was ist Schmerz eigentlich? Der Weltschmerzorganisation IASP (International Association for the Study of Pain) zufolge definiert sich Schmerz als *»unangenehmes Sinnes- und Gefühlserlebnis«*. Er kann stechend, bohrend oder brennend empfunden werden, als quälend und erschöpfend. Stets jedoch wird Schmerz als belastend wahrgenommen. Mein Buch dagegen möchte für dich eine angenehme Sinneserfahrung sein, deshalb verzichte ich, soweit möglich, auch auf komplizierte lateinische Fachwörter, die nur einen schmerzhaften Knoten im Gehirn hervorrufen.

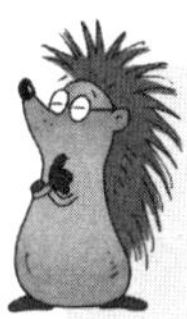

Falls du in ein Thema tiefer eintauchen willst, stehen für dich Infokästen parat.

Während meiner Recherchen zu diesem Buch habe ich oft gedacht, dass sich die Zusammenhänge in unserem Körper auf folgende Erkenntnisse herunterbrechen lassen:

faszinierend flexibel - faszinierend kreativ - faszinierend wirkungsvoll -faszinierend verwirrend

Du kannst dir sicher sein, dass dein Körper immer irgendeinen Plan hat, sonst wären wir schon längst der Evolution zum Opfer gefallen und als Spezies ausgestorben. Wer aber vermag die Abläufe wirklich im Detail zu verstehen? Um während deiner Lesereise eine »Problemlösungskompetenz« zu entwickeln, reicht es zum Glück, wenn du die Zusammenhänge verstehst. Den Rest können wir zum größten Teil getrost den Wissenschaftlern überlassen.

Vielleicht geht es dir aber wie mir, und du würdest gern auf ein Schema schauen und erkennen:

Wenn A auf T trifft, dann ist das Ergebnis F.

$$A + T = F$$

Manchmal ist dies im Körper auch so. Die Betonung liegt auf »manchmal«. Denn was ist, wenn B gleichzeitig präsent ist? Verändert A dann seine Wirkung, oder macht A dies nur, wenn zusätzlich zu B noch C mit von der Partie ist? Oder blockiert die Anwesenheit von D dann T, sodass A gar keine Wirkung mehr haben kann? Sucht sich A dann eben W, wenn T besetzt ist, und kommt deshalb das Ergebnis K zustande? Und schaut W erst einmal, welche Informationen von oben, unten, rechts, links oder von schräg um die Ecke kommen, um zu entscheiden, ob er mit A überhaupt arbeiten will? Aber was, wenn gerade ein Mangel an A besteht und deshalb Q kompensiert, welches aber auf B die Wirkung hat, dass dieses sich mit C verbindet? Was aber wiederum X anzieht, welches …

Ich könnte den Buchstabensalat noch endlos weiterführen, aber dann verliere ich an dieser Stelle wahrscheinlich schon die ersten Leser. Verwirrend? So ungefähr lesen sich viele wissenschaftliche Artikel.

Nutzen wir also diesen Moment, um unserem Körper Respekt zu zollen und Dankbarkeit zu zeigen dafür, dass er über all diese Vorgänge den Überblick behält. Viele dieser Zusammenhänge und Abläufe sind bis heute nicht in ihrem vollständigen Ausmaß verstanden, aber gerade im Bereich

Schmerz schreitet die Forschung rapide voran, und es kommen stetig neue, hilfreiche Erkenntnisse hinzu.

Wenn du jetzt nach dem Lesen des symbolischen, alphabetischen Chaos denkst: »Und sie hat noch geschrieben, das Lesen des Buches solle nicht schmerzhaft sein?« Keine Sorge. Ich bleibe, so gut es geht, bei einfachen Bildern. Legen wir also los!

Kapitel I

Das schmerzhafte Zusammentreffen

Es begab sich eines Vormittags in München, dass Herr Fischer auf dem Weg zur U-Bahn auf Fred traf. Leider stand das ungeplante Zusammentreffen nicht unter den besten Sternen, denn Fred hatte danach den Verlust eines Stachels zu beklagen und Herr Fischer einen schmerzhaften Fuß.

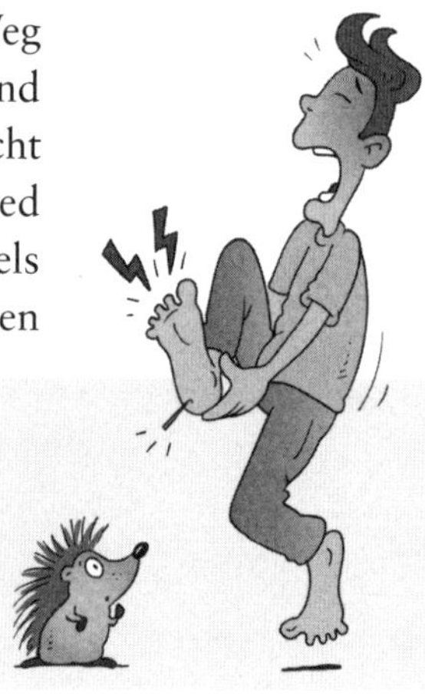

Prüfen wir die Fakten:

Fuß trifft Igel.
Stachel trifft Fuß.
Ergebnis = Aua!

Die Wahrscheinlichkeit, dass Herr Fischer nach dem Zusammentreffen einen Schmerz wahrnimmt, ist ziemlich hoch. Wie stark er aber den Schmerz auf einer Skala von 0 bis 10 einstufen würde? Dies ist nicht so einfach zu sagen, denn die individuelle Schmerzwahrnehmung ist von deutlich mehr Faktoren abhängig, als uns bewusst ist.

Gleich zu Beginn unserer gemeinsamen Lesereise möchte ich betonen, dass die Größe des schmerzauslösenden Reizes nicht immer im direkten Zusammenhang mit der daraus resultierenden Höhe des wahrgenommenen Schmerzes einhergeht. Die beiden folgenden Szenarien, bei denen ich mit einem Augenzwinkern versuche, jedes – wirklich jedes – Klischee zu bedienen, sollen dir zeigen, dass Schmerzen multifaktoriell bedingt sind.

Szenario 1:
Worst Case - warum immer ich?

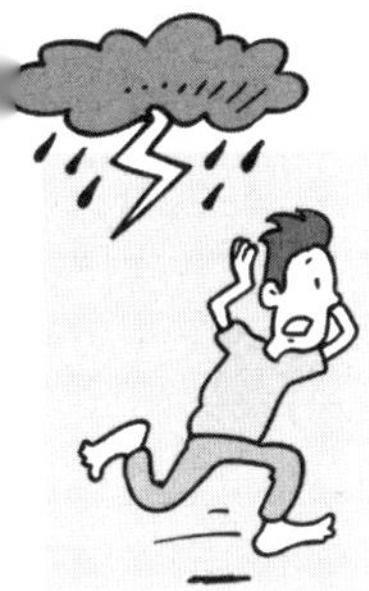

Was für ein schrecklicher Montagvormittag! Wetterlage? Mistwetter!

Herr Fischer hetzt schon leicht verspätet zur Arbeit.

Die Deadline seines Projekts ist …

Richtig! Heute!

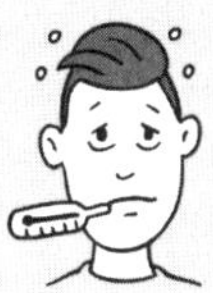

Nicht nur eine heftige Grippe, auch die Überstunden der letzten Wochen stecken ihm seit Tagen in den Knochen.

Trotzdem hat er sich mit triefender Nase auf den Weg zur U-Bahn gemacht. In Gedanken versunken und sehnsüchtig an sein Bett denkend, läuft er in eine Straße, für die – laut Straßenverkehrsordnung – eines klar gilt: Zutritt für Igel verboten! Folglich rechnet er nicht mit Fred und – das Unglück nimmt seinen Lauf.

Fuß trifft Igel - Stachel trifft Fuß - Aua!

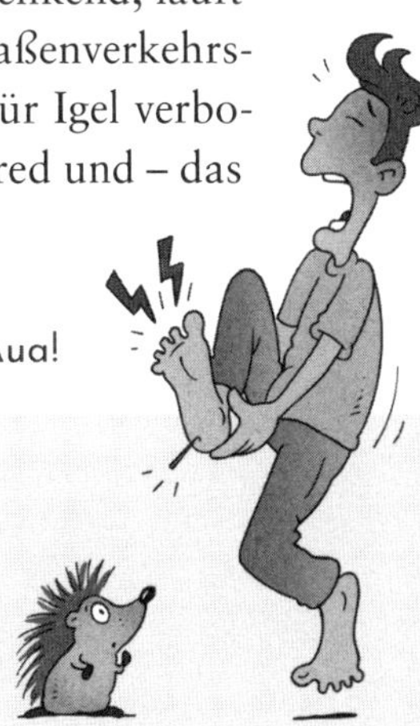

Die für sein Projekt so wichtigen Unterlagen fliegen durch die Luft und landen, wie sollte es in diesem Szenario anders sein, im Matsch. In unzähligen Überstunden ausgearbeitete Ideen finden ihr jähes Ende auf der Straße. Als wäre dies nicht schon genug Stress, erinnert Herr Fischer sich zudem mit Schrecken an das letzte Mal, als er einen Igelstachel im Fuß hatte. Entzündung, Antibiotika und wochenlang Schmerzen beim Gehen waren die Folge, und dabei hätte er doch morgen ein wichtiges Fußballspiel ...

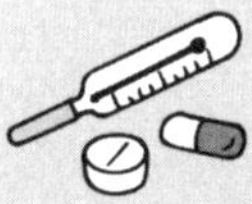

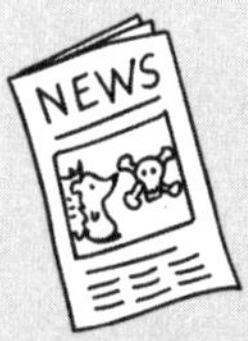

Hieß es nicht erst heute Morgen in der Zeitung, dass Igel Tollwut übertragen können? Der Fuß pocht, und Herr Fischer kann kaum auftreten! Er hat nicht einmal Schuld an der Verletzung, darf aber jetzt all die Konsequenzen tragen.

Das auf den Vorfall folgende Telefonat mit seinem Chef ist schließlich das i-Tüpfelchen in diesem »Worst-Case«-Szenario.

Und Fred? Als klarer Schuldiger an diesem Elend ist er zu diesem Zeitpunkt eindeutig nicht Herrn Fischers bester Freund. Schmerzhaften Fußes humpelt Herr Fischer zurück nach Hause.

Szenario 2:
Love is in the air, so ein Tag, so wunderschön ...!

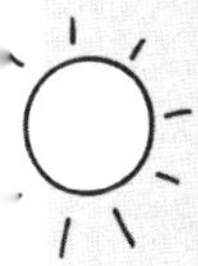

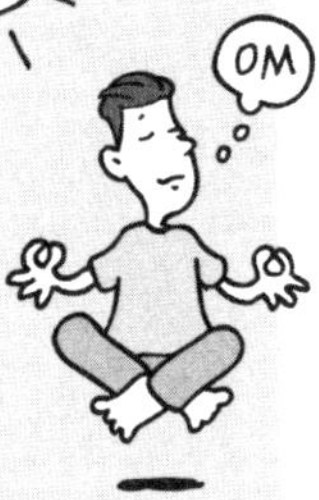

Was für ein herrlicher Samstagvormittag! Wetterlage? Strahlender Sonnenschein! Keine einzige Wolke am Himmel!

Das Leben kann so schön sein! Nach erfolgreicher Abgabe seines Projekts und der nun winkenden Beförderung hat Herr Fischer seit heute Urlaub, welchen er mit einer entspannten Yogastunde in seinem Lieblingsstudio startet. Ausgeglichen und fit wie ein Turnschuh begibt er sich anschließend beschwingt auf den Nachhauseweg.

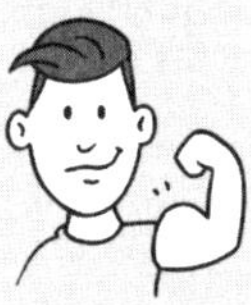

In Tagträumerei versunken, übersieht Herr Fischer das Schild: »Vorsicht! Igel kreuzen den Weg!« Eigentlich hätte *er* also aufpassen müssen, aber so nimmt das Schicksal seinen Lauf.

Fuß trifft Igel - Stachel trifft Fuß - Aua!

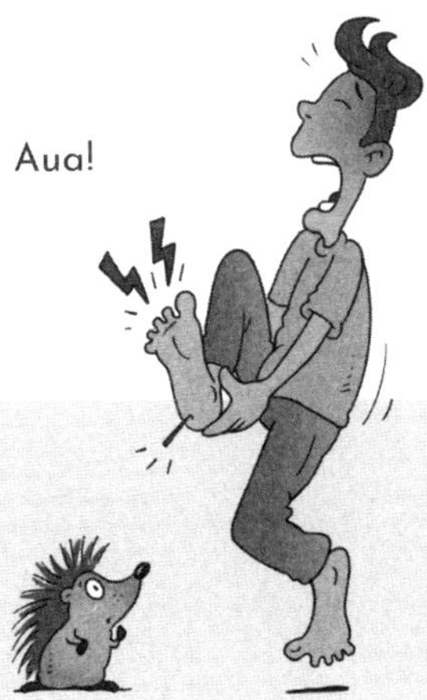

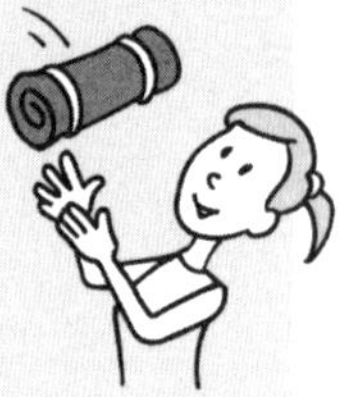

Die Yogamatte fliegt im hohen Bogen durch die Luft und landet, wie sollte es anders sein … wundersamerweise sicher in den Händen einer aufmerksamen, attraktiven Dame, welche Herrn Fischer zur Hilfe geeilt ist.

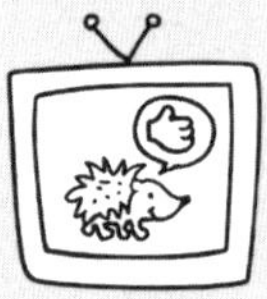

Ein Igelstachel im Fuß? Pah! Was soll schon groß passieren? So ein kleiner Stachel ist doch für jemanden wie Herrn Fischer leicht auszuhalten. Zudem kam heute Morgen im Fernsehen ein Bericht über die Nützlichkeit von Igeln und dass sie harmlose Zeitgenossen seien.

Während er also wenige Minuten später mit der Retterin seiner Yogamatte beim Kaffee sitzt und Herzchen in den Augen tanzen, kann es durchaus sein, dass er auf die Frage, wie es seinem Fuß gehe, mit einem erstaunten »Warum?« antwortet.

Fred wiederum kann sich der ewigen Dankbarkeit Herrn Fischers sicher sein, denn ohne den ungeplanten Zusammenstoß wäre es nie zu diesem Kaffee gekommen.

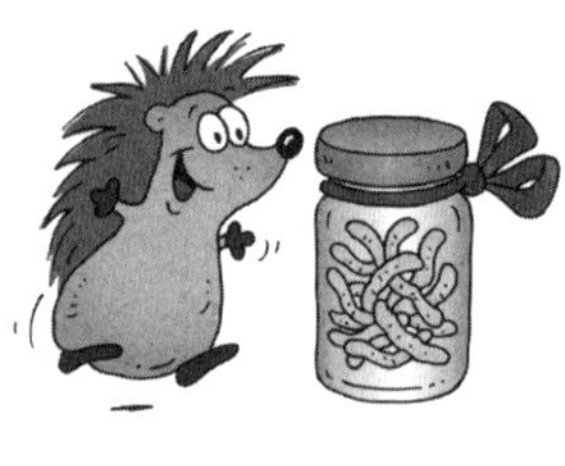

Moment mal ... Checken wir nochmals die knallharten Fakten:

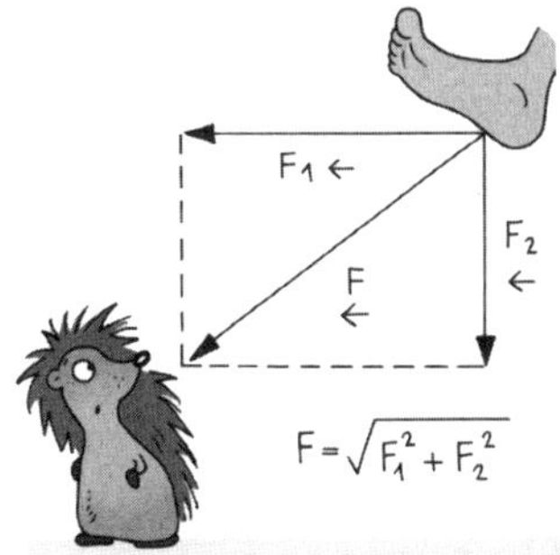

Es war bei beiden Szenarien Herrn Fischers rechter Fuß, welcher in genau der gleichen Geschwindigkeit und dem exakt gleichen Winkel millimetergenau auf den gleichen Igel, nämlich Fred, traf. Die Eindringtiefe des Stachels betrug in beiden Fällen 0,8 cm.

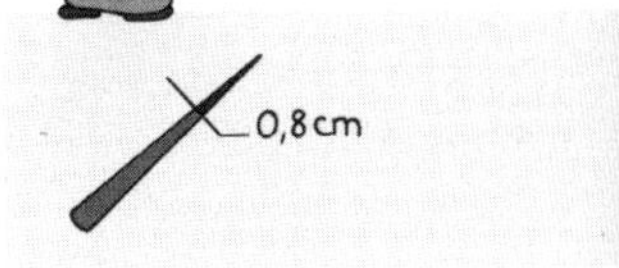

Es ist also »stachelgenau« gleich viel Gewebe verletzt worden – an der genau gleichen Stelle, vom genau identischen Auslöser ... Warum ist das Ergebnis der wahrgenommenen Schmerzintensität dann so unterschiedlich?

Dass die Schmerzwahrnehmung sehr individuell ist, steht wohl für die meisten Menschen außer Frage. Aber welche Systeme im Körper dürfen mitreden, ob, wann, wie viel und wie lange das betroffene Individuum Schmerz empfindet? Wer sitzt jetzt also alles am »körpereigenen Stammtisch«, an dem über das Ausmaß der Schmerzwahrnehmung diskutiert und entschieden wird?

Kapitel II

Der gefürchtete körpereigene »Stammtisch des Schmerzes«

Entscheidungen im Körper werden häufig nicht von einem Organ oder einem System im Alleingang getroffen, sondern sind in vielen Fällen das Resultat von »Teamwork«. In meiner bildhaften Vorstellung finden so in meinem oder auch deinem Körper »Stammtischtreffen« zu unterschiedlichen Themen statt. Jeder Teilnehmende, jedes Körpersystem bringt sein Wissen und seine Informationen mit an den Tisch, um gemeinsam zu aktuellen Anforderungen zu diskutieren und passende Körperreaktionen zu beschließen und auszulösen. Im Laufe unserer gemeinsamen Lesereise wirst du erfahren, dass du selbst zum Erfolg deiner körpereigenen »Stammtischtreffen« beitragen kannst.

Die folgenden Kapitel beschäftigen sich mit den Körpersystemen, welche zu den festen Stammgästen zählen, wenn es um das Thema Schmerzwahrnehmung geht.

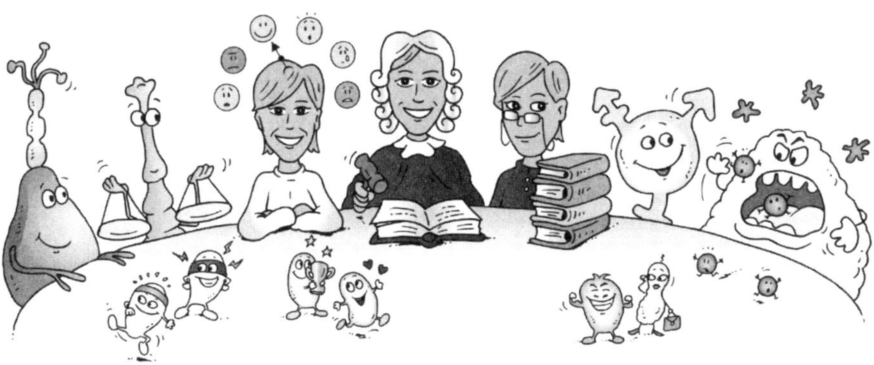

Schmerz ist nicht gleich Schmerz

Ähnlich wie bei Stammtischen in einer Gaststätte kommen auch im Körper andere »Gäste« bzw. Systeme mit an den Tisch und klinken sich bei Bedarf für eine kurze Zeit in die Gespräche und Diskussionen ein. Konzentrieren wir uns aber hier auf die Hauptakteure am »Stammtisch des Schmerzes«.

Hast du schon einmal Gespräche an Stammtischen verfolgt? Dann hast du vielleicht festgestellt, dass sie nicht immer ruhig verlaufen. Ich kann in meinem Falle nur für bayerische Stammtische sprechen, da geht es meist schon sehr lautstark zur Sache. Jeder hat etwas zu sagen, will mitreden und sich austauschen. Das eigene Anliegen ist wichtig und will auch als solches gehört werden. Es werden gemeinsame Projekte geplant, über die aktuelle Lage diskutiert und sich natürlich auch ins Wort gefallen. Und ab und an muss ein am Tisch Sitzender, welcher sich dominant in »Rage redet« oder sogar außer Kontrolle gerät, von den anderen ausgebremst und zur Ordnung gerufen werden.

Je nach Thema und fachlicher Kompetenz übernimmt das eine oder andere Stammtischmitglied oder im Falle unseres Körpers eben das eine oder andere Körpersystem die Führung im »Gespräch«. Sie helfen, unterstützen und regulieren sich gegenseitig – manchmal sind alle zusammen aktiv, manchmal finden Nebengespräche in kleineren

Gruppen statt. Im Falle eines Notfalls stehen aber alle parat. Es wird also langsam Zeit, mit der Vorstellungsrunde zu beginnen.

Ein kurzer Abstecher sei allerdings vorher noch erlaubt, bevor wir das erste Stammtischmitglied genauer unter die Lupe nehmen. Denn Schmerz ist nicht gleich Schmerz ... Er kann so viele Gesichter haben. Er kann brennend, bohrend, ziehend, dumpf, spitz, scharf oder schlichtweg nervig sein. Lokal, flächig, ausstrahlend oder er wandert mal dahin, mal dorthin. Er kann der Erste sein, der dich morgens begrüßt, oder sich erst im Laufe des Tages ungebeten zu dir gesellen. Er kann dir nachts den Schlaf rauben oder nur bei ganz bestimmten Bewegungen oder Belastungen auftreten. Nicht selten ist es schwer herauszufinden, warum er in einem Moment präsent ist und in einem anderen nicht. Vielfältigkeit ist definitiv eine seiner Tugenden, sein Repertoire ist äußerst umfangreich.

Aber es gibt eine Merkmalsunterscheidung, welche besonders wichtig ist für diejenigen, die sich mit Schmerzen auseinandersetzen oder diese behandeln. Und diese lautet: akut oder chronisch?

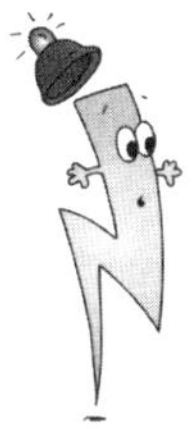

Akut oder chronisch?

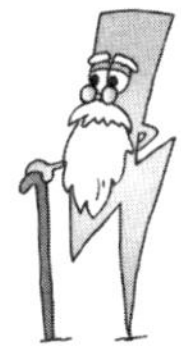

Kommen wir auf das Zusammentreffen zwischen Fuß und Fred zurück. Grundsätzlich kann man davon ausgehen, dass der Fuß sowohl in Szenario 1 als auch 2 nach einigen Tagen wieder schmerzfrei belastbar ist und auch Fred den Verlust des Stachels überwunden hat. Entsprechend sind beide Szenarien in die Sparte akuter Schmerz einzuordnen. Was genau bedeutet aber »akut«?

Die Hauptaufgabe und Daseinsberechtigung von akutem Schmerz ist seine Warnfunktion. Es gibt einen klaren Auslöser für ihn; er ist einer bestimmbaren Stelle zugeordnet, und die Schmerzhöhe ist von Ort und Ausmaß der Schädigung abhängig. Wie bei Herrn Fischer die Stelle seines Fußes, an der der Stachel die Hautbarriere überwindet, und die daraus resultierende 0,8 cm tiefe Schädigung des Gewebes.

Ist der Schmerzauslöser etwa eine Verletzung, klingt der Schmerz während der Heilung allmählich wieder ab. Er hat seinen Job erfüllt, da er den Körper nicht mehr schützen muss. Die Dauer von akutem Schmerz ist wenige Tage bis maximal drei Monate.

Was bedeutet dann aber chronisch? Wenn akuter Schmerz nur bis zu drei Monaten anhalten sollte, dann ist alles, was über diese Zeitspanne hinaus bestehen bleibt, wohl als chronisch einzuordnen. (Einige sprechen auch erst ab sechs Monaten von chronischen Schmerzen.) Der deutschen Schmerzgesellschaft zufolge werden »alle Schmerzen als chronisch bezeichnet, deren Dauer über das Ausmaß einer akuten (frisch aufgetretenen) Ursache hinaus nicht nachvollziehbar lange anhält«.

Achtung! Es gibt hierbei noch eine interessante und elementar wichtige Unterteilung. Chronischer Schmerz kann die Folge einer Gewebeschädigung sein, die immer wieder auftritt und reaktiviert wird – wie etwa bei chronischen Erkrankungen und Entzündungen (z. B. rheumatoider Arthritis, Rückenproblemen, Gelenksarthrosen). Es kommt in diesen Fällen zu einem immer wieder auftretenden »akuten« Schmerzgeschehen, welches aufgrund seiner Kontinuität als chronisch eingestuft wird. Es gibt hier also durchaus noch einen klaren Auslöser und einen Zusammenhang zwischen Ort, Ausmaß der Schädigung und der resultierenden Schmerzwahrnehmung.

Oder aber der Schmerz besteht weiter, obwohl die ursächliche Verletzung oder Krankheit bereits ausgeheilt ist. Dies ist auch die eigentliche Definition von chronischen Schmerzen. Während bei chronischen Erkrankungen mit Schmerzen die Ursache für die Beschwerden weiterhin bekannt und vorhanden ist, fehlt sie in diesem Falle. »Chronische Schmerzen mit *nicht mehr* vorhandener Ursache« sind ein eigenständiges Krankheitsbild und keine zeitliche Verlängerung eines immer wieder reaktivierten akuten Schmerzgeschehens.

Für die Behandlung von lang andauernden Schmerzen ist diese Unterscheidung von enormer Wichtigkeit, denn sie verändert den Behandlungsansatz und gibt bedeutende Anhaltspunkte dafür, welche Körpersysteme in die Therapie einbezogen werden sollten.

Die auslösende Verletzung ist also behoben und trotzdem bleibt das schmerzhafte Empfinden? Wie dies möglich ist, werden wir gemeinsam Kapitel für Kapitel in diesem Buch klären. An dieser Stelle möchte ich schon einmal eine sehr wichtige Feststellung machen: Auch wenn die Ursache der Schmerzwahrnehmung bereits beseitigt worden ist, ist ein weiterhin empfundener Schmerz nicht eingebildet.

Schmerz ist immer real.

Nicht immer gibt es einen Zusammenhang zwischen Schmerz und Gewebeschädigung, aber er ist auch kein Produkt der Fantasie. Wie dies sein kann? Ruf dir einfach noch mal in Erinnerung, was wir bereits zu Beginn gesagt haben: Viele Körpersysteme reden beim Thema Schmerzwahrnehmung mit. Sie alle stehen in regem Austausch miteinander und bringen ihre Aufgaben, Effekte, Auswirkungen und Eigenheiten mit an den Stammtisch. Und sie können auch ohne aktuellen Auslöser dafür sorgen, dass du Schmerzen wahrnimmst.

Und ja, du hast natürlich recht, wenn dir gerade einfällt, dass es ja auch noch so etwas wie ein Schmerzgedächtnis gibt. Auf dieses werden wir später noch detaillierter eingehen. Es bleibt also spannend.

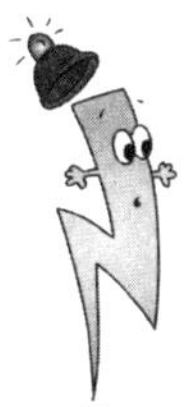

versus

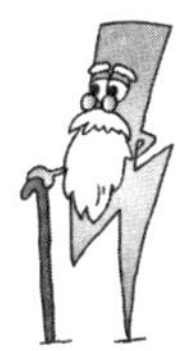

Kurz andauernd bis 3 Monate	**Dauer**	Länger als 3-6 Monate
Bekannt und durch Verletzung oder Schädigung ausgelöst	**Ursache**	Unbekannt bzw. vielschichtig Wird zur eigenständigen Erkrankung
Warn- und Schutzfunktion	**Funktion**	Keine Warnfunktion
Behandlung der Schmerzursache	**Behandlung**	Abbau aufrechterhaltender Faktoren, interdisziplinäre Behandlung
Zusammenhang mit auslösendem Reiz	**Intensität**	Kein Zusammenhang mit auslösendem Reiz

Kapitel III

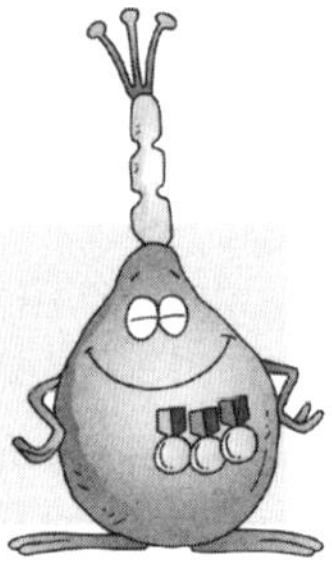

Nozizeptoren – die Schadensmelder

Jetzt geht es aber wirklich los! Widmen wir uns endlich unseren Stammtischmitgliedern! Nicht ohne Grund bekommt der stolze Nozizeptor den Vorrang vor allen anderen, denn er spielt eine tragende Rolle in der Schmerzentstehung. Oft ist er derjenige, der überhaupt erst eine Stammtischsitzung einberuft. Auch wenn du gerade zum chronischen Schmerz gelernt hast, dass dieser auch ohne direkte Ursache präsent sein kann, geben die Nozizeptoren dennoch normalerweise den ursprünglichen Startschuss für eine Schmerzsituation. Aber was sind Nozizeptoren denn eigentlich genau?

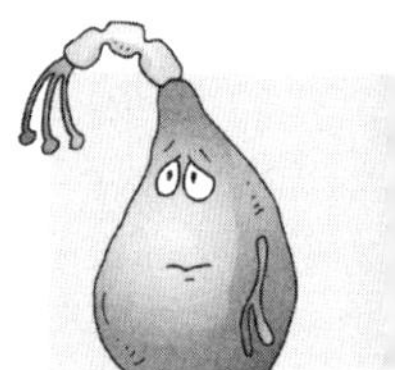

Die unverstandene Spezies

Noch immer werden Nozizeptoren in fachlichen Artikeln oder sogar in fachlichen Definitionen als Schmerzrezeptoren oder -sensoren bezeichnet. Da die Aktivität der kleinen Nozis, wie ich sie gern nenne, häufig der Start eines empfundenen Schmerzes ist, ist dies nachvollziehbar, vermittelt aber den Eindruck, dass sie Schmerzen an das Gehirn melden. Tun sie aber eben nicht! Sie melden den Schaden, und erst im Gehirn wird am Stammtisch entschieden, ob dies mit Schmerzen beantwortet wird.

Wie die meisten Begriffe lässt sich auch Nozizeptor aus dem Lateinischen ableiten. »Nocere« bedeutet übersetzt »schaden«. Die treffendere Übersetzung, die auch der Funktion sehr viel gerechter wird, ist also nicht Schmerzrezeptor, sondern Schadensmelder.

Die IASP definiert Nozizeption folgendermaßen: »Ein Nozizeptor ist ein hochschwelliger, sensorischer Rezeptor des peripheren somatosensorischen Nervensystems, der in der Lage ist, schädliche Reize umzuwandeln und zu kodieren.«

Okay. Und nun versuchen wir das Ganze noch mal mit weniger Fachwörtern:

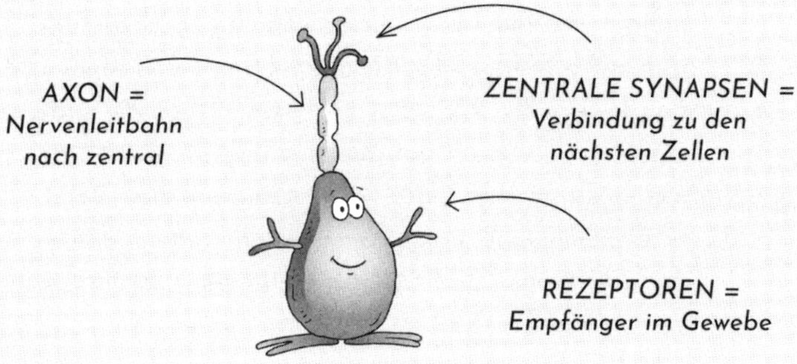

Ein Nozizeptor ist also ein die Körperwahrnehmung betreffender Empfänger (Rezeptor), der in der Lage ist, schädliche Reize zu registrieren, in weiterleitbare Informationen und Botschaften umzuwandeln (in elektrische Impulse) und diese zentral in Richtung Rückenmark und Gehirn zu schicken (an seiner Nervenbahn – dem Axon – entlang). Hochschwellig bedeutet, dass der Reiz eine gewisse Stärke aufweisen muss, damit sich der Nozizeptor überhaupt die Mühe macht, aktiv zu werden. Nozizeptoren sitzen verteilt in deinem Körper, um dir sofort Informationen von überall melden zu können, ob irgendwo ein Bereich gefährdet ist und Schutz und Unterstützung benötigt. Die größte Dichte haben sie aber in deiner Haut.

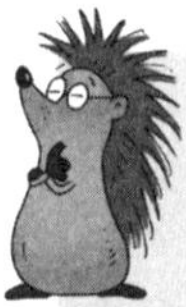

GOOD TO KNOW

Das Gehirn (Gehirnmasse) selbst hat keine Nozizeptoren. Für alle, die gerade mit einem Gläschen Wein das Buch lesen ... die Leber bzw. das Lebergewebe besitzt auch keine. Während einige Leser und Leserinnen jetzt sicherlich denken: »Super – keine Schadensmelder? Dann kann ich ja das nächste Glas einschenken!«, denken andere: »Oje, dann meldet mir die Leber nicht, wenn sie gestresst ist durch die Menge des Traubensaftes«, und stellen das halb volle Weinglas zur Seite. Über die individuellen Interpretationsansätze unseres Großhirns reden wir später. Dass wir trotzdem in den Bereichen Schmerzen wahrnehmen können, liegt daran, dass die Hüllen und Gefäße der Organe mit Nozis versorgt sind.

Holen wir uns noch einmal Fred und Herrn Fischer zur Hilfe:

Stachel trifft Fuß = Schaden im Gewebe = Nozizeptoren aktiv

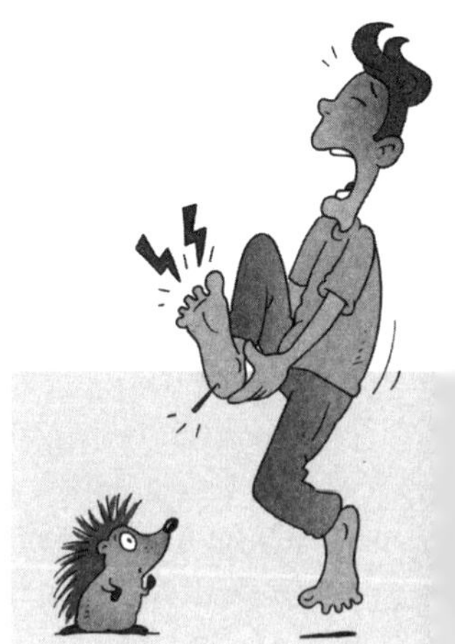

Bist du schon einmal in etwas Spitzes getreten? (Fred einfach gedanklich durch einen spitzen Stein ersetzen.) Schon einmal in den Finger geschnitten? Heiße Herdplatte angefasst? Mit dem Fuß umgeknickt? Wenn ja, wirst du folgende Fragen beantworten können: Ist der Fuß nicht schneller vom Boden, als du denken kannst? Der Finger wird sofort von der Gefahrenquelle weggezogen? Die Hand schnellt von der Herdplatte nach oben? Der umgeknickte Fuß wird umgehend durch das Anziehen des Beines entlastet?

Bis du den Gedankenprozess »Oh, da verletze ich mich wohl gerade … was tun … ähm … ach ja… reagieren …!« abgeschlossen hättest, würde viel zu viel Schaden im Gewebe entstehen. Du brauchst also kleine Nozis, die dir blitzschnell die Gefahr melden. Keine Frage also, dass dein Körper dieser Anforderung nachkommt und eine Auswahl an verschiedenen Nozis vorhält!

Eh voila! Da sind sie!

»Die Flitzer«

FAST & FURIOUS

Name:	Aδ-Fasern
Geschwindigkeit:	5-30 m/s
Durchmesser:	3-5 µm

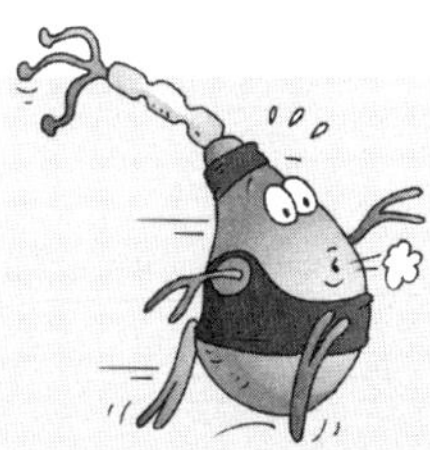

Diese »Spontanschmerzfasern« verursachen nicht nur ein blitzschnelles, brennendes und oftmals scharfes Schmerzempfinden, sondern haben noch eine weitere wichtige Funktion: Sie lösen eine sofortige motorische Reaktion aus, indem sie nicht erst abwarten, bis das Gehirn entscheidet, was es mit der Meldung anfangen soll. Unmittelbar übermitteln sie den direkten Auftrag an die zugehörigen motorischen Nerven, reflexartige Muskelaktivitäten auszuführen, die den bedrohten Bereich schützen. Dieser Ablauf geht so schnell, dass er oft mehr einem Erschrecken als einer tatsächlichen Schmerzwahrnehmung gleicht.

Die kleinen »Flitzer« werden hauptsächlich durch Hitzereize oder scharfe, mechanische Reize aktiviert. Das soll nicht bedeuten, dass sie nur anfangs aktiv sind, aber sie sind eben häufig die »Kickstarter« einer Schadensmeldung. Oft gibt es dann diesen kurzen Moment des Innehaltens, den du vielleicht auch als schmerzfreie Pause wahrnimmst, bevor langsam die zweite Form des Schmerzes einsetzt. Welche nicht mehr so scharf, spitz und plötzlich, aber dafür anhaltender ist.

»Die Langsamen«

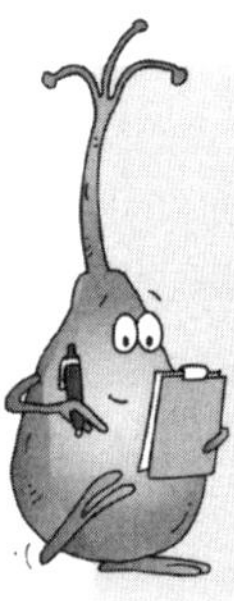

SLOW & STEADY

Name:	C-Fasern
Geschwindigkeit:	0,5–2 m/s (selbst der Sprinter Usain Bolt läuft mit 10,4 m/s schneller)
Durchmesser:	0,1–1 µm

Langsam ist hier relativ und soll keine Beleidigung für unsere Nozis sein, denn 2 m/s ist trotzdem nicht zu verachten. Daher lösen auch C-Fasern ein Reflexverhalten aus, um den Körper zu schützen. Nur eben ein bisschen langsamer.

Ob mehr Aδ-Fasern oder C-Fasern aktiviert werden,

liegt an der Art des auslösenden Reizes. Meist sind aber beide in unterschiedlicher Verteilung aktiv am »Meldeauftrag« beteiligt.

Auch wenn die kleinen Aδ-Flitzer den Beinamen »Spontanschmerzfasern« haben, soll noch einmal betont werden, dass sie parallel mit ihren Fachkollegen aus Team Slow & Steady weiter am Auftrag Schadensmeldung arbeiten.

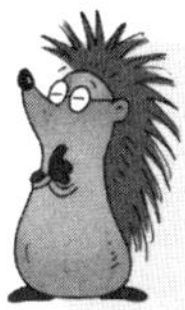

GOOD TO KNOW

Für die unterschiedliche Schnelligkeit des Informationstransports in Form elektrischer Ladung an Nervenfasern ist die verschieden gestaltete Umhüllung (Nervenhülle) verantwortlich.

Während der elektrische Impuls bei dickerer Nervenhülle (Myelinschicht) von einer zur nächsten Einschnürung entlangspringt,

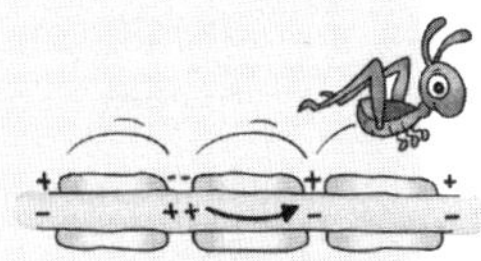

Aδ-Fasern

kriecht er bei Nerven ohne Myelinschicht »langsamer« an der Hülle entlang wie bei unseren Slow & Steady Nozis.

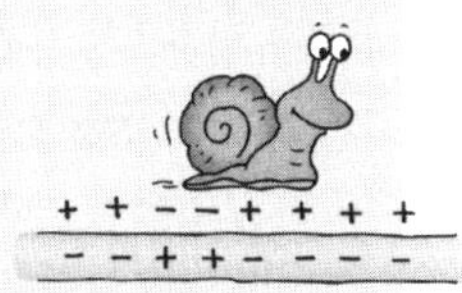

C-Fasern

Die schnellsten Nervenfasern sind übrigens motorische Nerven mit bis zu 100–120 m/s. Dagegen sieht auch der Läufer Usain Bolt ziemlich alt aus.

Du kannst hier selbst einmal mitrechnen mit deinen eigenen Werten: Ich selbst bin 1,60 m groß. Trete ich also auf Fred, benötigen meine C-Fasern (0,5–2 m/s) zwischen 1 bis

3 Sekunden, bis die Meldung in meinem Gehirn gelandet ist. Ohne unsere »Flitzer«-Fasern würden wir also unser Gewicht weiter auf das Bein und den Fuß bringen und so unser Fußgewebe deutlich mehr und tiefer verletzen. Über die Konsequenzen für Fred wollen wir gar nicht erst nachdenken!

Auf den Punkt gebracht: Aδ-Fasern sind schneller als C-Fasern, und jede Faser ist, abhängig davon, für welche Reize sie die passenden Rezeptoren hat, auch für unterschiedliche Schadensmeldungen zuständig.

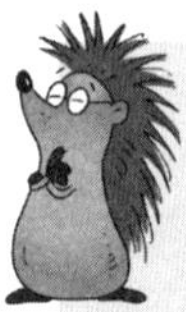

GOOD TO KNOW

Manche Nozis (= unimodal) beherbergen nur eine Art von Rezeptoren auf ihren Nervenendigungen (mechanisch, thermisch oder chemisch), andere verschiedene gleichzeitig (= polymodal).

Werfen wir nochmals einen Blick auf die Definition der Nozizeptoren. Sie sind also freie Nervenendigungen, die bei einer erfolgten oder drohenden Gewebeschädigung elektrische Signale generieren, um die Bedrohung an zentrale Verarbeitungsstellen zu melden …

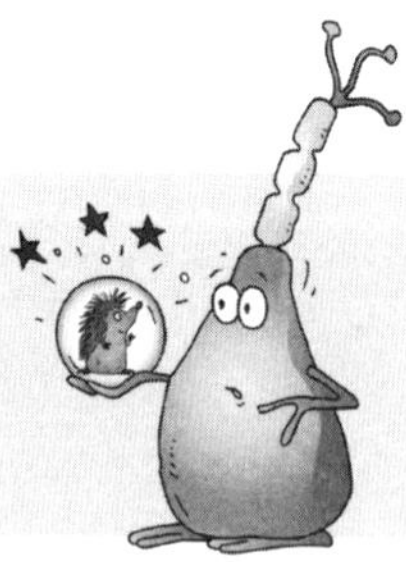

Moment mal! Richtig gelesen? Bei einer drohenden Gewebeschädigung? Sind Nozis denn Hellseher? Woher wissen sie, dass es vielleicht unter Umständen einen Schaden geben könnte?

Der menschliche Körper ist ein gut durchdachtes Meisterwerk. Die kleinen Nozis melden also schon eine Bedrohung in ihrer Umgebung, indem sie bereits bei Überdehnung, zu viel Druck,

Hitze, Kälte, mechanischen und chemischen Impulsen reagieren, die eine negative Auswirkung haben *könnten.* So kann dein Körper mit entsprechenden Gegenmaßnahmen, wie z. B. einer hilfreichen muskulären Aktivierung, reagieren, bevor es zu einer letztendlichen Verletzung deines Gewebes kommt.

Isn't it obvious – leugnen zwecklos

Offensichtlich sorgen Nozizeptoren also dafür, dass ein drohender oder entstandener Schaden an die anderen Körpersysteme gemeldet wird, indem sie schadhafte Veränderungen unterschiedlichster Form im Gewebe registrieren.

Und genau deswegen sitzen sie auch als »Meldestation« mit am Stammtisch des Schmerzes. Von wirklichem Interesse ist aber doch, ob sie nur die Nachricht weitergeben – »Achtung, hier Schaden! Können wir über Schmerz als Warnung diskutieren?« – oder auch als eigenständiges System über einen modellierenden Einfluss auf die wahrgenommene Schmerzhöhe verfügen. Um dies zu beantworten, ist es nötig, dass du nicht nur verstehst, welches System du vor dir hast, sondern auch ein klein bisschen mit mir zusammen in die Funktionsweise dieses Systems eintauchst.

Während für den Ablauf des ersten Schmerzimpulses die Unterscheidung zwischen Flitzern und Slow & Steady-Nozis noch interessant war, ist diese für die weitere Betrachtung der modellierenden Einflüsse nicht mehr relevant. Ich spreche also nur noch global von Nozis und meine damit beide zusammen.

Also tauchen wir ab in die Tiefe …

Und starten unseren »Deep Dive« in die Faszination der kleinen Nozis.

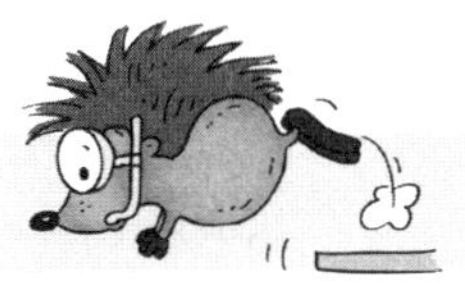

Nonverbale Kommunikation

Um Informationen vom Rezeptor zentral in Richtung Gehirn weiterzugeben, bedient sich unser Körper zweier Mechanismen: elektrischer und chemischer Reizweiterleitung.

Um die Information von A nach B entlang einer Nervenbahn zu senden, nutzt die Nervenzelle elektrische Aktionspotenziale (Nervenimpulse). Erinnere dich an die unterschiedlichen Nervenhüllen: Möglich ist die Grashüpfer- oder Schnecken-Variante.

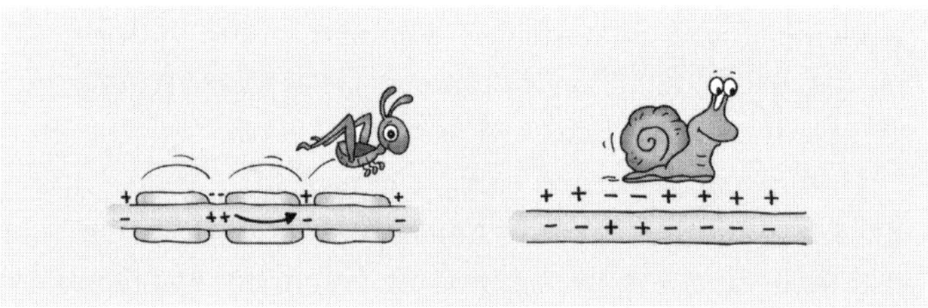

Kommen sie am Ende der Leitungsbahn an, springen die elektrischen Potenziale aber nicht einfach auf die nächste Zelle über, sondern das Aktionspotenzial führt dazu, dass am Ende der Nervenzelle – an der Synapse – chemische Botenstoffe ausgeschüttet werden.

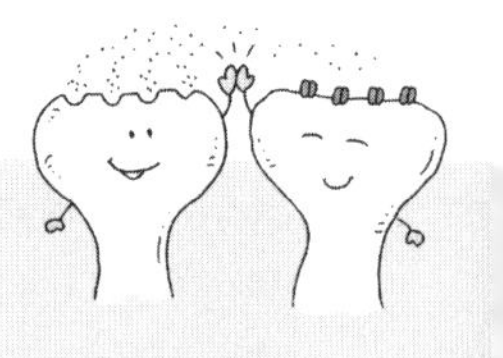

Diese wiederum nimmt die Synapse der nächsten Zelle auf, wodurch neue Aktionspotenziale generiert werden – und, schwups, wird die Information wieder als elektrisches Aktionspotenzial entlang einer Nervenfaser weiter Richtung Gehirn geleitet.

Falls du jetzt denken solltest: »Will ich es wirklich so genau wissen?« ... Um zu verstehen, wie der Schmerz auf dieser Ebene modulierbar wird, lohnt es sich, auch die Funktionsweise zu kennen.

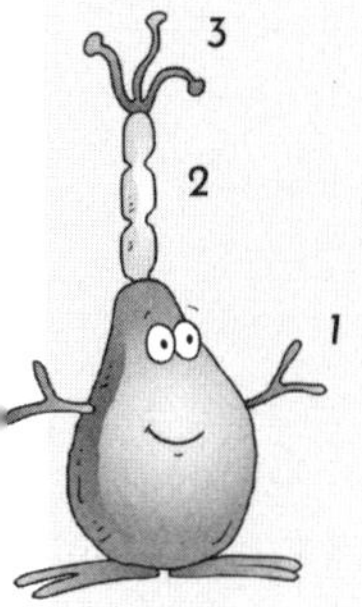

Es läuft also folgendermaßen ab:

Eine freie Nervenendigung und deren Rezeptoren wird zuerst gereizt *(1)*. Dadurch wird ein Aktionspotenzial erzeugt, und dieses wird entlang der Nervenbahn zum Rückenmark weitergeleitet *(2)*.

Am Ende der Nervenbahn werden nun Neurotransmitter aus der dort liegenden Synapse ausgeschüttet *(3)*, die benachbarten Zellen registrieren diese und es wird erneut ein Aktionspotenzial erzeugt. Auf diese Weise geht es bis zur Großhirnrinde, aber auf dem Weg gibt es gar nicht so viele Umschaltstellen.

Insgesamt haben wir auf diesem Hauptweg im System Nozizeption immer genau drei Nervenzellen, die den gesamten Weg von »irgendwo« im Körper bis zur Schaltzentrale Großhirn verbinden.

Die Nozis können noch viel mehr

Die Frage, die dieses Buch beantworten soll, ist, warum die Schmerzwahrnehmung so unterschiedlich sein kann. Zum einen ist dies davon abhängig, welche deiner Körpersysteme sich aktiv in die aktuelle Diskussion am Stammtisch einmischen. Zum anderen ist das Resultat der Gespräche nicht nur von der Zusammensetzung der Teilnehmenden abhängig. Jedes einzelne Körpersystem hat zahlreiche interne Regulierungsmöglichkeiten, die einen Einfluss auf deine Wahrnehmung haben.

Okay, dieses Thema haben wir, glaube ich, zu Genüge besprochen. Ohne Nozis wüssten die anderen Systeme meist gar nicht, dass irgendwo ein Schaden entstanden ist, und somit gäbe es auch kein Stammtischtreffen. Allein durch das *Ausmaß* der Meldungen haben die Nozis Einfluss auf die Frage: Wie viel Schmerz brauchen wir als Schutz- und Aufmerksamkeitsbotschafter? Treffen wir nur auf einen Stachel von Fred oder treten wir etwa auf eine ganze Igel-Wandergruppe? Wie viele Nozis also aktiviert werden, verändert natürlich auch die Flut an Meldungen, die den Weg in dein Großhirn finden, und damit auch die Lautstärke der Nozis am Stammtisch, mit der Forderung, an die anderen Systeme in Aktion zu treten und zusätzlich das Warnsignal Schmerz an dich zu senden.

Also ist die Größe des Schadens und die damit verbundene Aktivierung deiner Nozis schon einmal ein Faktor in der Diskussion am Stammtisch. Wie wir später noch sehen werden, herrscht in verschiedenen Geweben eine unterschiedliche Dichte an Nozis. Daher ist der Ort der Schädigung auch wichtig, denn je nach Rezeptorendichte werden unterschiedlich viele Nozis aktiviert.

Doch dies ist erst der Anfang der Geschichte dieser kleinen Rezeptoren. Ihr Wirkungsfeld ist deutlich größer, als »nur« Meldungen über Bedrohungen weiterzugeben.

Die Menge an aktivierten Nozizeptoren kann die Schmerzwahrnehmung beeinflussen.

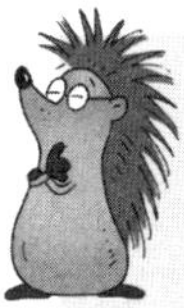

GOOD TO KNOW

Sie haben unbedingt ein differenziertes Betrachten verdient, aber um die Vorfreude und Spannung auf die folgenden Kapitel aufzubauen, nochmals die Erinnerung: Um einen Schmerz am Ende wahrzunehmen, ist nicht zwingend eine Aktivierung der Nozis nötig. Das schaffen die anderen Körpersysteme in einigen Fällen auch, ohne dass die kleinen Rezeptoren mit am Stammtisch sitzen. Bleiben wir aber beim normalen Ablauf und nehmen weiterhin erst mal nur sie unter die Lupe.

2. Do it yourself – selbst ist das Neuron

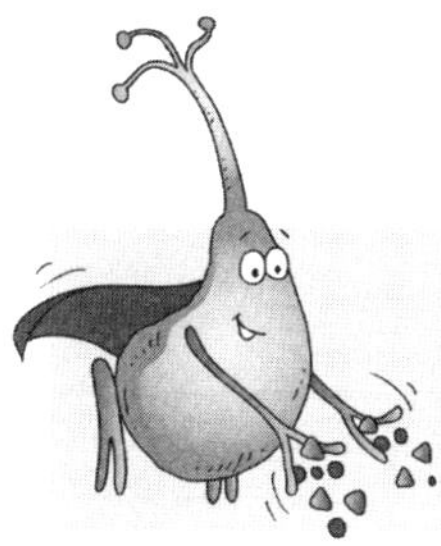

Schauen wir lokal zum Ort des Geschehens. Deine Nozis sind wie die meisten deiner Körpersysteme Teamplayer. Stelle dir vor, du bist mit Freunden unterwegs und siehst oder spürst eine Bedrohung auf euch zukommen. Wenn du nicht möchtest, dass deine Freunde verletzt werden, oder du ihre Hilfe in der Abwehr der Gefahr benötigst, warnst du sie im Normalfall. Ob dies mit einem lauten »Achtung!« oder je nach Altersklasse mit einem anderen Ausruf passiert, überlasse ich deiner Vorstellungskraft. Gemeinsam jedoch seid ihr stärker. Genauso geht es deinen Nozis. Da sie nicht rufen können, um eine Info an die Kollegen in ihrer Nähe weiterzugeben, nutzen sie nonverbale Kommunikation, d. h. Botenstoffe. Sie schütten also selbst Stoffe direkt in ihrer Umgebung aus, um den benachbarten Zellen und Rezeptoren etwas mitzuteilen.

Am Ort der Bedrohung bewirken diese Botenstoffe, dass die in diesem Bereich liegenden Nozizeptoren sensibilisiert werden. Dies bedeutet, dass die Reizschwelle, die überwunden werden muss, um die kleinen Nozis zu aktivieren, sinkt und weniger starke Reize ausreichen, um ein Aktionspotenzial auszulösen. Sie sind also wachsamer und empfindlicher, und sie gehen in den sensibilisierten »Achtung Gefahr!«-Zustand.

Ebenso werden bei Bedarf schlafende Nozis in der Nachbarschaft durch diese Botenstoffe aufgeweckt, damit in einem gefährdeten Bereich mehr Personal zur Verfügung steht, um schadhafte Reize zu registrieren und Informationen nach oben zu vermitteln. Die Botenstoffe sind, wenn du so willst, so etwas wie deine morgendliche Dosis Kaffee oder Red Bull für die Nozis.

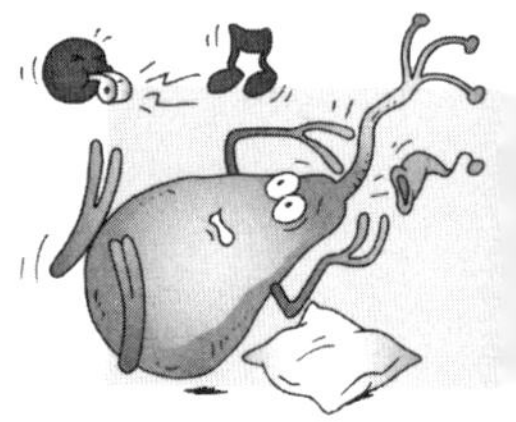

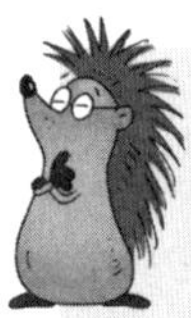

GOOD TO KNOW

Die hier ausgeschütteten Botenstoffe im Bereich der Nozizeption sind vor allem SP (Substanz P) und CGRP (Calcitonin gene related peptid). Zusätzlich zu ihnen ist auch noch eine »Suppe« aus anderen intrazellulären Stoffen wie ATP, Bradykinin, PEG2, Histamin etc. an den Prozessen beteiligt.

Aber jetzt kommt der wichtige Umkehrschluss: Vorher als nicht ausreichend für eine Reaktion eingestufte Reize reichen jetzt bei nervösen, aufnahmefähigeren Nozis mit niedrigerer Reizschwelle aus, um als bedrohlich registriert und als Schaden ans Gehirn gemeldet zu werden.

Während die Nozizeptoren in Herrn Fischers Fußsohle bei dem alltäglichen Bodenkontakt beim Gehen vor dem Zusammentreffen mit Fred weiter geschlummert haben, werden sie jetzt in ihrer sensibilisierten Form aktiv und schicken eine Meldung in Richtung Gehirn. »Ja, logisch!«, denkst du jetzt vielleicht. Die verletzte Struktur soll weniger Belastung ausgesetzt werden, um sich nicht weiter zu verletzen. Das Resultat dieses Prozesses wäre also die viel zitierte Schutz- und Schonfunktion. Vollkommen richtig!

In der Praxis bedeutet dies aber, dass es nicht immer einfach ist zu unterscheiden, ob ein Reiz, der auf dein bedrohtes oder verletztes – und damit sensibilisiertes – Gewebe trifft, einfach nur Schmerz als Warnung und Erinnerung auslöst oder ob dir durch diesen Reiz tatsächlich eine neue Verletzung und Schädigung droht.

Das macht es schwieriger, die Balance zu finden zwischen folgenden Überlegungen: Wie viel darf und soll das Gewebe belastet werden, und wie viel Schonung braucht es? Wann ist also z. B. Schmerz während einer Belastung ein Anzeichen dafür, dass diese vermieden werden sollte, weil neuer Schaden droht, und wann nur ein Hinweis, dass man vorsichtig während der Belastung sein sollte, diese aber durchaus in Ordnung für den Körper ist.

Die Sensibilisierung durch eigene Botenstoffe der Nozizeptoren beeinflusst die Schmerzwahrnehmung.

3. Some like it hot – manche mögen`s heiß

Die Botenstoffe haben neben der Sensibilisierung der Nozis noch weitere Auswirkungen in deinem Gewebe. Sie können dort, wo sie ausgeschüttet werden, die Freisetzung von entzündungsfördernden Substanzen aus anderen Zellen aktivieren. Ich muss gestehen, »entzündungsfördernd« klingt etwas negativ, weil wir diese selten positiv bewerten. Diese Freisetzung ist im richtigen Ausmaß jedoch das Beste, was dir bei einer nozizeptiven Reizung passieren kann. Denn dies bedeutet ja drohender oder tatsächlicher Schaden, und was will dein Körper daraufhin sofort? Dass die passenden »Handwerker« unter perfekten Bedingungen zur Arbeit erscheinen, damit der potenzielle Schaden schnell und sauber behoben werden kann. Einen Teil der Handwerker, nämlich die Immunzellen, lernst du bereits im nächsten Kapitel als weitere Stammtischteilnehmer kennen.

Es wird also mithilfe der Nozis ein Entzündungsprozess in Gang gesetzt. Die freigesetzten entzündungsfördernden Substanzen bewirken allerdings ebenso wie die oben erwähnten Botenstoffe, dass diese die Nozis sensibilisieren ... und täglich grüßt das Murmeltier. Also sensibilisieren sich die Nozis nicht nur selbst durch ihre ausgeschütteten Botenstoffe, sondern auch dadurch, dass diese Botenstoffe die Freisetzung entzündungsfördernder Substanzen initiiert, die sie zusätzlich sensibilisieren. In der Folge haben wir nochmals eine Senkung der Reizschwelle.

Je stärker der Informationsfluss zum zentralen Nervensystem zunimmt, desto wahrscheinlicher wird eine Verstärkung der Schmerzempfindung. Die gesteigerte Aktivität von Stoffen, sowohl zur interzellulären Kommunikation als auch zur Entzündungsförderung, trägt zu dieser Schmerzverstärkung bei. Dies ist eine natürliche Reaktion deines Körpers, dich auf seine Bedürfnisse aufmerksam zu machen.

Er weist dich durch Schmerzen auf eine Überlastung des Gewebes hin und fordert so eine Entlastung.

Durch nozizeptive Aktivität ausgeschüttete Entzündungsmediatoren wird die Schmerzwahrnehmung beeinflusst.

4. All at once – dies alles und noch viel mehr

Als kleiner Einschub hier noch eine Betrachtungsweise, warum diese beschriebenen Vorgänge in deinem nozizeptiven System Sinn machen.

Die Botenstoffe, welche von den Nozis ins Gewebe freigesetzt werden, haben neben ihrer direkten Wirkung auf die kleinen Rezeptoren selbst und auf die im Gewebe vorhandenen Immunzellen noch eine weitere wichtige Wirkung. Sie führen lokal zu Veränderungen an deinen Blutgefäßen. Zum einen bringen sie diese dazu, sich an der betroffenen Stelle zu erweitern, und zum anderen machen sie deren Gefäßwand durchlässiger. Wozu ist diese Reaktion deiner Blutgefäße gut, und was hat sie für einen Einfluss auf deine Schmerzwahrnehmung? Wie immer hat sich dein Körper etwas dabei gedacht.

Wenn ein Körperteil einer Bedrohung ausgesetzt ist, müssen laut Ansicht der Körperverwaltungsbehörde folgende Maßnahmen ergriffen werden:

- Er muss wachsamer und alarmiert sein, ob weitere Bedrohungen auftreten.
  Nozis sensibilisiert ✓

- Die betroffene Region muss geschützt werden.
  Meldung der Nozis = Schmerz als Schutzmechanismus = Schonhaltung wird programmiert ✓

- Es muss ein Milieu geschaffen werden, welches die eventuell anstehenden Reparatur-, Aufräum- und Aufbauarbeiten in diesem Bereich erleichtern.

  Entzündung ausgelöst ✓

- Es muss so schnell wie möglich das aus Immunzellen bestehende Aufräumkommando rekrutiert und zu der betroffenen Stelle gebracht werden können.

Wie bekommst du zusätzliche wertvolle Immunzellen, Baustoffe zum Zellaufbau, »Handwerker«-Zellen und eben alles, was du für eine schnelle Heilung benötigst, an den gewünschten Ort?

Eine wichtige Infrastruktur für solche Bewegungen im Körper sind deine Blutbahnen. Wenn also der Zutritt zum betroffenen Gebiet erleichtert wird, indem deine Blutbahnen dort durchlässiger sind und ihre Endigungen sich erweitern, dann ist:

letzte Anforderung erfüllt. ✓

Willkommen in der Welt der Wundheilung!

Moment mal!

Sensibilität höher	=	Schmerz
Mehr Flüssigkeit ins Gewebe	=	Schwellung
Mehr Durchblutung	=	Rötung
Mehr Aktivität der Zellen	=	Überwärmung
Schon- und Schutzfunktion Körper	=	funktionelle Einschränkung

Das sind die klassischen fünf Zeichen einer Entzündung! Und diese ist, wie wir bereits gelernt haben, wichtig für den Wiederaufbau und die Regeneration.

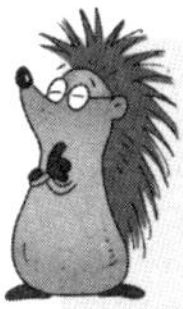

GOOD TO KNOW

Da die Entzündung in diesem Fall von den Nozizeptoren selbst ausgelöst wird, heißt sie auch »neurogene Entzündung«.

Aber bevor wir uns zu weit von unserem eigentlichen Thema entfernen, indem wir in die Faszination Wundheilung und ins nächste Kapitel abtauchen, noch einmal zurück zu den Nozis und einem kurzen Rückblick auf ihre oft falsch eingeschätzte Rolle in unserem Körper.

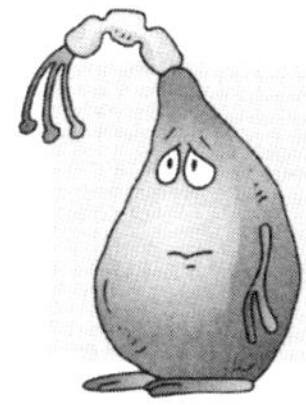

Mit unserem Nozizeptor steht ein fleißiger Arbeiter vor dir, der dich liebevoll darauf hinweisen möchte, dass irgendetwas nicht in Ordnung ist und ein Bereich deines Körpers Schutz, Schonung, Entlastung oder Aufmerksamkeit benötigt. Vielleicht auch, dass du dir im Notfall schleunigst von externem Fachpersonal Hilfe holen solltest.

Doch damit nicht genug, sie sind auch noch aktiv an der Initiierung der Wundheilung beteiligt! Ihr einziges Anliegen ist folglich, dass es dir und deinem Körper rundum gut geht. Weshalb ich persönlich ein großer Fan von ihnen bin! Zu Recht würden sie von deiner körpereigenen Vorstandschaft am Ende ihres Arbeitseinsatzes einen *Körperverdienstorden* für außergewöhnliche Leistungen bekommen. Auch, weil sie in ihrer Aktivität nicht nur für eine hilfreiche Sensibilisierung sorgen können, sondern sie auch die Fähigkeit zur Desensibilisierung haben. Allein Wundheilung bedeutet, dass nach und nach weniger Warnfunktion nötig ist und sie ihre Aktivität senken.

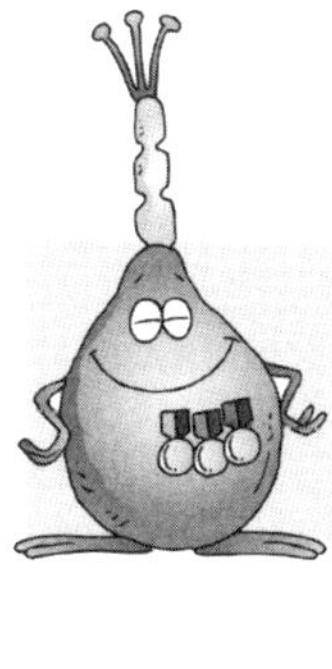

5. Enough is enough – genug ist genug

Von Interesse ist also nicht nur die Möglichkeit, wie sich die kleinen Nozis selbst sensibilisieren können, sondern auch, ob sie sich desensibilisieren können. 100%ig Do-it-Yourself ist das nozizeptive System in der Selbst–Desensibilisierung leider nicht.

Durch seine Aktivität löst es aber in anderen Systemen die Freisetzung von Substanzen aus, die dazu führen, dass die Erregbarkeit der Rezeptoren gesenkt oder sogar blockiert wird. Opioide sind dafür ein Beispiel. Deine Nozis bitten also mehrere andere Stammtischteilnehmer um Mithilfe bei der Regulierung, damit keine überschießende Reaktion zustande kommt. Es gibt also eine Gegenaktion zu der bei Reizung ausgelösten Sensibilisierung.

Nicht dass der Eindruck entsteht, die Nozis können sich überhaupt nicht selbst regulieren. Sinkt durch Abnahme der bedrohlichen Reizungen ihre Aktivität, kehren sie dadurch wieder in ihren Ruhezustand zurück. Weniger Reizung, weniger Bedrohung, weniger Aktivierung, weniger Ausschüttung von Botenstoffen, weniger Aktionspotenziale die ausgelöst werden.

Wie die folgenden Ausführungen zeigen werden, suchen sie sich zudem für weitere Regulierungsmöglichkeiten die Mithilfe der zugehörigen Nervenkollegen in Rückenmark und Gehirn. Auch hier ist wieder Teamwork gefragt.

Stammtisch-Crew in Rückenmark und Gehirn

Die in den letzten Abschnitten beschriebenen Vorgänge spiegeln die sofortigen, eher lokalen Reaktionen des nozizeptiven Systems auf eine Bedrohung oder Verletzung wider, also eher den Ablauf bei akuten Schmerzen. Klar sind auch diese nicht angenehm, aber was geschieht eigentlich, wenn das System längerfristig gestresst wird und die Schmerzen chronisch werden?

Eine Bemerkung vorweg. Wir beschäftigen uns auf den nächsten Seiten mit Veränderungen im nozizeptiven System, die mit länger anhaltendem Schmerz einhergehen und die sich meist langsam aufbauen. Sind diese Veränderungsprozesse erst einmal abgeschlossen, dauert die Rückkehr zur »Normalität« oft ebenso lange und ist mühsam, in einigen kleinen Bereichen auch nicht mehr möglich. Aber selbst in diesem Fall musst du nicht verzweifeln! Dein Körper ist ein Meister der Kompensation und hat oft noch Trick 17 im Ärmel.

1. Highway to hell – du schon wieder ...

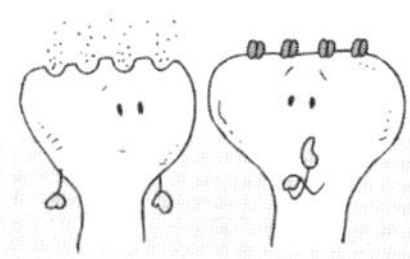

Ein eingespieltes Team.

Stelle dir vor, eine nozizeptive Nervenfaser wird das erste Mal benötigt und in Betrieb genommen. Informationen in Form von Transmitterstoffen erreichen die unterschiedlichen Übertragungsstellen. Dort müssen sie zunächst einmal beim Pförtnerhäuschen (nächste Synapse) ein Formular mit Namen, Tätigkeit, Wirkung und Botschaft ausfüllen. Dies wird geprüft, zugeordnet, und erst dann darf der Transmitterstoff weitergehen bzw. ein elektrisches Aktionspotenzial auslösen.

Jedes Mal, wenn der gleiche Transmitterstoff wieder an der Rezeption der nächsten Synapse erscheint, wird dieser Vorgang einfacher und dauert weniger lange. Man kennt sich bereits. Die Begrüßung wird freundlicher, es werden nicht mehr alle Daten penibel mit dem Personalausweis abgeglichen, und nach einigen Wochen im Dienst kennt die Synapse alle Transmitterstoffe und weiß, wer regelmäßig vorbeikommt und wen sie nach kurzer Prüfung fröhlich nach oben durchwinkt. Ein kurzes Aufblicken vom Tresen, ein kurzes freundliches Zunicken, und schon entfaltet der bekannte Neurotransmitter seine Wirkung. Man ist eben ein eingespieltes Team.

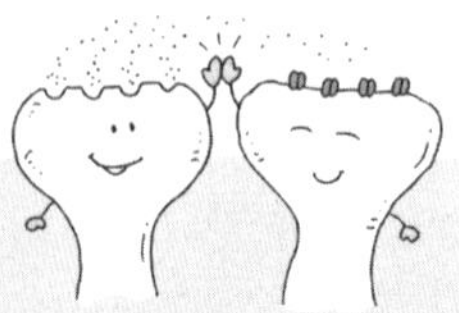

Genauso ist es auch bei der Aufnahme von Informationen und der Weiterleitung von Impulsen. Je öfter dein Netzwerk bestimmte Aktionen ausgeführt hat, desto schneller, einfacher und eingespielter funktionieren sie. Der anfängliche Trampelpfad eines Informationsweges wird zur schnellleitenden Autobahn ausgebaut. *Langzeitpotenzierung* nennt sich dieser Vorgang in der Fachsprache. Für die Warn- und Schutzfunktion von akutem Schmerz ein hervorragender Ansatz, für chronischen Schmerz eher nicht. Da wäre eher der schwer begehbare Trampelpfad für die Weiterleitung von Informationen wünschenswert.

Vielleicht kommt dem einen oder anderen jetzt die Idee: »Ach, dann bekämpfe ich gleich jeden Schmerz mit einem Medikament, sonst bilden sich ja Autobahnen, die ich gar nicht haben will?« Schmaler Grat. Denn der Körper hat ja nicht umsonst das System Schmerz erfunden. Er ist so aufgebaut, dass er nutzlose Funktionen einfach aussortiert. Du benötigst die Schutz- und Warnfunktion, sonst läufst du Gefahr, dich ohne Rückmeldung aus deinem Körper immer weiter zu schädigen und zu verletzen. Aber auch die Einstellung »Da muss ich jetzt durch, das halte ich schon aus!« ist ab und an zu hinterfragen. Denn wie vielleicht jetzt schon verdeutlicht, verändert sich die Reizweiterleitung nozizeptiver Impulse, je länger und öfter Nozizeptoren aktiv sind. Die Gefahr der Chronifizierung steigt mit der Dauer der Schmerzen. Die Entscheidung, wie und wann du Schmerz medikamentös blockieren solltest, fällst du am besten zusammen mit Fachleuten.

Der Ausbau der Autobahnen wird übrigens auch »Lernen« genannt, und dieses funktioniert in allen Bestandteilen deines Nervensystems ähnlich. Kollegen, die oft zusammenarbeiten, verbinden sich intensiver miteinander. Es werden täglich neue Verbindungen aufgebaut, je nach den Reizen, welchen du dich in diesem Moment aussetzt.

Eine Autobahn, die ich gerne in deinem Gehirn aufbauen möchte, ist das grundsätzliche Verständnis, dass die Schmerzhöhe eben von vielen Faktoren und Systemen beeinflusst wird und nicht nur vom auslösenden Reiz. Deshalb versuche ich, mit viel Wiederholungen, nach und nach den Trampelpfad, der allein durch das Lesen bis hierher schon entstanden ist, bis zum Ende des Buches zu einem betonierten Fahrradweg auszubauen. Für den weiteren Ausbau zur Autobahn bist du dann selbst zuständig, indem du das Wissen in dein Leben integrierst.

Das Gute ist: Wenn wir mit einem Kollegen lange nicht zusammenarbeiten, schwächt sich auch die Beziehung wieder ab. Das gilt auch für die Schmerzwahrnehmung. Die Autobahnen verfallen, und nach und nach wird der Prozess der Weiterleitung wieder verlangsamt. Der Kollege ist dann nicht mehr auf einer deiner Schnellwahltasten programmiert. Werden die Reize also schwächer, nimmt auch die Effektivität der Reizweiterleitungen wieder ab.

Die Veränderung der synaptischen Übertragungsstärke beeinflusst die Schmerzwahrnehmung.

2. Bigger and better – Angebot und Nachfrage

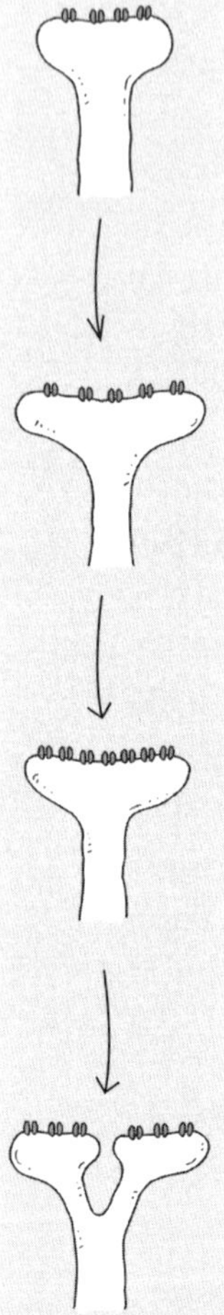

Nachfrage bestimmt das Angebot. Dein Körper unterliegt einem unermüdlichen Veränderungsprozess, um sich kontinuierlich und optimal an die an ihn gestellten Anforderungen anzupassen.

Treffen auf eine Synapse dauerhaft Signale (du erinnerst dich sicherlich: Dies war die Stelle eines Nervs, an der Informationen über Botenstoffe untereinander weitergegeben werden), hilft sich dein Körper, indem er den Arbeitsplatz (Synapse) ausbaut. Dafür stehen ihm gleich mehrere Mechanismen zur Verfügung.

So kann er etwa einfach den Arbeitsplatz, also die Synapse, vergrößern und somit mehr Aufnahmefläche für Signale anbieten. Zudem stellt er weitere Mitarbeiter ein, die auf der Synapse ihren Arbeitsplatz finden.

Dadurch werden mehr Informationen als zuvor verarbeitet. Stellt dein Körper fest, dass diese Maßnahme nicht ausreicht, ist er mit seiner Kreativität noch nicht am Ende. Eine Abteilung quillt aus allen Nähten? Dann wird die eine überforderte Abteilung in zwei aufgeteilt, was wiederum mehr Mitarbeitenden Platz bietet.

So kann die hohe Nachfrage nach Informationsweiterleitung bewältigt werden. Eine Synapse kann sich also nicht nur in ihrer rezeptiven, Informationen aufnehmenden Fläche, vergrößern, sondern auch teilen, um sich den Anforderungen des Systems anzupassen.

Damit ist das Ende der Fahnenstange immer noch nicht erreicht. Aller guten Dinge sind in diesem Falle vier. Bleibt die Nachfrage bestehen und ist kein Ende der Arbeitslast in Sicht, werden einfach neue Synapsen gebildet und eingestellt, die die vorhandenen in ihrer Arbeit unterstützen (*Synaptogenese* wäre hier das Fachwort, kleine Babysynapsen). Mehr Arbeiter, mehr Aufnahmefläche, Teilung der Synapse, Kreierung von neuen Synapsen – so steigert sich die Sensibilität eines Bereiches und leitet mehr Informationen zum Gehirn als vorher.

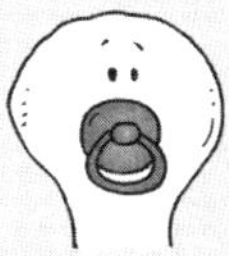

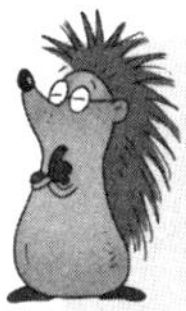

GOOD TO KNOW

Diese vier möglichen Modulationen fallen unter die Rubrik: Neuronale (synaptische) Plastizität. Mit dieser wird die Fähigkeit unseres Nervensystems bezeichnet, sich der Nutzung nach in seiner Struktur zu verändern, sich also passend an die Anforderungen umzubauen.

Die synaptische Plastizität beeinflusst die Schmerzwahrnehmung.

3. You've got the job – Facharbeiter gesucht

Auf den Nozizeptoren befinden sich kleine Rezeptoren, die potenziell schädliche Reize registrieren und dadurch ein Aktionspotenzial auslösen können. Diese kleinen Rezeptoren sind jeweils auf unterschiedliche Reizmöglichkeiten geschult. Sie registrieren entweder mechanische, thermische oder chemische Reize.

Die kleinen Helfer und Angestellten für die Aktivierung eines elektrischen Signals heißen Ionenkanäle. Auch hier gilt: Nomen gleich Omen. Es sind Kanäle, die es erlauben, dass geladene Teilchen in die Zelle oder auch aus der Zelle fließen können, und sie öffnen sich unter bestimmten Bedingungen. Sie sind maßgeblich daran beteiligt, ob und wie effizient ein Aktionspotenzial ausgelöst und weitergeleitet wird. Ein Beispiel zum Verständnis: Wenn du in deinem Job für das Personal einer Firma zuständig bist, dann kannst du dich hier leicht wiederfinden. Aber auch alle anderen sollten nachvollziehen können, dass das Personal einer Firma dahingehend ausgewählt wird, dass die Firma reibungslos ihrer Bestimmung nachkommen und die gewünschten Aufträge erfüllen kann.

Nehmen wir nun unsere Nozis. Sie besitzen Rezeptoren (Facharbeiter und Facharbeiterinnen), welche auf unterschiedliche Reize reagieren und dafür sorgen, dass sich Ionenkanäle öffnen, um Aktionspotenziale zu generieren und weiterzuleiten.

Vor Gründung einer ordentlichen Firma wird im Businessplan ausgearbeitet, was geleistet werden soll und mit welcher Startbesetzung dies am besten bewältigt werden kann. Auch bei dir ist bereits bei deiner Zeugung ein genetischer Plan für die Rezeptoren und Ionenkanalverteilung auf deinen Nozis hinterlegt, um alle möglichen Reize verarbeiten zu können.

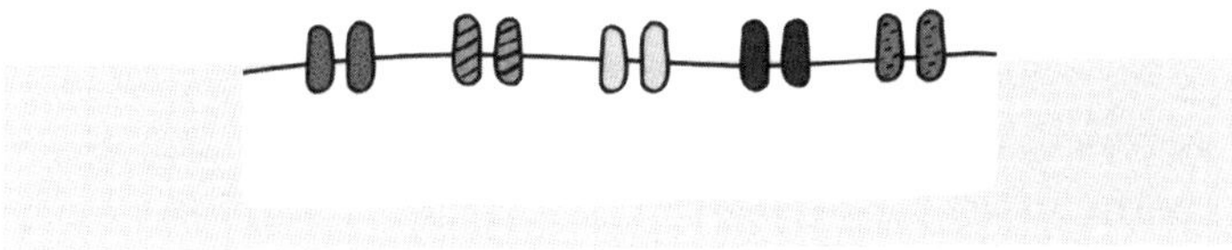

Ein guter Personaler berücksichtigt jedoch fortlaufend Angebot und Nachfrage. Bedeutet: Wenn für die Erledigung einer Informationsweiterleitung über eine längere Zeit immer wieder bestimmte Ionenkanäle gefragt sind, werden nach und nach mehr Stellen mit ihnen besetzt, während andere Mitarbeitende, die wenig nachgefragt werden, nach und nach in den Ruhestand entlassen werden. Normalerweise beträgt die Lebensarbeitszeit eines Ionenkanals etwa 48 Stunden. Der Ruhestand tritt also früh ein.

Wird dein Körper demnach an einer Stelle immer wieder nozizeptiv durch z. B. mechanische Belastungen (dunkelgrau) aktiviert, steigt die Dichte der Ionenkanäle für diese Art der Informationsweiterleitung.

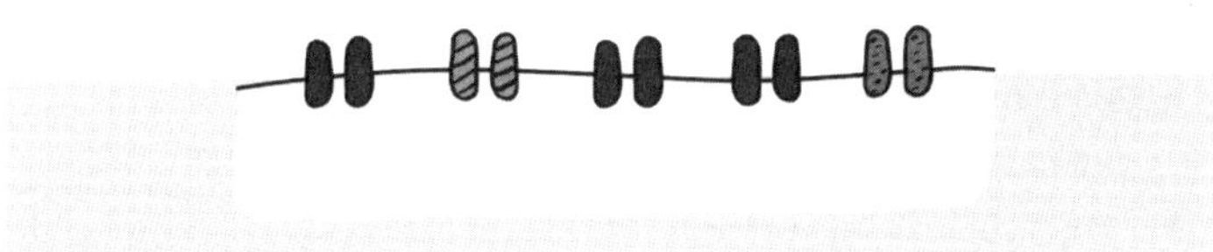

Man erhöht also das Personal in Abteilungen, die oft nachgefragt werden, und reduziert es in denen, die eher selten angefragt werden. Hm, mehr Personal für eine spezifische Reizweiterleitung? Mehr Signale zur Zentrale, mehr Info ans Gehirn und damit mehr Relevanz … und oftmals ist die Interpretation davon auch mehr Schmerz.

Was passiert, wenn diese Umbesetzung stattgefunden hat, das ursprüngliche Problem nicht mehr besteht und du trotzdem in dieser Region sensibler für mechanische Reize bleibst? Die Lösung für dieses Dilemma besteht darin, den Nozis wieder andere Reize anzubieten als die schmerzauslösenden, damit die Verteilung der Ionenkanäle sich wieder »normalisiert«. *Gegenirritationsverfahren* wird dies häufig genannt. Elektrotherapie, Akupunktur, Kälte- und Wärmetherapie etc. wären beispielsweise in Bezug auf eine Überbesetzung mechanisch reizbarer Ionenkanäle ein Ansatz zur Normalisierung.

Die Ionenkanalverteilung beeinflusst die Schmerzwahrnehmung.

4. All together ... Zwischenbilanz

Mit der Modifizierung der drei letzten genannten Abläufe:

- Trampelpfad zu Autobahn = Reizübertragung beschleunigen
- Ausbau der Informationsverschaltungszentren = Synapsenkapazität erhöhen
- Spezialisierung auf nachgefragte Reize = Änderung der Ionenkanalverteilung

haben wir also drei Möglichkeiten der neuronalen Plastizität (Veränderung), die alle dazu führen, dass Reize schneller, häufiger und intensiver beantwortet werden, als dies vor den Umbaumaßnahmen der Fall gewesen ist. Ein fortwährend *gleicher* Reiz bekommt also *mehr* Aufmerksamkeit und Auswirkung!

Jetzt kommt wieder ein kurzer Arbeitseinsatz für den Bau der Autobahn im Gehirn: Wieder einmal ist das Endresultat nicht zwingend von der *Reizhöhe* abhängig, sondern in diesem Falle davon, wie sich die Weiterleitungsbahnen funktionell und strukturell angepasst und verändert haben.

Da das Verständnis dieser Zusammenhänge so wichtig ist, soll an dieser Stelle nochmals ein bildhafter Vergleich mit Fred seinen Platz finden. Stelle dir vor, das Zusammentreffen mit Fred wäre nicht Herrn Fischer, sondern dir passiert. Die Schutzbarriere deines Körpers wird verletzt (Stachel durchbohrt Haut) und das dahinter liegende Gewebe in Mitleidenschaft gezogen. Die Sensoren deiner Alarmanlage für Schaden (Wachmänner Nozis) registrieren die Bedrohung und leiten Gefahrenmeldungen weiter, um alle nötigen Systeme zu aktivieren. Als Folge wirst du einen Schmerz wahrnehmen.

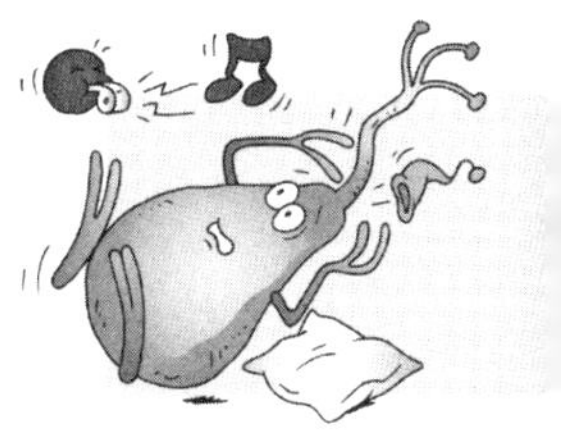

Zum einen aktivieren all deine Wachmänner (Nozis) auch die in unmittelbarer Nähe stehenden Kollegen, um Unterstützung zu bekommen (Sensibilisierung lokal). Zum anderen alarmieren sie die Verantwortlichen im Rückenmark (Sensibilisierung Rückenmark).

Bedeutet für dich: Dein Körper schlägt nicht erst Alarm, wenn du erneut auf Fred trittst, sondern er meldet geringere Gefahren, denn schließlich ist deine Fußsohle noch nicht wieder repariert, und es wurde bis jetzt nur ein erstes Ersatzgewebe geschaffen (welches nie so stabil ist, wie das am Ende der Reparaturarbeiten neu geschaffene Gewebe).

Nun stellt nicht nur der Stachel von Fred eine Gefahr dar, sondern auch ein kleiner Kiesel auf dem Weg, der Druck auf die Fußsohle ausübt. Ein geringerer Reiz, der normalerweise weitgehend ignoriert worden wäre, löst jetzt die Alarmanlage aus und warnt das System. Auch Nachbargebiete werden durch Botenstoffe gewarnt und justieren ihre Alarmanlage hoch. Es könnte ja auch eine Wandergruppe von kleinen Freds unterwegs sein. Vorsicht ist besser als Nachsicht. Jede einzelne Ebene ist wachsamer. Auch das Großhirn fragt übrigens öfter nach, ob alles in Ordnung ist und keine neue Gefahr droht.

Vor dem Zusammentreffen mit Fred war zur Auslösung des Alarms ein Stachel nötig, der sich in deine Fußsohle bohrt. Nach der Sensibilisierung deines Systems reicht der bloße Bodenkontakt beim Gehen, um die Warnfunktion Schmerz auszulösen.

5. You've got Mail – Stille Post

Im Abschnitt nonverbale Kommunikation haben wir bereits festgehalten, dass eine nozizeptive Leitbahn auf dem Hauptweg von peripher nach zentral über drei Schnittstellen verbunden ist.

Von irgendwo im Körper zum Rückenmark (Wirbelsäule)	= 1. Neuron	= Facharbeiter
Von Rückenmark zu Thalamus (Zwischenhirn)	= 2. Neuron	= Abteilungsleiter
Von Thalamus zur Hirnrinde (Cortex)	= 3. Neuron	= Chefetage

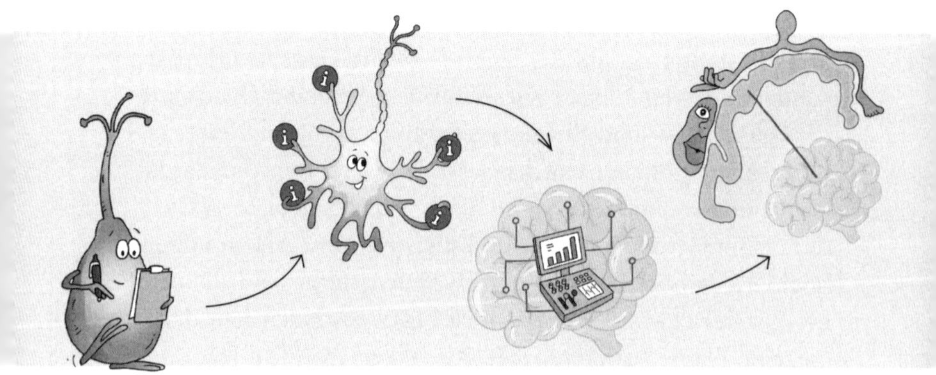

Hast du als Kind einmal Stille Post gespielt? Bestimmt. Das erste Kind flüstert dem zweiten etwas ins Ohr, das zweite nimmt das, was es gehört hat, flüstert es dem dritten Kind zu und dieses sagt laut, was es verstanden hat. Wenn jeder der Beteiligten gut artikuliert und aufmerksam zugehört hat, dann kommt am Ende auch die gleiche Information an. Job well done. Ähnlich funktioniert das auch bei unseren Nervenzellen.

Du weißt inzwischen, dass die Informationen von A nach B an der Nervenfaser entlang elektrischer Natur sind, zwischen den Zellen aber Botenstoffe zum Informationsaustausch genutzt werden. Und diese Botenstoffe an Nozizeptoren können eine Sensibilisierung auslösen. Dies findet aber nicht nur am Ort der Verletzung statt, sondern auch an den weiteren Umschaltzentren. Von Fachabteilung zu Abteilungsleitung, 1. zu 2. Neuron, ebenso wie von Abteilungsleitung an die Chefetage, 2. zu 3. Neuron. Wir haben also nicht nur »nervöse« Empfänger, sondern auch in Rückenmark und Gehirn »wachere/nervösere« Rezeptoren.

Die Sensibilisierung findet auch auf Rückenmarksebene durch die Freisetzung von Neurotransmittern statt und beeinflusst die Schmerzwahrnehmung.

Und hier ist: der »Aber«-Fred.

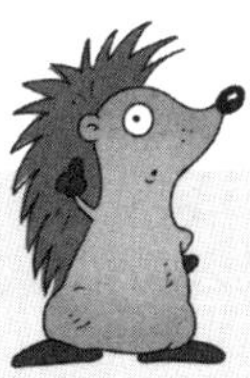

6. Multitasking – her mit den Informationen

Eine Zelle sammelt also Informationen aus dem Körper und gibt sie an eine Zelle im Rückenmark weiter. Stimmt, allerdings ist es nicht ganz so einfach. Gäbe es für jede der Millionen von Meldezellen deines Körpers auch eine Empfängerzelle im Rückenmark, würde es dort ganz schön eng werden. Platzmangel wäre vorprogrammiert.

Daher hast du in deinem Rückenmark kleine Multitasking-Zellen sitzen, die nicht nur für einen »Melder« zuständig sind, sondern für über 10.000. Die Rückenmarkszelle, also der Abteilungsleiter, bekommt von mehreren Facharbeitern gleichzeitig Informationen zur Weiterleitung präsentiert. Stille Post Level 2.

Aber dies soll jetzt nicht den Eindruck erwecken, es gehe konfus zu in deinem Rückenmark. Die Wissenschaft kann immer noch nicht erklären, wie es genau funktioniert, aber die Abteilungsleitung arbeitet extrem differenziert. Sie weiß genau, welche Synapse aus welcher Gegend einen Botenstoff ausschüttet und eine Information für sie hat.

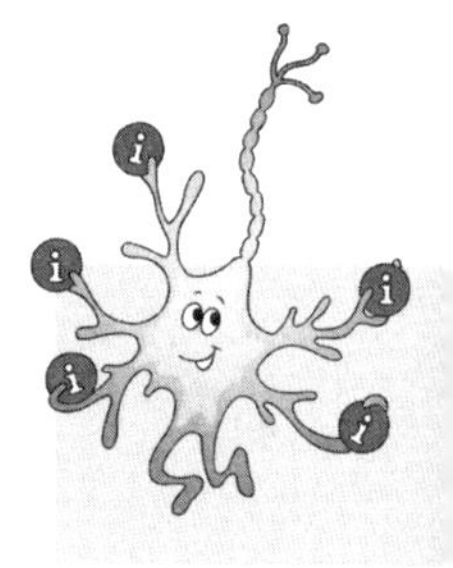

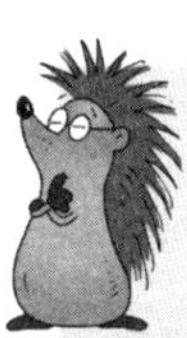

GOOD TO KNOW

Eine wichtige Form der kleinen Multitasking-Neurone im Rückenmark wird auch WDR-Neurone genannt. Nicht nach dem Westdeutschen Rundfunk, sondern nach ihrer englischen Bezeichnung »wide dynamic range«, was für »großer Dynamikumfang« steht.

7. Limitless? – zu viel ist zu viel

Auch für diese Arbeitstiere in deinem Rückenmark gilt: Es gibt ein »Zuviel des Guten«. Ihre Leistungsfähigkeit leidet unter dem anhaltenden intensiven Nachrichtenbeschuss und dem mit diesem einhergehenden Neurotransmitter-Bombardement, zu dem es bei chronischen Schmerzen kommt. So kann es zu der ein oder anderen Fehlinterpretation der einlaufenden Nachrichten kommen.

Durch die oben erwähnte Sensibilisierung, die auch in dieser Ebene durch Neurotransmitter stattfindet, kann folgendes Phänomen auftreten: Weiter vorne im Text habe ich erwähnt, dass ein Rückenmarksneuron von mehr als 10.000 Nervenzellen aus der Peripherie Informationen erhält. Wenn unser Rückenmarksneuron durch einen Nozizeptor aus einem »bedrohten« Gewebe sensibilisiert wurde, kann es geschehen, dass das Neuron auf Rückenmarksebene auch »überreagiert«, wenn ein Nozizeptor aus einem anderen (gesunden) Bereich des Körpers (weiter weg von der Verletzungsstelle) eine Nachricht schickt.

Nehmen wir noch einmal Herrn Fischers Fuß und stellen uns vor, dass wir in guter Entfernung der durch den Stachel verletzten Stelle mit dem Daumen in die Fußsohle drücken. Bei normalem Druck würden die Druckrezeptoren dies registrieren und die Nozizeptoren weiterschlafen, weil das Ausmaß des Drucks keine Gefahr fürs Gewebe darstellt. Die Information, die in das Bewusstsein kommt, wäre: »Da drückt jemand mit dem Daumen auf meine Fußsohle.« Was aber, wenn dieser unverletzte, völlig gesunde Bereich des Fußes auf derselben »sensibilisierten« Rückenmarksebene verschaltet ist? Dann kann es sein, dass auch Reize aus diesem völlig ungefährdeten Bereich des Körpers aufgrund der niedrigen Reizschwelle im Rückenmark als bedrohlich eingestuft werden, und plötzlich ist die Info in unserem Bewusstsein »*Aua!* Da drückt jemand auf den Fuß!«

Dies ist nicht zu verwechseln mit der Sensibilisierung der Nozizeptoren am Ort der Verletzung, die eher »harmlose« Reize als schädlich interpretieren, um eine weitere Verletzung der bereits betroffenen Stelle zu verhindern. Hier in der Daumen-in-gesunde-Fußsohle-Situation interpretieren Rückenmarksneurone harmlose Reize aus *unverletzten* Gebieten als bedrohlich. Nobody ist perfect.

Warum macht es trotzdem Sinn für unser System und ist keine Fehlkonstruktion? Zum einen wird eine Schonung der gesunden Nachbarbereiche ausgelöst, was vorteilhaft für die Wundheilung sein kann (aber nicht immer sein muss), zum anderen werden wir durch die Schmerzinfo aufgefordert, alle Bereiche, die auf der sensibilisierten Ebene verschaltet sind, weniger zu fordern, damit auch weniger Infos im Rückenmark einlaufen und sich die Situation dort entspannen kann. Ein bisschen Reduzierung des Multitaskings für die sowieso schon gestressten Neurone.

Dies verändert hoffentlich deinen eigenen Blickwinkel, denn es verdeutlicht wieder einmal, dass schmerzhaft wahrgenommene Reize nicht mit Gewebeschädigung an der Stelle einhergehen müssen. Deshalb wäre ein Therapieansatz für diese Stelle auch nicht zielführend in der Behandlung. Generell stellt sich auch beim Schmerz immer die Frage: Wer hat angefangen?

Sensibilisierte Rückenmarksneurone können auf Reize aus nicht betroffenen Regionen überreagieren.

8. Let the game begin – Wettkampf der Rezeptoren

Ich erlaube mir einmal zu behaupten, dass jeder, der dieses Buch liest, also auch du, sich schon einmal den Ellenbogen am Türrahmen gestoßen hat (falls du dieser Erfahrung bisher ausweichen konntest, bietet sich alternativ die Variante Schienbein trifft Tischbein oder die kleine Zehe die Bettkante an).

Oft ist deine erste, intuitive Reaktion, mit der Hand sofort zu der Stelle zu greifen, dort Druck auszuüben, fest zu massieren oder auch nur schnell über die Stelle zu reiben. Zeitgleich findet meist ein gedanklicher oder in schlimmeren Fällen auch verbaler Austausch mit dem Türrahmen statt, der für Kinderohren in der Regel nicht geeignet ist. Nun machst du dies intuitiv, weil du die bewusste oder unbewusste Erfahrung gemacht hast, dass es den Schmerz zu mindern scheint. Aber ist es tatsächlich so?

Eine Station, die der Körper installiert hat, um die Reizmenge zu filtern, die in deinem Rückenmark eintrifft, befindet sich vor der Umschaltstelle 1. auf 2. Neuron. Sozusagen im Vorzimmer der Abteilungsleitung.

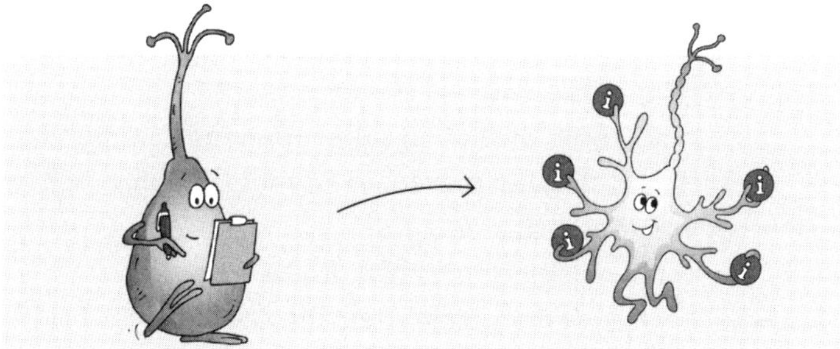

Dort gibt es den sogenannten »Gate-Control«-Mechanismus. Eine Kontrollstation, die überprüft, welche Informationen es durch die Tür in das Büro deines Abteilungsleiters schaffen sollen und welche vorher ausgefiltert werden.

Die Vorzimmerdamen oder -herren an dieser Stelle deines Nervensystems (Rückenmark) heißen *Interneurone*. Interneurone sind kleine, zwischengeschaltete, an den Übertragungsstellen liegende Nervenzellen, die durch verschiedene Einflüsse bewirken können, dass die Weiterleitung von Nachrichten gehemmt oder gefördert wird. Sie checken also, wer mit welchen Informationen aus der Peripherie für deine Abteilungsleiter aufläuft.

Wie viele Informationen und Impulse kommen aus der mechanorezeptiven Ecke (in diesem Fall dein mechanisches Drücken oder Reiben des Ellenbogens)? Wie viele Impulse schicken dir die Nozizeptoren, die melden wollen, dass der feindliche Türrahmen vielleicht einen Schaden an deinem Ellenbogen hinterlassen hat?

Die Arbeit des Interneurons scheint simpel. Vereinfacht dargestellt, gilt das Prinzip: Wer lauter schreit bzw. in der Überzahl ist, bekommt den Zuschlag. Das Interneuron, also unsere Assistenz im Vorzimmer, wendet sich der Seite zu, die in diesem Schreiwettkampf gewinnt.

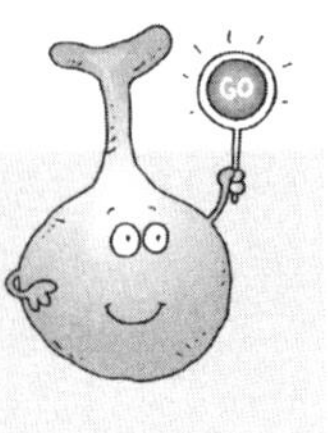

Überwiegen die Meldungen, also Aktionspotenziale deiner Nozizeptoren, dann entscheidet es: »Jawohl, wichtig genug, sollte unbedingt an die Abteilungsleitungen und von dort ans Großhirn gesendet werden«, und wird *nicht* aktiv. Die Meldungen der Nozizeptoren dürfen an ihm vorbei ins Zimmer der Abteilungsleitung marschieren und dort ihre Nachrichten überbringen.

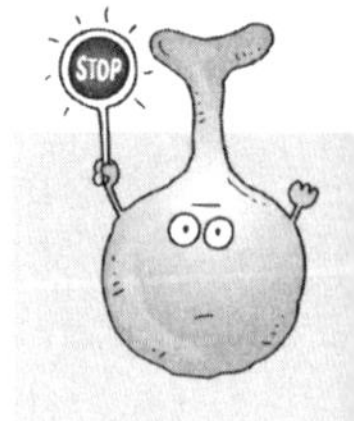

Sind die mechanischen Reize die erfolgreiche Partei, dann macht das Interneuron etwas, was wir sehr oft im täglichen Leben erleben. Es hemmt die Weiterleitung der nozizeptiven Informationen. Das bedeutet, dein Reiben des Ellenbogens führt dazu, dass die mechanorezeptiven Mitteilungen überwiegen und dein Interneuron im Vorzimmer deinen Nozis die Tür vor der

Nase zuschlägt, sodass diese mit ihren Informationen gar nicht oder nur gemindert bei der Abteilungsleitung und somit auch weniger in der Schaltzentrale Gehirn ankommen. Dies hat einen direkten Einfluss auf deine Schmerzwahrnehmung. Denn wenn keine Reize über mögliche Schädigungen oben ankommen, sieht das Gehirn auch keine Notwendigkeit, Schmerz als Schutz- und Schonfunktion zu aktivieren. Das ist eine der Ursachen, warum sich Massagen so angenehm anfühlen »können«, es sei denn, es werden durch die Art der Massage erneut Nozis gereizt.

Und der Grund dafür, warum im folgenden »Und nun? Was kannst du tun?«-Kapitel »angepasste Bewegung« fett unterstrichen wird, denn besser kannst du die Mitteilungsflut von Mechanorezeptoren nicht steigern.

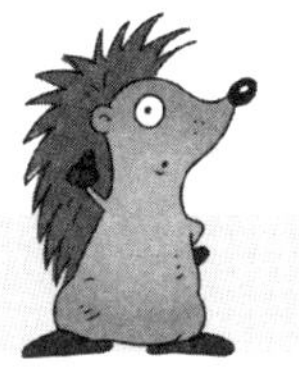

Es gibt nur einen Haken: Die Interneurone in dieser Funktion sind sehr emsige, hilfsbereite Kerlchen, aber ihr Arbeitsvertrag sieht leider nur kurzfristige Arbeitseinsätze mit Erholungsphasen vor, und sie brauchen ein angenehmes Milieu, um ihre Wirkung voll zu entfalten. Werden sie ununterbrochen über längere Zeit gefordert (bei chronischen Reizungen) bzw. schwimmen sie in einem See aus Botenstoffen, weil unablässig nozizeptive Informationen in diesem Segment ausgetauscht werden, quittieren sie den Dienst. Leider ist dies dann auch eine relativ finale Entscheidung. Sie begeben sich in den Frühruhestand. Aber keine Sorge! Auch für diesen Fall hat dein Körper ein Sicherheitsnetz, und es gibt noch andere Systeme, die an dieser Stelle eine Hemmung der Weiterleitung hervorrufen können.

Die Aktivierung von Mechanorezeptoren kann Schmerzwahrnehmung beeinflussen.

Es gibt nicht nur die schmerzmodulierende Richtung Peripherie zur Zentrale durch die Aktivierung von Mechanorezeptoren. Auch von der Zentrale kommende Bahnen sorgen an unterschiedlichen Stellen deines nozizeptiven Systems dafür, dass deine Schmerzweiterleitung gehemmt und unterbrochen wird. Darüber unterhalten wir uns genauer, wenn wir uns dem Stammtischteilnehmer Großhirn widmen. Es sei hier nur bereits zur Beruhigung erwähnt.

Faktenanalyse: 1 + 1 ist nicht gleich 2?

Meine Nichte Amelie würde jetzt sagen: »Wusste ich doch in Mathe auch schon immer, nur der Lehrer hat es anders gesehen.«

Reizhöhe ist nicht gleich Schmerzhöhe.

Für dich soll es hier an dieser Stelle unbedingt Folgendes vermitteln (schon wieder der Versuch, deinen Autobahnausbau zu diesem Thema zu beschleunigen): Die Größe oder das Ausmaß einer Verletzung oder des Schmerzauslösers ist nicht gleichzusetzen mit der Höhe des Schmerzes.

Wir haben geklärt, dass bei gleichem Reiz, je nachdem, wie stark die Nozis sensibilisiert sind, wie viele gerade im wachen Zustand mitarbeiten und wie die Weiterleitung verändert wurde, unterschiedlich viele Informationen im Gehirn landen.

Bisher sitzen die kleinen Nozis aber noch recht einsam am Stammtisch. Für die Höhe der Schmerzwahrnehmung sind sie nicht allein verantwortlich. Es fehlen also noch ein paar Komponenten vor dem »Ist gleich«-Zeichen.

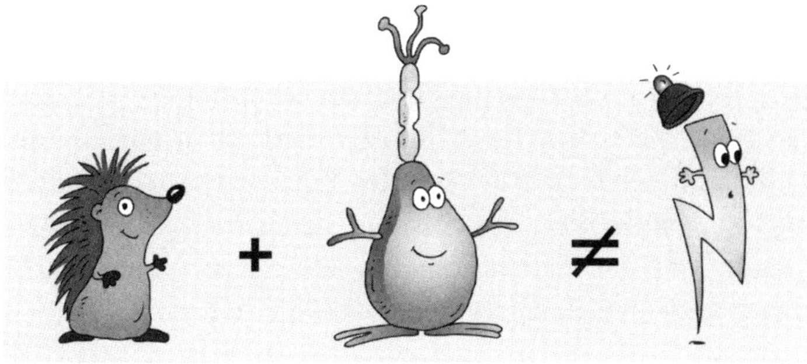

1. Deine Nozizeption ist ein wichtiges Warn- und Schutzsystem.
2. Es kann sich den Anforderungen anpassen und verändern (Plastizität).
3. Reizhöhe ist nicht gleich Schmerzhöhe.
4. Gleicher Reiz plus Sensibilisierung der Nozis ergibt eine veränderte Schmerzhöhe.
5. Gleicher Reiz plus veränderte Reizverarbeitung ergibt eine veränderte Schmerzhöhe.
6. Auch nicht betroffene Bereiche in deinem Körper können sensibler und schmerzhaft reagieren, wenn sie an den gleichen Orten oder in der Nähe im Rückenmark verschaltet sind.

Und nun? Was kannst du tun?

Information

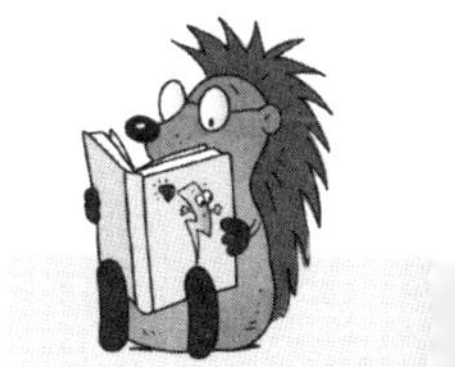

Herzlichen Glückwunsch! Wenn du hier angekommen bist, hast du etwas Wesentliches für dein Schmerzmanagement getan. Denn Studien wie die des Neurowissenschaftlers Lorimer Moseley beweisen, dass allein die Aufnahme und Verarbeitung von Wissen über die Schmerzentstehung hilft, besser damit umzugehen. Im optimalen Fall ist also jetzt bereits in deinem Gehirn verankert, dass die Intensität, mit der dein Körper einen Reiz als Schmerz interpretiert, nicht nur von der Höhe und der Gefährlichkeit des Reizes abhängt, sondern auch davon, in welchem Zustand sich deine kleinen Nozis gerade befinden. Zudem hast du gelernt, dass Schmerz nicht direkt bedeutet, dass etwas »geschädigt« wurde.

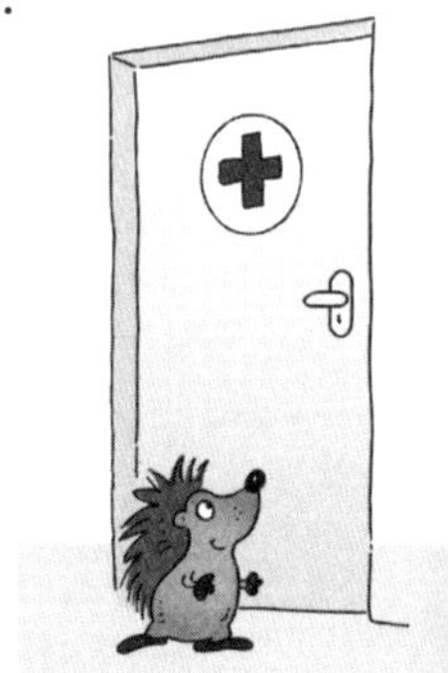

Arzt

Wie bereits beschrieben, gibt es unterschiedliche Möglichkeiten, die Weiterleitung und Verarbeitung der nozizeptiven Aktivität an unterschiedlichen Stellen zu hemmen oder zu unterbrechen. Es macht Sinn, einen Fachmann oder eine Fachfrau zu fragen, ob und welche Form wann am besten zum eigenen Schmerzbild passt, falls die körpereigenen Modulationsmöglichkeiten nicht ausreichen. Je nach Auslöser, Dauer, Höhe oder Ort des Schmerzes und Einfluss nehmenden Grund- oder Begleiterkrankungen kann dies erheblich variieren und erfordert eine genaue Analyse aller relevanten Faktoren.

Oft höre ich von Patienten, dass sie Schmerzmedikamente in Eigenregie schlucken, wenn der Schmerz extrem ist, und versuchen, ihn sonst auszuhalten. Bildhafter Vergleich gewünscht? Fragen wir den Feuerwehrmann: Ist es sinnvoll, wenn ein bedrohliches Feuer aufflammt, lediglich so viel Wasser daraufzukippen, dass es nur noch klein weiterfackelt und dann darauf zu warten, bis es wieder schlimm lodert, um in dem Moment Wasser zu sparen? Oder die Variante lieber auf Nummer sicher gehen und das Feuer mit Wassermassen überfluten?

Manche Medikamente sind besser in kleinen Einzeldosen, andere dürfen nur in gewissen zeitlichen Abständen eingenommen werden. Bei wiederum anderen ist es besser, durch überwachte und geplante Einnahme einen Spiegel des Medikaments im Blut aufzubauen, um wirklich effektiv zu sein. All dies ist von einer Reihe von Faktoren abhängig, und deshalb gibt es Fachleute, die dir bei der Wahl gezielt helfen. Global einnehmen als Tabletten? Lokal injizieren als Spritze? Ein Medikament wählen, das an den Rezeptoren in der Peripherie wirkt? Oder an den Synapsen im Gehirn? Das Entzündungen hemmt? Oder die Ausschüttung bestimmter Stoffe fördert? Ist weitere ärztliche Intervention nötig? Und wenn ja: Stoßwelle, Ultraschall, Analyse bildgebender Verfahren, operative Eingriffe? Im optimalen Fall gibt es einen Weg, die körpereigenen Mechanismen zuerst zu unterstützen. Je individueller und passender für deine Bedürfnisse gewählt, desto besser!

Therapie

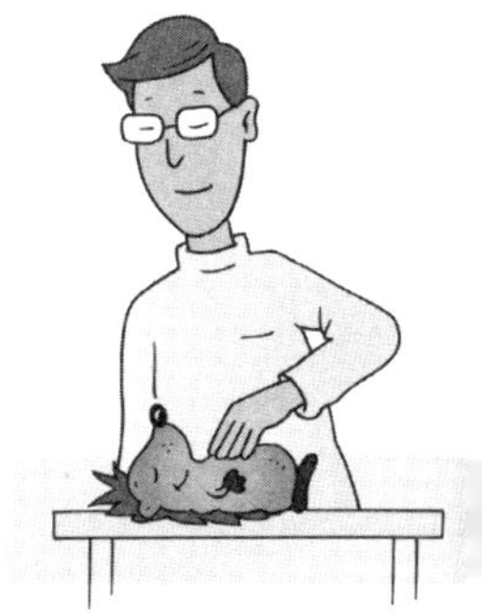

Ein weit gefasster Begriff, unter dem sich zahlreiche Therapieansätze tummeln. Von Physiotherapie über Osteopathie, Elektrotherapie, Ergotherapie, Massage und viele mehr. Es gibt eine Vielzahl von Möglichkeiten, im Rahmen dieser Behandlungsstrategien gezielt auf das nozizeptive Feld Einfluss zu nehmen.

Die einfachste? Wie bereits erwähnt, können mechanorezeptive Reize die nozizeptive Weiterverschaltung auf Rückenmarksebene hemmen. Du erinnerst dich an das Interneuron, das Vorzimmer deines Rückenmarks? Genau dies nutzen zahlreiche Therapeuten tagtäglich in ihrer Arbeit. Richtig dosierte Bewegungen, Übungen, Massagen etc. führen dazu, dass das Interneuron in deinem Rückenmark durch die vielen mechanorezeptiven Meldungen entscheidet, dass die nozizeptiven Informationen nicht zur Zentrale gemeldet werden.

Aber das therapeutische Gehirn denkt nicht nur lokal in Bezug auf den schmerzhaften Ort. Einmal um die Ecke gedacht, versuchen viele Therapieansätze durch Verbesserung der Durchblutung, Veränderung der Druck- und Zugkräfte, einem Abbau von Schwellungen etc. das betroffene Areal zu entlasten. So kann der Stoffwechsel normalisiert werden, sodass eine optimale Heilung überhaupt erst möglich wird und die Nozis weniger Grund haben, aktiv zu sein.

Der Therapeut arbeitet gar nicht direkt an der »betroffenen« Stelle? Das rechte Knie schmerzt und die Therapeutenhände befinden sich am rechten Fuß? Der Hüfte? Gar dem linken Knie? Oder der Wirbelsäule? Finden wir auch hier einen bildhaften Vergleich:

Es gibt die Kollegen A + B, die gemeinsam eine Arbeit verrichten müssen, aber Kollege A arbeitet aus den unterschiedlichsten Gründen nur eingeschränkt? Wenn die Arbeit trotzdem erledigt werden soll, muss Kollege B also Überstunden machen, Vollgas geben und oft über die eigenen Belastungsgrenzen aktiv werden. Was die Nozizeptoren von Kollegen B dann auch irgendwann als Problem melden werden. Es hilft bestimmt, wenn wir versuchen, dem überarbeiteten Kollegen B das Arbeiten bequemer zu machen und er regelmäßig zur Therapie gehen darf. Eigentlich wäre es aber die größte Hilfe, wenn in der Therapie zusätzlich die Aufmerksamkeit auch auf den Kollegen A gerichtet wird, für den er kompensiert, der aber oft nicht bewusst als Problem wahrgenommen wird. Also auf die Nachbargelenke, das Nachbargewebe und die Organe, die in Zusammenhang stehen. Frage einfach den Therapeuten, warum er zur Behandlung deiner Schulter z. B. an deinem Zwerchfell arbeitet. Im optimalen Fall gibt es eine stimmige Erklärung. Nachbargebiete stärken, beweglicher machen, Schonhaltungen abbauen, Folgeketten vermeiden und vieles mehr.

Bei all diesen Betrachtungsweisen ist es, wie auch bei der Aktivierung anderer Rezeptoren durch thermischen, mechanischen oder elektrotherapeutischen Input, ausschlaggebend, wie das individuelle Beschwerdebild aussieht, und nach diesem sollte die Therapie angepasst werden.

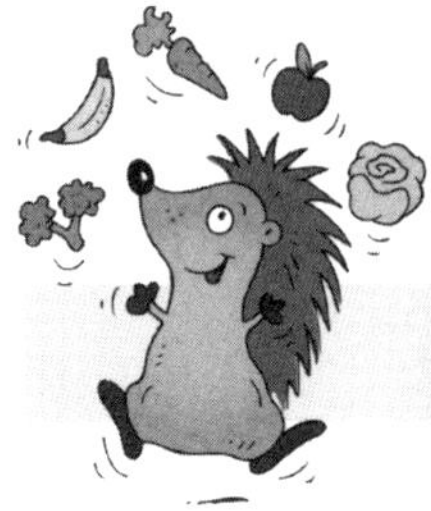

Ernährung

Das Wohlergehen deiner Nervenzellen, in diesem Fall deiner Nozizeptoren ist unter anderem davon abhängig, wie gut ihre Versorgung ist. Gesunde und gut arbeitende Zellen werden nur aufgebaut, wenn die Bausteine dafür in deinem Körper vorhanden sind. Schon allein deshalb bekommt Ernährung hier einen Platz.

Im Bereich von Nervenzellen werden z. B. zur Unterstützung B-Vitamine empfohlen. Ein stabiles Nervensystem ist die Basis für all die in diesem Kapitel beschriebenen Abläufe. Aber auch der Ernährungszustand deiner restlichen Zellen und deines Gewebes findet bei der Nozizeption seinen Platz.

Nozizeptoren versuchen, deinen Körper vor Schaden zu bewahren. Ein Umkehrschluss in diesem Gedankengang ist, dass abhängig davon, wie stabil und widerstandsfähig dein Gewebe ist, die Nozis weniger aktiv sein müssen, weil es nicht so schnell zu einer Überlastung oder Verletzung kommt. Je stabiler und weniger anfällig dein Gewebe ist, desto weniger schnell wird es geschädigt, und Nozizeptoren müssen gar nicht erst in Aktion treten.

Es gibt im Bereich der Ernährung einige Grundsätze, die auf fast alle Menschen zutreffen, allerdings ist auch hier individuelles Vorgehen wünschenswert. Nicht jeder Ansatz passt zu jedem und kann sich stetig ändern – je nach Lebenswandel, sportlicher Aktivität, Alter, hormoneller Situation und anderem. Lasse dich beraten, höre auf dein Bauchgefühl und versuche ein Konzept zu finden, welches du durchhalten kannst.

Und wie immer, eine ärztliche Analyse, ob du einen Mangel an Nährstoffen hast, ist als Basis hilfreich.

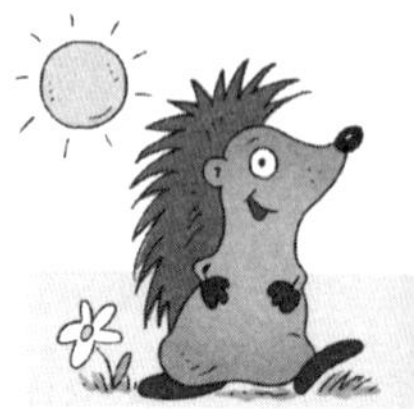

Bewegung

Bewegung ist Leben! Einmal wenigstens in diesem Buch muss der Leitsatz von Andrew Taylor Still, der als Begründer der Osteopathie gilt, auftauchen. Ohne Bewegung kein Leben. Allein durch die positiven Auswirkungen auf die Durchblutung, den Stoffwechsel, das Lymphsystem, den Ausgleich von Spannungen – Bewegung ist der Motor für viele Vorgänge in deinem Körper, die zu einer Verbesserung im Bereich Schmerz führen.

Auch hier kann der Schmerz durch Mechanorezeptoren moduliert werden. Ihre Aktivierung durch Bewegung kann bei richtiger Dosierung die Reizweiterleitung der nozizeptiven Signale vermindern oder sogar unterbinden. Dafür musst du nicht wie Fred im Bild einen Gewaltmarsch durch die Natur machen. Bewegung meint jegliche Form der Dynamik. Gelenke schonend im Wasser bewegen, an Geräten oder mit Hilfsmitteln, an der Bettkante, mithilfe von YouTube-Videos, in der Gruppe, drinnen, draußen – angepasst an die aktuellen Möglichkeiten und Vorlieben. Im optimalen Fall so gewählt, dass sie schmerzfrei möglich ist oder zumindest die Schmerzen nicht nachhaltig verschlimmert. Auch hier ist nicht einfach zu entscheiden, was zu wenig und was zu viel ist. Ein bisschen Muskelkater ist doch gewünscht? Oder nicht? Du fragst dich: Wann darf ich in den Schmerz bewegen und wann nicht? Muss ich Angst haben vor dem Schmerz, und programmiere ich dadurch meinen Körper, bereits weit vor der Schmerzgrenze zu stoppen? Die Verletzung ist gerade erst passiert und braucht noch etwas

Ruhigstellung und Schonung? Wann ist der Zeitpunkt, ab dem ich Strukturen wieder belasten darf?

Wie immer, wenn du Fragen hast, die du allein nicht beantworten kannst, suche dir Ansprechpartner mit mehr Erfahrung. Und höre auf die Signale deines Körpers.

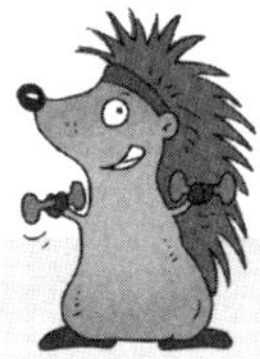

Fitness/Training

Beim Training werden Stoffe ausgeschüttet, die einen dämpfenden Effekt auf die nozizeptive Aktivität haben: Endorphine, Serotonin, Noradrenalin, Dopamin. (Deren Wirkungsweise wird im Kapitel Glückshormone noch genau erklärt.) Du kannst durch Training also einen direkten hemmenden Effekt auf die nozizeptive Weiterleitung von Impulsen nehmen.

Je stabiler ein Gewebe, desto weniger bedrohlich werden Belastungen desselben eingestuft. Gewebe, egal welcher Form, bildet sich in deinem Körper immer nach den Anforderungen aus, die an dieses gestellt werden. Eine Sehne wird auf Zug stabiler, wenn du regelmäßig Zugkräfte auf sie wirken lässt; ein Muskel wird stärker, wenn er benutzt wird. Je besser trainiert, je widerstandsfähiger also, desto entspannter sind auch deine Nozizeptoren. Eine Verletzung wird oft durch einen optimalen Trainingszustand verhindert. Angepasste Kraft und Koordination sind dabei die relevanten Faktoren. Natürlich müssen wir das Training passend auf unsere körperlichen Voraussetzungen und Bedürfnisse zuschneiden, sonst passiert das Gegenteil und es kommt zu einer Verletzung oder Überlastung. Taste dich langsam heran an die Belastbarkeit, bleibe motiviert, aber nicht übermotiviert, und hole dir von Fachleuten Hilfestellung bei der Auswahl des Trainings.

Koordination

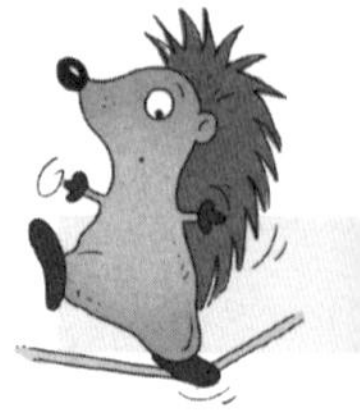

Kannst du dich noch an die Grafik der Kräfte erinnern, die auf den armen Fred einwirken? Je nachdem, wie viel Schub-, Zug- und Scherkräften dein Gewebe ausgesetzt wird, ist auch die Belastungshöhe desselben. Belastung auf das Gewebe kannst du vermindern, wenn du, wie gerade erwähnt, mehr Kraft aufbaust. Was nützt dir aber die neu gewonnene Kraft, wenn du diese nicht kontrolliert und funktionell einsetzen kannst? Oftmals werden Bereiche, die schmerzen, geschont. Der Nachteil davon ist, dass sich die Feinabstimmung zwischen Rezeptoren und der Muskulatur verschlechtert. Wie schnell, wie stark, wie dynamisch und wie gut abgestimmt und harmonisch arbeiten deine Muskelgruppen, Rezeptoren, Bänder etc. miteinander? Je besser die auf dein Gewebe treffenden Kräfte abgefangen werden können, desto weniger Belastung bekommt es und die Nozis können in Ruhe schlafen.

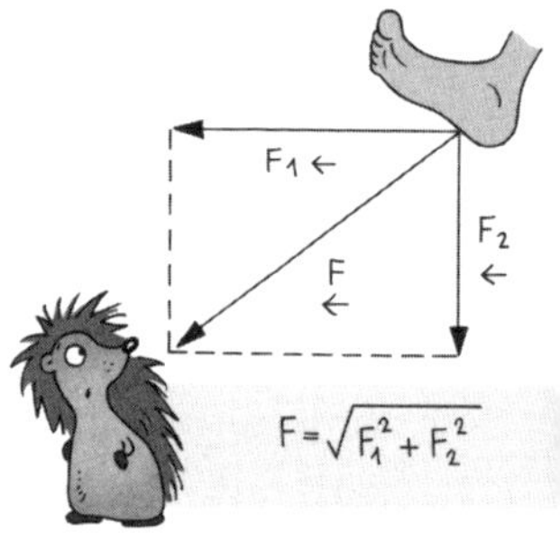

Trainieren kannst du dies mit koordinativen Übungen. Auch hier gilt, klein und sicher anfangen und adäquat steigern. Lasse dich hier gerne beraten von deinem Fitness-Coach, Therapeuten oder Trainer.

Akupunktur

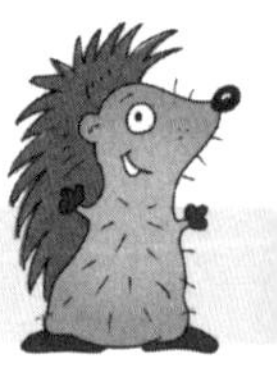

Immer wieder stieß die Wissenschaft an ihre Grenzen, wenn es darum ging, die Wirksamkeit der Akupunktur genau zu definieren. Aber seien wir einmal ehrlich: Damit war und ist die Akupunktur nicht allein! Die meisten Vorgänge im

Körper sind nicht im Detail verstanden. Letztendlich gilt: Wer (oder was) heilt, hat recht. Und eine 3000 Jahre alte Tradition hinter sich stehen zu haben, sollte etwas bedeuten. Unzählige Therapieansätze werden zuerst entdeckt, weil sie funktionieren, und erst später können Wissenschaftler beweisen, warum genau dies so ist. Mittlerweile gehören die Freisetzung von Endorphinen, entzündungshemmenden Substanzen, eine Durchblutungsförderung oder eine direkte Wirkung im Nervensystem zu den erforschten Wirkungsweisen der Akupunktur.

Ist dir etwas aufgefallen? Mehrere Seiten vorbei, schon so viel erzählt, und dabei haben wir uns erst mit einem deiner Stammtischbrüder auseinandergesetzt? In diesem Kapitel über Nozizeption sind bisher nur Modellierungsmöglichkeiten genauer beschrieben, die von deinem nozizeptiven System selbst kreiert und gesteuert werden können. Wenn du dich an den schönen Buchstabensalat von A + T = F erinnerst, kannst du dir denken, dass das noch lange nicht alles ist. Natürlich sind fast alle Mechanismen nochmals modellierbar, je nachdem, welches weitere Stammtischmitglied mitredet. Denn dann sind weitere Botenstoffe, Aktionspotenziale oder Hormone mit im Spiel, die die dargestellten Abläufe verändern.

Auf die einzelnen Interaktionen zwischen den Stammtischteilnehmenden gehe ich nach und nach in den jeweiligen Kapiteln ein und werde sie immer wieder aufgreifen. Du wirst den Nozis also noch häufiger mit immer neuen Ansätzen zur Schmerzregulation begegnen. Immer noch wild auf Wissen? Na dann, ab zum nächsten Exemplar des alltäglichen »Stammtischs des Schmerzes«, dem Immunsystem.

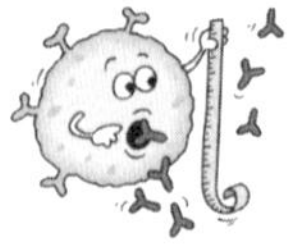

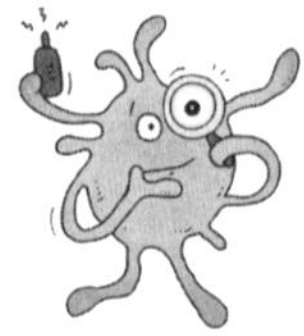

Kapitel IV

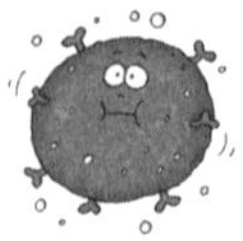

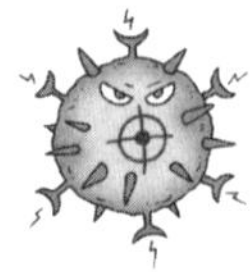

Das Immunsystem: Schutzmauer und Müllabfuhr

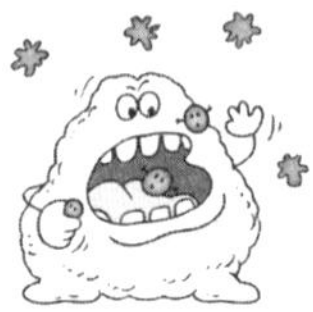

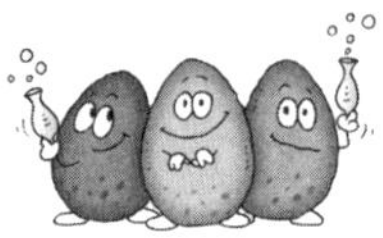

Darf ich bekannt machen: unser Immunsystem, das auch als das biologische Abwehrsystem höherer Lebewesen bezeichnet wird. Es ist lebenswichtig, schützt es uns doch vor Krankheiten und gefährlichen Stoffen, indem es unterschiedlichste »Angriffe« abwehrt. Es sitzt also zu Recht mit an unserem Stammtisch. Schauen wir es uns also näher an.

Als Verteidigungssystem deines Körpers hat es folgende Hauptaufgaben:

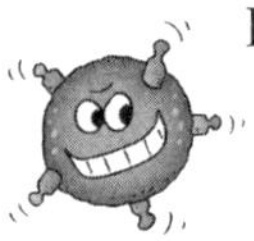

- Entfernung von in den Körper eingedrungenen Mikroorganismen und fremden Substanzen
- Zerstörung von fehlerhaft gewordenen körpereigenen Zellen (z. B. Krebszellen)
- Verhinderung von Gewebeschädigungen durch Krankheitserreger

Als kritischer Betrachter bzw. Leserin geht dir womöglich bei diesen Zeilen durch den Kopf: »Moment! In der Definition steht aber nichts über die Modellierung von Schmerzen!« Bevor wir uns damit auseinandersetzen, welches Mitspracherecht genau die kleinen Immunzellen beim Baukasten Schmerzwahrnehmung haben, stelle ich dir zuerst vor, welches Personal der körpereigenen Abwehr so untergeordnet ist.

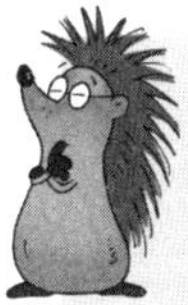

GOOD TO KNOW

Nicht nur Zellen zählt man zum Immunsystem. Auch natürliche Barrieren wie die Haut und die Schleimhäute dienen durch ihre Beschaffenheit der Abwehr von »Angreifern«. Zusätzlich sind in diesen Außen- und Innenwänden zahlreiche Immunzellen eingelagert – immer in Habachtstellung, um die feindlichen Organismen schon an der »Eingangstür« deines Körpers abzuwimmeln.

Wenn du jetzt denkst, dass dein Immunsystem schlummernd auf der faulen Haut liegt, bis ein Bakterium, ein Virus oder Ähnliches dir zu nahe kommt, irrst du. Aktiv ist dein Immunsystem immer. 24/7. Zum einen, weil du konstant dem natürlichen Einfluss der Umwelt ausgesetzt bist (noch so viel desinfizieren und filtern hilft hier nichts), zum anderen, weil das Immunsystem bei kontinuierlichen Regenerationsprozessen im Körper mitarbeitet. Es entsorgt z. B. Zellen, die eines natürlichen Zelltodes im Rahmen der Instandhaltung deines Körpers gestorben sind. Es ist also nicht nur Abwehrkommando, sondern agiert auch als »Müllabfuhr« in deinem Körper.

Um die für uns wichtigsten Zellen des Immunsystems kurz vorzustellen, teile ich sie in zwei Gruppen ein. Dabei erwähne ich nicht alle Immunzellen, die dein Körper produziert und beherbergt, sondern konzentriere mich auf die Hauptakteure, die oft am Stammtisch Platz nehmen.

Das angeborene Immunsystem und seine stolzen Vertreter

Nomen est omen … bedeutet, damit kommst du bereits auf die Welt. Es sind Zellen, die von vornherein angelegt sind und ausgebildet werden, sobald du dich im Mutterleib entwickelst. Sozusagen deine Basis-Ausstattung, die im Preis der Zeugung inbegriffen ist. (Achtung! Wie immer wird hier nur die Norm beschrieben, denn natürlich gibt es Menschen, bei denen das Immunsystem schon in der Anlage abweicht und in der Funktion eingeschränkt ist.)

Zu den stolzen Vertretern des angeborenen Immunsystems gehören die »große Fresszelle«, die drei Musketiere, natürliche Killerzellen und Mastzellen.

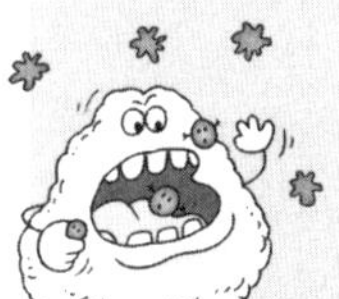

Makrophagen (die großen Fresszellen)

Als die größten Fresszellen nehmen sie den Zellmüll auf (Abfälle des körpereigenen Zellauf- und -abbaus) und recyceln diesen. Lebende Feinde wie Viren oder Bakterien stehen als Delikatesse auf ihrem Speiseplan.

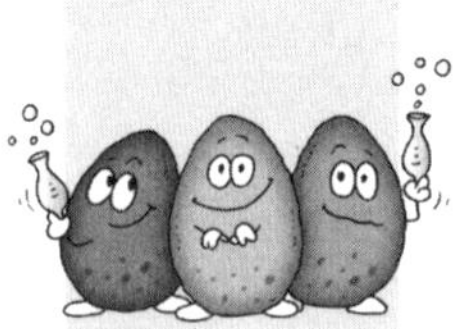

Die drei Musketiere: neutrophile, basophile und eosinophile Granulozyten

Granulozyten machen einen großen Teil der weißen Blutkörperchen (Leukozyten) aus. Man unterscheidet neutrophile, basophile und eosinophile. Ihre Aufgaben:

- *Neutrophile:* Auch bei ihnen handelt es sich um Fresszellen, nur in kleinerer Form. Sie enthalten eine »tödliche Ladung« (Granula), die sie bei Feindkontakt freisetzen, wobei sie sich manchmal selbst zerstören müssen.
- *Basophile & Eosinophile:* Allergische Reaktionen fallen in ihr Aufgabengebiet. Bekämpfen Parasiten, aber auch Viren und Bakterien.

Dendritische Zellen

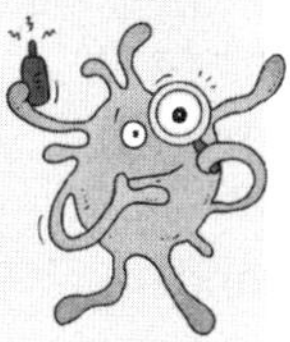

Die peniblen »Analyse-Spezialisten« des Immunsystems. Sie verschaffen sich einen genauen Überblick darüber, welche »Feinde« an Ort und Stelle gerade aufgetischt werden. Diesen detaillierten Bericht präsentieren sie den Zellen des erworbenen Immunsystems, welches spezifische Abwehrzellen für die unterschiedlichen Angreifer ausbildet.

Natürliche Killerzellen

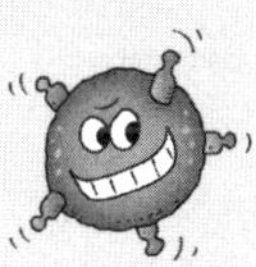

Spannend, denn sie suchen nicht direkt nach krankhaften Zellen, sondern nach dem Fehlen von Normalität. Wer diese nicht nachweisen kann, hat verloren. Krebszellen oder Zellen, die z. B. von Viren befallen sind und die »Norm« nicht nachweisen können, bekommen von ihnen den Auftrag zur Selbstvernichtung.

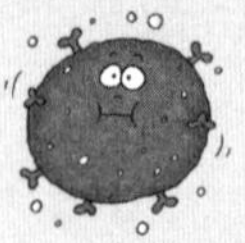

Mastzellen

Sie unterstützen allergische Reaktionen, indem sie entzündungsfördernde Substanzen ins Gewebe ausschütten (deine kleinen Histamin-Bomber). Hauptaufgabe ist die Bekämpfung von Parasiten, Bakterien und Tiergiften.

Das adaptive Immunsystem und seine Mitspieler

Währung die Bildung der Immunzellen deiner angeborenen Körperabwehr von Anfang an in deinem Bauplan programmiert ist, werden die Immunzellen des adaptiven Immunsystems erst aktiviert und differenziert, wenn du »fremden« Angreifern gegenüberstehst.

Du selbst hast an die Zeit, in der dein eigenes adaptives Immunsystem seine Höchstphase in der Entwicklung hatte, wahrscheinlich keine bewusste Erinnerung mehr. Wenn du eigene Kinder hast oder viel in Kontakt mit Kindern bist, darfst du diesem Prozess oft nochmals aktiv beiwohnen. Der Ausbau des adaptiven Immunsystems findet nämlich vor allem im Säuglings- und Kleinkindalter statt. Mit dem Eintritt in die Krippe oder den Kindergarten bekommt dieser dann einen weiteren Boost. Die meisten kennen zumindest aus Erzählungen, dass in den ersten Monaten ein Dauerzustand von Husten, Schnupfen, Magen-Darm-Erkrankungen oder auch den klassischen Kinderkrankheiten vorherrscht. Für die Eltern oft ein Horror, für das adaptive Immunsystem ein wahres Paradies. Man bekommt den Eindruck, es sei mit seinen jungen, energievollen Mitarbeitern und Mitarbeiterinnen bestrebt, auch wirklich gar keine Krankheitserreger auszulassen, um dafür spezifische Abwehrzellen fürs Leben auszubilden. Ob durch direkten Kontakt oder durch Impfungen, das Kleinkindalter ist die Höchstphase für die Ausbildung des adaptiven Immunsystems.

Wie wir an der Covid-Pandemie gesehen haben, aber auch jährlich an der unterschiedlich starken Grippewelle, ist unser adaptives Immunsystem unser Leben lang bemüht, individuelle Immunzellen zu bilden. Sobald unser Immunsystem auf einen Erreger trifft, der dem adaptiven Immunsystem völlig unbekannt ist, springt dieses in Aktion.

B-Zellen

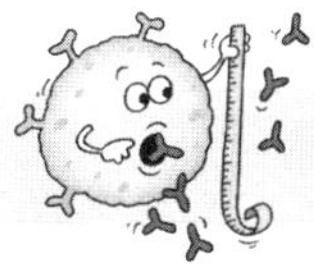

Sie stellen Antikörper her. Wenn sie die Bestätigung der T-Zellen bekommen, dass sie genau die richtigen Antikörper herstellen, werden sie zur Megafabrik und nennen sich Plasmazelle.

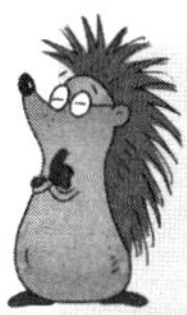

GOOD TO KNOW

Antikörper sind kleine Proteine, die sich spezifisch an Fremdstoffe oder auch körpereigene Strukturen binden können und sie so für dein Abwehrsystem erkennbarer machen. Sie schränken die Bewegung ihrer Opfer ein, »verkleben« diese oft untereinander und aktivieren zusätzlich noch Teile des angeborenen Immunsystems.

Killer-T-Zellen

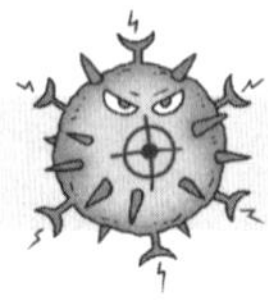

Klare Killer ohne Gemetzel. Sie haben wohl einen Kurs in gewaltfreier Kommunikation belegt, denn sie bringen gezielt die infizierten Zellen dazu, sich fein säuberlich selbst umzubringen. Die Überreste werden dann sorgsam und ohne unnötige Spuren entsorgt. Echte Sniper-Zellen.

Fassen wir zusammen: Das angeborene Immunsystem kämpft also gegen jeglichen Feind und gegen jede Bedrohung, während das adaptive System Auftragskiller ausbildet, die eine klare Zuordnung zu einem Feind besitzen.

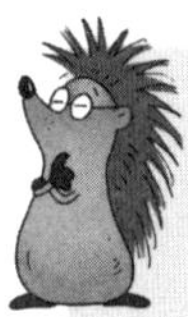

GOOD TO KNOW

Die wichtigste Produktionsstätte der Immunzellen ist übrigens das Knochenmark. Dort werden die meisten Vorläuferzellen produziert, während sie dann z. B. in der Milz oder dem Thymus in die »Schule« gehen müssen, um sich auszudifferenzieren. Auch die Mandeln, die Nasenpolypen und die Lymphknoten sind an dem Aufbau und der Reifung von Immunzellen beteiligt.

Teilnahmeberechtigung Stammtisch

Damit kennst du jetzt zwar nicht alle möglichen Akteure des Immunsystems, aber die wichtigsten, die eine Zugangsberechtigung an den Stammtisch des Schmerzes haben. Warum sie diese Berechtigung bekommen? Das erfährst du im Folgenden.

Talk to me baby – die Macht der Immunkommunikation

Du wirst noch öfter feststellen, dass Körpersysteme oder Zellen nonverbal über Botenstoffe miteinander kommunizieren. Zellen übermitteln bestimmte Substanzen oder schütten diese aus, um bei dem gesuchten Ansprechpartner eine Reaktion auszulösen. Wenn du das Kapitel Nozizeption nicht übersprungen hast, dann ist dieses Wissen nichts Neues für dich.

Wie jede Sprache besteht auch die »Sprache« des Immunsystems aus mehreren »Wörtern« bzw. Botenstoffen, die unterschiedliche Nachrichten vermitteln bzw. verschiedene Aktionen oder Reaktionen fordern.

1. Sensibilisierung der Schadensmelder

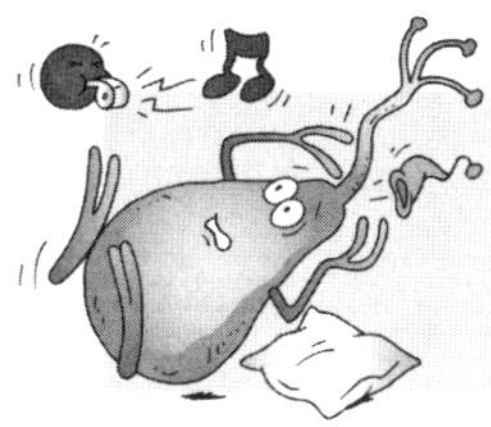

Ein erheblicher Teil dieser »Kommunikationsstoffe« überträgt nicht nur Nachrichten, Aufträge und Informationen. Wie du dich als aufmerksamer Leser des letzten Kapitels erinnern wirst, besitzen bestimmte Botenstoffe die Fähigkeit, unsere Schadensmelder zu sensibilisieren. So ist das auch hier.

Einige durch Immunzellen ausgeschüttete Stoffe machen sprichwörtlich die Nerven (Nozis) nervös. Das bedeutet, sie erhöhen die Empfindlichkeit, indem sie die Reizschwelle der Rezeptoren senken. Dadurch reagieren die Nozis schneller bei geringeren Reizen und schicken Informationen/Warnungen in Form von Impulsen zur Zentrale. Dies kann vom Gehirn als erhöhte Gefahr interpretiert werden und dadurch das Warnsignal Schmerz verstärken.

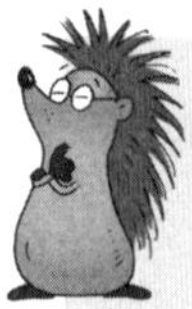

GOOD TO KNOW

Beispiele für solche Stoffe sind Zytokine, Prostaglandine, Bradykinin.

Check Nr. 1 = Anwesenheit am Stammtisch gerechtfertigt. ✓

Kommunikationsstoffe aus Immunzellen können Nozis sensibilisieren.

2. Anfachen von Entzündungsprozessen

Immunzellen schütten aber nicht nur Stoffe aus, um miteinander zu kommunizieren, sondern auch eine Vielzahl von Substanzen, die Entzündungen fördern. Zum einen, weil dein Körper diese zum Wiederaufbau und zur Heilung benötigt, zum anderen arbeiten Immunzellen besser in einem wärmeren Umfeld und laufen erst dort auf Hochtouren. Ganz im Gegensatz zu Viren und Bakterien, die bei wärmeren Bedingungen eher träge werden. Eine Win-win-Situation also. Die Abwehr funktioniert besser, die Angreifer schwächeln dadurch.

Aber Entzündungsmediatoren, wie diese Art der Stoffe genannt werden, sensibilisieren ebenso die Nozis. Und wieder ist das Ergebnis eine Veränderung der Impulsstärke und -anzahl zur Zentrale.

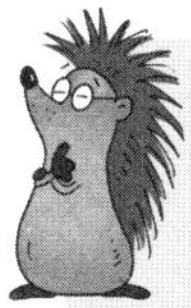

GOOD TO KNOW

Beispiele für solche Stoffe wären Histamin, Leukotriene, Zytokine, Prostaglandine.

Entzündungsfördernde Substanzen aus Immunzellen können Nozis sensibilisieren.

3. Ausschüttung von toxischen Substanzen

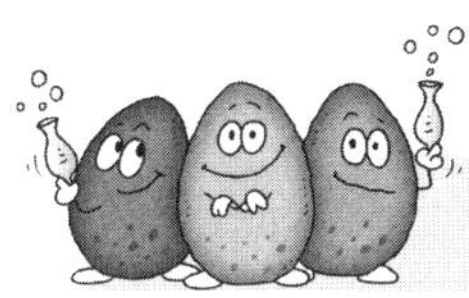

Deine Killer-T-Zellen oder deine neutrophilen Granulozyten schütten bei ihrer Abwehrarbeit toxische, also giftige Stoffe aus, die dem Angreifer den Garaus machen sollen. Diese Toxine können jedoch auch auf die »gesunde« Umgebung wirken, wenn die Dosierung nicht optimal verläuft. Dies kann wiederum die Nozis aktivieren, die den drohenden oder tatsächlich entstandenen Schaden melden. Du siehst, wohin dies erneut führt: mehr Meldung → höhere Schmerzwahrscheinlichkeit.

Toxische Stoffe aus Immunzellen können Nozis aktivieren.

Ich neige dazu, vorsichtig zu formulieren, wenn es um eine direkte Verbindung zwischen erhöhter Sensibilität und verstärkter Schmerzwahrnehmung geht. Das liegt daran, dass dies von den anderen noch kommenden Stammtischteilnehmern »überstimmt« werden kann. Deshalb verwende ich im Moment noch so viele Formulierungen und relativierende Begriffe wie vielleicht, eventuell, es könnte, es ist wahrscheinlich etc. Die logische Konsequenz wäre also tatsächlich mehr Sensibilisierung – mehr Meldung – mehr Schmerz, aber eben nur, wenn das Buch an dieser Stelle zu Ende wäre und keine weiteren Mitstreiter und Mitstreiterinnen am Stammtisch säßen.

Durch all seine Zellen und Botenstoffe hat dein Immunsystem somit die Möglichkeit eines direkten verstärkenden Einflusses auf deine Schmerzempfindlichkeit an den betroffenen Stellen. Stellt sich die Frage, warum solltest du dein Immunsystem unterstützen und verbessern, wenn eine Aktivierung die Wahrscheinlichkeit erhöht, dass du mehr Schmerz empfindest? Wie die meisten gut ausgeklügelten Körpersysteme bekommt auch das Immunsystem das Prädikat Meister der Regulation.

4. Schmerzreduzierende Modulation

Hier also die guten Nachrichten! Ich fange mit dem für mich offensichtlichsten Punkt im Bereich schmerzdämpfende Modulation und Immunsystem an.

Wie am Anfang beschrieben ist es die Aufgabe deiner Immunzellen, *in den Körper eingedrungene Mikroorganismen und fremde Substanzen zu entfernen, fehlerhaft gewordene körpereigene Zellen (z. B. Krebszellen) zu zerstören und Gewebeschädigungen durch Krankheitserreger zu verhindern.* Wenn sie effektiv arbeiten und den »Angriff« auf dich und dein Gewebe erfolgreich bekämpfen, dann verhindern sie damit die sonst daraus resultierenden Schädigungen von Körpergewebe, welche wiederum deine Nozis aktivieren würden. Indem sie die Angreifer neutralisieren und die Ausbreitung minimieren, müssen nicht so viele Schadensmeldungen zur Zentrale geschickt werden. Ein gut funktionierendes Immunsystem ist somit durchaus erstrebenswert.

Ein gut arbeitendes Immunsystem vermeidet weitere Schäden, die zu Schmerzen führen können.

5. Desensibilisierung der Nozizeptoren

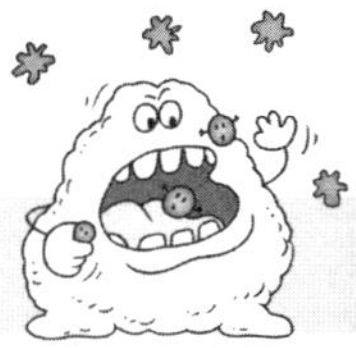

Wie bei den Nozizeptoren modulieren die Immunzellen über die Ausschüttung von Botenstoffen die Schmerzwahrnehmung nicht nur in die verstärkende Richtung. Einige von ihnen, wie die neutrophilen Granulozyten und Makrophagen, produzieren Substanzen wie Opioide, welche die Sensibilisierung der Schadensmelder dämpfen. Den Begriff Opioide oder Opiate kennst du vielleicht sogar als Schmerzmittel, nur stellen es deine Immunzellen hier vor Ort selbst her.

Sie sind also nicht nur ein Multiplikator von Schmerzen, sondern sie können auch die Erregbarkeit der Nerven und damit den Informationsfluss ans Gehirn senken. Es werden zudem Stoffe von deinen Immunzellen ausgeschüttet, die diese Hemmung indirekt fördern, indem sie die Freisetzung von Opioid-Peptiden aus anderen Zellen fördern. Der Effekt der Dämpfung bleibt der gleiche.

Immunzellen führen zur Freisetzung schmerzdämpfender Substanzen.

6. Dämpfung der Entzündungsreaktion

Hier gibt es mehrere Ansätze. Um in der Entzündungsreaktion eine gute Balance zu halten, werden von den kleinen Mitarbeitenden des Immunsystems nicht nur entzündungsfördernde Stoffe ausgeschüttet, sondern auch solche, welche die Entzündungsreaktion dämpfen. Dämpfung bedeutet: Es befinden sich weniger Substanzen im Gewebe, die zur Sensibilisierung beitragen können.

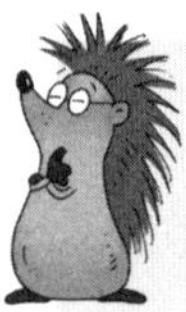

GOOD TO KNOW

Zytokine und Prostaglandine mit entzündungshemmender Wirkung, Lipidmediatoren.

Zum anderen können sie die Freisetzung von Entzündungsmediatoren hemmen und dadurch Schmerz modellieren.

Die stetige Beweisaufnahme der dendritischen Zellen über den aktuellen Lagebericht auf dem Schlachtfeld führt auch dazu, dass die Immunreaktion bei Bedarf wieder effektiv heruntergeregelt werden kann. Auch Antikörper haben eine indirekte Wirkung, indem sie schmerzverursachende Substanzen oder Antigene bei Autoimmunerkrankungen binden und damit die Entzündungsreaktion verringern.

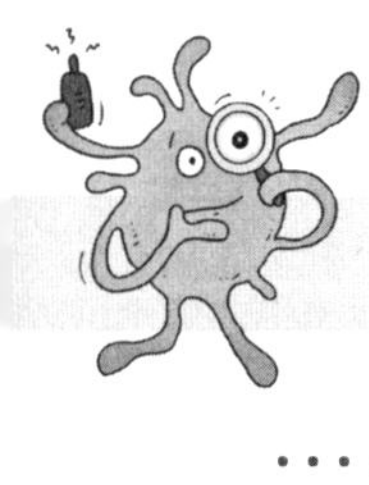

Das Immunsystem kann Entzündungsreaktion herabregulieren.

Ein gut funktionierendes und ausgeglichenes Immunsystem verschafft dir durch eine stetige Analyse der aktuellen Lage genau die richtige Balance zwischen der Meldung »Achtung! Hier ist Schutz, Schonung und Wärme für Heilung gefragt!« und der Dämpfung von Überempfindlichkeit und Entzündung, damit alles schön angepasst im Lot bleibt und nicht eskaliert. Und schon ist das System wieder auf der Good-Guy-Seite angekommen.

Wir wissen wer, wir wissen wie, aber was bedeutet das jetzt für unseren Stammtisch?

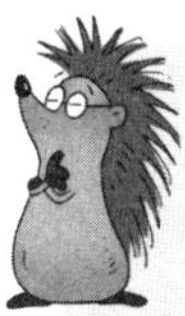

GOOD TO KNOW

Für alle Interessierten hier eine kleine Liste aus dem alltäglichen Sprachgebrauch der Immunzellen: Interferone, Histamin, Chemokine, Pyrogene, Prostaglandine, Nervenwachstumsfaktoren (NGF), Interleukine, Enzyme, Lipoxine, Adenosine, Endorphine, körpereigene Opiate, Enkephaline, Endocannabinoide.

Lokal oder global?

Um ein möglichst klares Bild von den Einflussmöglichkeiten des Immunsystems auf die Modulation der Schmerzwahrnehmung und seiner Auswirkungen im Alltag zu bekommen, teile ich dies in zwei Hauptbetrachtungspunkte.

- *Lokal:* Du erinnerst dich an Freds Stachel, der unglücklich im Fuß von Herrn Fischer steckt und eine lokale Verletzung verursacht?
- *Global:* Was passiert im Gegensatz dazu, wenn die Reaktionen des Immunsystems auf den ganzen Körper Auswirkungen haben, wie bei der lästigen Grippe, die Herrn Fischer in Szenario 1 befallen hat?

Lokal: an Ort und Stelle

Überall in deinem Körper, aber vor allem in deinen Grenzen zur Außenwelt (Haut und Schleimhäute) sitzen Immunzellen, die auf Arbeit warten. Sie werden sofort aktiv, wenn der Stachel von Fred die Barriere Fußsohle von Herrn Fischer überwindet. Denn allein das Arbeitskommando Müllabfuhr hat hier sofort den Auftrag, die Zellreste des zerstörten Gewebes zu entsorgen.

Wo gearbeitet wird, fallen bekanntlich Späne. Auch hier schon werden Botenstoffe ausgeschüttet, und es gibt einen modellierenden Effekt auf das System Nozizeptoren. Allerdings sollte die Aufregung des Immunsystems über den kleinen Stachel nicht zu groß sein. Unsere Analysespezialisten, die dendritischen Zellen, finden in ihren Proben nichts Aufregendes und alarmieren damit nicht das erworbene Immunsystem. Alles noch eine alltägliche Herausforderung für die kleinen Abwehrkämpfer. Bis jetzt sitzen nach aktueller

Verletzungslage also Nozis und die *angeborenen* Immunzellen am Stammtisch und entscheiden, wie viel Gewebe kaputt gegangen ist, wie aufwendig die Aufräumarbeiten sind – ergo, wie viel Schutz und »Schmerz« benötigt wird, um alles effektiv zu bewältigen. Die Ergebnisse ihres Austausches werden zentral verarbeitet. Je nach Größe der Verletzung ändert sich wie im Kapitel Nozis beschrieben natürlich die Menge der Informationen, die zur Zentrale geschickt werden, und die Anzahl der Immunzellen, die aktiv sind.

Was aber, wenn Fred gerade von einer wilden Schlammparty von der nahe gelegenen Wiese kommt, einige Erreger dabei aufgesammelt hat und diese mit dem Stachel in den Fuß Herrn Fischers überträgt? Jetzt haben die Analysespezialisten, die dendritischen Zellen, einen Auftrag für spezialisierte B- und T-Killerzellen! Alarm fürs *erworbene* Immunsystem! Mehr Zellen, mehr Botenstoffe, mehr Ausschüttung schmerzmodulierender Substanzen, mehr Entzündung, mehr Impulse zur Zentrale und dadurch natürlich auch mehr Schmerz!

Es ist doch wünschenswert, mehr Warnung signalisiert zu bekommen, wenn der Körper neben den Reparaturvorgängen zusätzlich die Region gegen Angreifer verteidigen muss. Die Energie soll gebündelt in den Abwehrkampf und weitere Belastungen an der Stelle sollen vermieden werden. Zudem findet der Kampf jetzt nicht nur gegen Bedrohungen von außen statt, denn sind die Gegner erst einmal mit Freds Stachel im Inneren des Körpers angekommen, müssen sie unbedingt daran gehindert werden, sich auszubreiten und so weiteren Schaden zu verursachen. Das Immunsystem will alle verfügbaren Energien für seine Arbeit nutzen. Die mit der Aktivität des erworbenen Immunsystems einhergehende Erhöhung der Schmerzwahrnehmung ist eine sinnvolle Maßnahme, damit du deine Füße einmal stillhältst und deine Energie für die Arbeit des Immunsystems übrig bleibt.

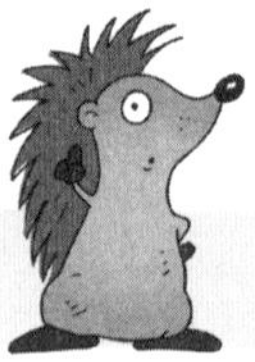

Völlige Starre und Immobilität ist aber nicht angezeigt, denn ein bisschen An- und Abtransport soll ja schon gewährleistet sein und dafür benötigt der Körper Bewegung.

Hier erscheint Freds bayerische Umsetzung des Slogans: »Alles in Maßen«.

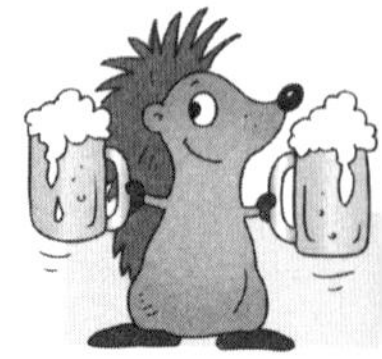

Erinnere dich an die Nozis. Die haben nicht nur fleißig dafür gesorgt, dass Informationen über potenzielle oder tatsächliche Schädigungen an die Zentrale gemeldet werden, sondern sie haben zudem einen Orden für das Starten der Wundheilung bekommen. Der aufmerksame Leser erinnert sich auch, dass sie durch ihre Botenstoffe helfen, Blutgefäße weit zu stellen, sodass Immunzellen schnell und zahlreich in das betroffene Gebiet eingeschwemmt werden können. Diese teilen den Nozis durch ihre Botenstoffe wiederum mit, wie viel Ruhe und Schutz das Gebiet wirklich braucht für die Aufräumarbeiten.

Ein System hilft dem anderen.

Global: überall und everywhere

Wenn du noch nie eine richtig fiese Erkältung, Fieber oder gar eine Grippe hattest – Glückwunsch, aber aus Erzählungen kennst du es allemal: Was bei einer Grippe einmal als Immunreaktion gegen Viren in deiner Nase beginnt, breitet sich schnell über den ganzen Körper aus. Nicht etwa, weil die Grippeviren überall verteilt werden (sie bleiben normalerweise in deinem Atemwegssystem), sondern weil das Immunsystem oft mit einer globalen Körperreaktion auf den Angriff reagiert. Die Folgen sind nicht nur eine triefende Nase und Kopfschmerzen, sondern zudem oft Fieber sowie Muskel- und Gelenkschmerzen. Alles fühlt sich steifer an, Bewegungen tun weh, sportliche Aktivitäten verlieren ihren Reiz, und das Bett erscheint als der einzig richtige Aufenthaltsort.

Projiziert das Gehirn einfach Schmerzen in den ganzen Körper, damit du endlich stillhältst und dein Organismus Zeit und Ruhe hat, gesund zu werden? Nicht wirklich, obwohl dies eine durchaus berechtigte Maßnahme wäre, denn das Gehirn kennt seinen Besitzer oder seine Besitzerin gut. Wer von uns benötigt nicht manchmal ein bisschen mehr Überzeugung oder deutlichere Ansagen, damit wir uns die Ruhe gönnen, die wir brauchen. Nur so kann der Körper all seine Energie auf die Wiederherstellung des optimalen Zustandes lenken.

Tatsächlich haben die den ganzen Körper betreffenden Muskel- und Gelenkschmerzen bei einer globalen Aktivierung deines Immunsystems aber eine andere Ursache. Nehmen wir noch mal den globalen Angriff auf unseren Körper in Form einer Grippe: Dies bringt unser Immunsystem auf Hochtouren, es werden mehr Immunzellen aktiviert oder gebildet, es werden mehr Botenstoffe ausgeschüttet, und über die Blutbahn werden sie – im *ganzen* Körper verteilt. Wie beim lokalen Arbeitseinsatz, kommt es auch hier durch ebendiese Botenstoffe zu einer Überempfindlichkeit der Rezeptoren. Nur dass diese in diesem Falle global im gesamten Körper wirken und nicht nur lokal an einer Verletzungsstelle. Zudem bekommen wir zum Teil Fieber, was ein überaus positiver Effekt des Immunsystems ist, da es mit der steigenden Körpertemperatur das bereits erwähnte optimale Arbeitsklima für die Immunzellen schafft, während die Angreifer, im aktuellen Fall der fiese Grippevirus, matt wird und so einfacher zu bekämpfen ist. Die Fieber auslösenden Stoffe führen ebenso dazu, dass im Körper vermehrt entzündungsfördernde Stoffe freigesetzt werden, und dadurch werden die bekannten Muskel- und Gliederschmerzen zusätzlich verstärkt.

Den meisten Menschen ist bewusst, dass es »normal« ist, dass bei einer schweren Erkältung oder Grippe für einige Tage jede Bewegung erscheint, als wäre man um 30 Jahre gealtert. Müssen wir nicht mögen, wissen wir aber. Dieser Zustand wird von deinem Gehirn als normale Reaktion eingeordnet. Er ist zwar nicht angenehm, aber erscheint in diesem Fall nicht als bedrohlich, da du weißt oder gelernt hast, dass die Beschwerden wieder verschwinden, wenn das Immunsystem erfolgreich seine Arbeit verrichtet hat.

Richtig. An dieser Stelle folgt ein »Aber«. Warum? Was im Zusammenhang mit dem Thema Schmerzwahrnehmung eher beunruhigend sein kann, ist, dass bei einer derartigen Immunreaktion häufig besonders deutlich die Bereiche im Körper schmerzhaft werden, die bereits eine Vorgeschichte haben: Knie- oder Rückenbeschwerden, die eigentlich doch letztes Jahr präsent waren und seit Monaten nicht mehr, oder alte Operationsgebiete.

Oft kommt die Befürchtung auf, dass jetzt, da diese »alten« Bereiche plötzlich wieder wehtun, sie wieder anfälliger sind oder neu geschädigt wurden. Um diese Befürchtungen einmal in eine andere Perspektive zu setzen: Dieses Mal ist 1 + 1 tatsächlich 2. Ist eine Stelle aufgrund einer Vorgeschichte schon sensibilisiert, weil der Körper entschieden hat, dass sie erhöhte Wachsamkeit oder Schutz und Schonung benötigt, wird dies durch die globale Immunreaktion nochmals verstärkt. *Ohne* dass sich an der betroffenen Stelle etwas anderes verändert hat als die durchs Immunsystem ausgelöste erhöhte Sensibilität. Durch eine globale Immunreaktion verstärkte Schmerzen sind also nicht mit einer Verschlechterung der bekannten schmerzhaften Region gleichzusetzen.

Tatsächlich und real kam ich nach einem »Schreib-Wochenende«, an dem ich mich genau mit diesem Kapitel befasst hatte, in die Praxis und traf im Wartezimmer auf Maria, unsere Nachbarin, Patientin und Kuchenbäckerin.

»Ich habe noch mal einen Termin ausmachen müssen, denn mir tut mein Rücken wieder weh.« Nach kurzem Nachfragen, was die letzten Tage passiert sei, erwähnte sie eine Impfung gegen Herpes drei Tage zuvor. Ich musste schmunzeln und habe ihr von den Zusammenhängen erzählt, über die ich gerade am Wochenende geschrieben habe. Wenngleich sie vermutet hatte, dass es einen Zusammenhang zwischen dem wieder aufgeflammten Schmerz im Rücken mit der Impfung gab, war sie dennoch beunruhigt, dass die Beschwerden wieder da waren. Sofort dachte sie an all die Einschränkungen und Probleme, die mit diesen einhergingen, als sie Monate zuvor akut waren. Unruhe macht Stress und lässt die Muskelspannung ansteigen. Zusätzlich ist Maria in eine Schonhaltung verfallen, aus Angst davor, dass die Problematik zurückgekommen ist. All dies hatte keinen positiven Einfluss auf ihren Rücken.

Kurzer Einschub: Der Sinn einer Impfung ist, dass das Immunsystem aktiviert wird, sonst hätten wir keine Impfwirkung. Fieber, Glieder- und Kopfschmerzen müssen also keine Reaktionen auf das »Impfmittel« sein, sondern nur ein Zeichen, dass dein Immunsystem erfolgreich der Bitte nachgeht, für diesen Erreger passende Zellen zu produzieren. Patienten, die erzählen, dass bei einer Grippe oder ähnlichen globalen Aktionen des Immunsystems alte Problematiken wieder auftreten, sind in der Praxis gang und gäbe.

Es ist nie schön, wenn Bereiche aufflammen und erneut Schmerzen verursachen. Wenn dies aber wie beispielsweise bei einer Grippe eine Folge der Sensibilisierung durch deine kleinen Abwehrkämpfer ist und nicht auf eine erneute Verletzung, Verschlimmerung oder Überbelastung im schmerzhaften Bereich hinweist, dann sollte dieses Wissen hoffentlich eine beruhigende Wirkung auf dich haben.

Wer hat angefangen? Er wars – er wars ...

Bis jetzt hast du dein Immunsystem als einen heroischen Protagonisten im Kampf gegen feindliche Angreifer und als einen Meister der regenerativen Prozesse, dessen Wirkung sowohl lokal als auch global in deinem Körper entfaltet wird, kennengelernt.

Natürlich handeln die Immunzellen bei den im Folgenden beschriebenen Abläufen nicht aus einer schlechten Absicht heraus, sie wollen deinen Körper lediglich schützen. Leider jedoch sind sie aus noch nicht zufriedenstellend geklärten Gründen manchmal fehlgeleitet und greifen das körpereigene gesunde Gewebe an. Willkommen in der Welt der Autoimmunkrankheiten. Rheumatoide Arthritis, Morbus Crohn, Hashimoto oder Lupus sind nur einige Beispiele, bei denen die Immunzellen körpereigenes Gewebe attackieren, weil sie Freund und Feind nicht mehr korrekt erkennen und damit eine Entzündungsreaktion auslösen. Und das ruft natürlich die Nozis auf den Plan, denn Entzündungen werden immer als potenzieller Schaden interpretiert. Im Klartext bedeutet dies: Die Aktivität des Immunsystems ist bei Autoimmunerkrankungen der *Auslöser* für die Einberufung des Stammtischs und der initiale Grund für mögliche Schmerzen.

Also kann dein Immunsystem die Ursache für Schmerzen sein, und die Behandlung bzw. der Therapieplan richtet seinen Fokus darauf, das Immunsystem selbst und die dadurch entstehenden Entzündungsreaktionen in Schach zu halten.

Eine völlig veränderte Sichtweise auf das Zusammenspiel zwischen unseren bisherigen Stammtischbrüdern Nozizeptor und Immunsystem. Denn jetzt sollte klar sein, dass je nachdem, wer von beiden den Schmerz letztendlich initiiert, sich die Auswahl der Was-kannst-du-tun-Ansätze verändert.

Es gilt herauszufinden, welches der beiden Szenarien zutrifft:

- *Szenario 1:* Es gab eine Verletzung, dadurch wurden Nozis aktiviert, dann Immunzellen, dann resultiert aus der Kombination deine individuelle Schmerzwahrnehmung.
- *Szenario 2:* Dein Immunsystem ist zuerst aktiv (überaktiv), dadurch erst die Nozis, und auf diesem Weg kommt es zu Schmerzen.

Bevor wir uns nun die Vielfalt der Was-kannst-du-tun-Ansätze anschauen, sollen weitere Möglichkeiten beleuchtet werden, wie das Stammtischmitglied Immunsystem in seiner Aktivität verändert wird.

Anweisung aus der Chefetage

In unserer Evolution war es stets vorteilhaft, dass Körpersysteme nicht erst dann aktiviert werden, wenn ein unmittelbarer Bedarf besteht, sondern sie bereits in einen aufmerksamen Zustand übergehen, sobald die Möglichkeit besteht, dass sie bald benötigt werden. Auch hier verweise ich gerne zurück auf den Nozizeptor, der in seiner »Hellseher-Funktion« bereits aktiviert wird, wenn nur ein Schaden droht. Ich möchte an dieser Stelle darauf hinweisen, dass auch unser vegetatives System (Stress) in den On-Modus springt, wenn sich eine Gefahr nur erahnen lässt, um blitzschnell reagieren zu können.

Natürlich haben wir damit den Bereich der Gedanken und des Gehirns erreicht, denen noch ein eigenes Kapitel gewidmet wird. Es sei jedoch bereits angemerkt, dass unsere Sinne und Gedanken einen entscheidenden Einfluss nicht nur auf unsere Schmerzwahrnehmung, sondern auch auf die Aktivierung unseres Immunsystems ausüben. In der Realität heißt dies, dass deine Gedankenwelt das Immunsystem scharf stellen kann und die Steuerung nicht nur von

der Situation und Rückmeldung aus dem Gewebe abhängig ist.

Dein Gehirn hat das größte Stimmrecht. Wenn es der Auffassung ist, dass das Immunsystem aktiv werden muss, dann geschieht dies auch entsprechend. Es kann aktiviert werden, ohne dass es aus dem Körper heraus den Auftrag bekommt.

Das Immunsystem kann also aktiviert werden, seine Botenstoffe ausschütten, welche die Schmerzwahrnehmung beeinflussen, ohne dass es direkte Aufräumarbeiten zu leisten hat. Die Kraft der Gedanken nennen wir dies. Das Gute daran – du wirst noch lernen, dass dies auch eine Möglichkeit birgt, wie du dein Immunsystem auf eine positive Weise beeinflussen kannst.

Chronobiologie deines Immunsystems

Kurzes Zwischenresümee: Dein Immunsystem kann Nozis sensibilisieren und desensibilisieren, es kann sich selbst regulieren, es arbeitet je nach Anforderung lokal oder global, es kann der Auslöser sein für Entzündungen und diese weiter anfachen oder dämpfen. Natürlich ist dein Immunsystem zu jeder Zeit fähig und willig, diese Aufgaben für dich zu verrichten, aber du wirst immer wieder in den folgenden Kapiteln darüber stolpern, dass bestimmte Organe oder Körpersysteme zu bestimmten Zeitpunkten im Tagesverlauf besonders gut und effektiv arbeiten.

Bestimmt kennst du selbst Leistungshochs und -tiefs in deinem Tagesverlauf. Sportler richten oft ihr Training danach aus. Es gibt einige bekannte Rhythmen in deinem Körper, die dich bestimmte Aufgaben zu bestimmten Zeiten besonders erfolgreich bewältigen lassen. 80 % des jetzt von dir gelesenen Textes wurden zwischen 7:30 und 11:00

morgens geschrieben. Scheint mein kreatives Tageshoch zu sein.

Neueste Studien zeigen, dass auch dein Immunsystem bzw. deine einzelnen Immunzellen zum Teil ihrem eigenen Tagesrhythmus folgen. Eine gesteigerte Aktivität der entzündungsfördernden Botenstoffe deines Immunsystems gegen 2 Uhr nachts wird z. B. als eines der Erklärungsmodelle gesehen, warum es gerade zu diesem Zeitpunkt oder frühmorgens zu einer erhöhten Schmerzwahrnehmung und der bekannten »Morgensteifigkeit« von Gelenken im Rahmen der rheumatoiden Arthritis kommt.

Die Wissenschaft hat es noch nicht im Detail geklärt… Welche Zellen und Organe tatsächlich einen eigenen Rhythmus besitzen, bleibt spannend. Zudem gibt es, wie so oft, zahlreiche andere Substanzen und Stammtischbrüder, deren Wirkung sich in Studien nicht immer klar voneinander abgrenzen lässt.

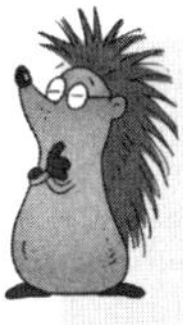

GOOD TO KNOW

Chronobiologie bezeichnet den biologischen Rhythmus, dem einige Systeme deines Körpers im Tagesverlauf folgen.

Aber es ist mittlerweile unbestritten, dass es eine gewisse Chronobiologie in deinem Immunsystem gibt. Warum passt dies hier zu unserem Thema? Es ist einfach ein weiteres Erklärungsmodell, warum deine Schmerzwahrnehmung in ihrer Ausprägung schwanken kann. Es erklärt, warum morgens Schmerzen schlimmer sind als abends, warum sie mal aufflammen, mal abklingen, ohne dass du einen passenden Zusammenhang erkennen kannst.

Die Chronobiologie des Immunsystems ist nicht allein dafür verantwortlich, aber sie hat einen Einfluss, der nicht unerwähnt bleiben sollte. Ein weiterer Hinweis darauf, dass mehr Schmerz nicht gleich mehr Schädigung bedeuten muss, sondern die genannten Schwankungen deines Immunsystems eine Veränderung deiner Schmerzwahrnehmung hervorrufen können. Aber nicht nur die Aktivität von Entzündungsmediatoren folgen einem Tagesrhythmus, auch bei Blut- und Gewebeuntersuchungen lassen sich tageszeitabhängige Schwankungen in der Anzahl von Immunzellen feststellen.

Nachts wach zu werden, weil der Schmerz dich unsanft weckt, könnte also von folgenden Gedankengängen begleitet sein: »Jetzt ist es schon so schlimm, dass ich davon aufwache!«, »Es wird gerade wieder schlimmer!« Vielleicht aber denkst du dank des hier angeeigneten Wissens bei der nächsten nächtlichen Ruhestörung: »Oh, diese kleinen Immunzellen. Ich bin ja dankbar, dass sie nachts Höchstarbeit leisten, aber sie stören meinen Schlaf! Wenigstens muss meine Verletzung nicht schlimmer sein, sondern nur die Wahrnehmung des Schmerzes hat sich verändert, und die Chronobiologie meines Cortisolspiegels springt ja bald an und reguliert es für mich.« (Für die Erklärung zum Thema Cortisol müsstest du definitiv bis zum Kapitel Stress weiterlesen.)

Wobei nächtliches Wachwerden und unruhiger Schlaf (durch Schmerz) schon wieder einen Einfluss auf unser Stresssystem haben und dieses modulieren. Eben doch A + T = F, aber nur wenn C nicht D aktiviert, welches B anzieht.

Natürlich sind die Schwankungen des Schmerzes im Tagesverlauf nicht nur über die unterschiedlichen Rhythmen deiner Stammtischbrüder zu erklären; auch du folgst ja einem Tagesrhythmus. Offensichtliche Faktoren wie Belastung bei der Arbeit oder im Alltag haben einen Einfluss auf dein Schmerzempfinden. Machst du Sport, oder bist du ein Sofa-Junkie? Wie ist deine Haltung, deine Medikamenteneinnahme, dein Schlafverhalten und der Einfluss der fehlenden Bewegung nachts, bei der sich mehr Flüssigkeit im Gewebe oder den Gelenken ansammeln kann.

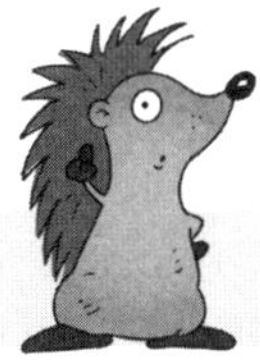

Einer dieser Einflussfaktoren kann aber immer auch dein Immunsystem mit seinem eigenen Rhythmus sein.

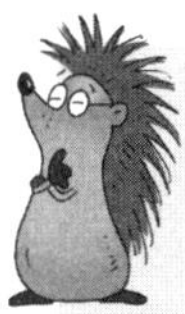

GOOD TO KNOW

Studien haben gezeigt, dass es einen Unterschied machen kann, wann am Tag du z. B. mit Viren in Kontakt kommst. Je nach Zeitpunkt und der leicht unterschiedlichen Grundaktivität deiner Immunzellen kann ein besserer oder schlechterer Verlauf der Erkältung erfolgen.

Warum ich dieses Thema mit aufnehme, obwohl die Studien dazu noch mager sind? Weil es, wie erwähnt, ein Erklärungsmodell für deine veränderte Schmerzwahrnehmung ist, die nichts mit einer Überbelastung des Gewebes zu tun hat.

Zudem beschäftigen sich unzählige Wissenschaftler gerade damit, dieses Wissen in ein Behandlungsschema zu integrieren. Sollte es tatsächlich nötig sein, medikamentös oder naturheilkundlich zu behandeln, dann wäre es sinnvoll, den Zeitpunkt der Einnahme oder der Therapie in Synchronizität mit der entsprechenden Chronobiologie deines Immunsystems zu setzen.

Faktenanalyse

1. Das Immunsystem kann Schmerz im Rahmen seiner Tätigkeit nach oben und nach unten modellieren.
2. Es kann der initiale Auslöser einer Schmerzentstehung sein.
3. Es kann global im ganzen Körper wirken.
4. Bereiche, die dadurch wieder »schmerzhaft« werden, müssen nicht in Gefahr sein.
5. Es gibt eine enge Zusammenarbeit mit den Nozis, Hormonen, Stresshormonen und anderen Stammtischbrüdern.
6. Kommt der Befehl von ganz oben, springt es an, ohne einen direkten physischen Auslöser. Man spricht dann vom »NONCEBO«-Effekt.

Wie immer kommt nun die berechtigte Frage: Was nützt dir all dieses Wissen, wenn du es nicht von außen beeinflussen kannst?

Und nun? Was kannst du tun?

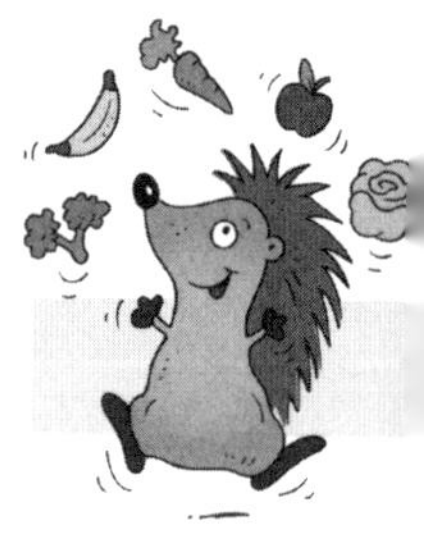

Ernährung

Wie jede Zelle deines Körpers brauchen auch Immunzellen ein Optimum an Nährstoffversorgung, um neue, effektive und perfekte Immunzellen produzieren und aufziehen zu können. Deshalb hilft ein Blick auf die eigene Ernährung und die Frage, ob diese alle benötigten Bausteine beinhaltet (ggf. mithilfe einer Fachperson). Denn kaum ein Ergänzungsmittel ist so gut wie die Bausteine, die du selbst aus der eigenen Nahrung gewinnst. Erst wenn dies nicht ausreicht, sollte auf eine Substitution zurückgegriffen werden.

Vor allem in der Winterzeit ploppen die Werbeblocks zu den »Immunboostern« auf. Zink, Selen, Vitamin C, Vitamin D, Vitamin A, Omega 3 sind die Hauptvertreter, die beworben werden. Bei all dieser Produktvielfalt ist die Wirksamkeit der einzelnen Anbieter oft schwer nachzuvollziehen. Gute Ansprechpartner sind hier deine Ärzte oder die Mitarbeiter deiner Apotheke des Vertrauens. Sie haben einen Überblick über Begriffe wie Bioverfügbarkeit der Inhaltsstoffe, welche Kombinationen und welche Dosierung überhaupt Sinn machen. Viele Vitamine können vom Körper nur verstoffwechselt werden, wenn sie sich an bestimmte Fette binden können etc. Du hast ein gutes Gefühl, wenn du etwas für dein Immunsystem tust und es mit dem korrekt ausgewählten Ergänzungsmittel unterstützt? Allein diesen Placeboeffekt nehmen wir doch gerne mit! Wenn du also die heiße Zitrone mit kochendem Wasser zubereitest und dich danach gestärkt fühlst, dann ignoriere einfach die Tatsache, dass die »heiße« Zitrone nur eine warme Zitrone sein sollte, da Hitze Vitamin C zerstört. Aber wie gerade erwähnt, der Placeboeffekt hilft ja auch. Wenn du dich gut fühlst, weil du aktiv etwas für dein Immunsystem tust? Bingo! Gewonnen.

Was ist aber eine gute Unterstützung des eigenen Immunsystems? Bevor man unkontrolliert dem manchmal fraglichen Vorschlag mancher Anbieter der Nahrungsergänzungsbranche folgt, sollte man zuerst andere Fragen klären. Dies soll definitiv kein Veto gegen Substituierung bestimmter Vitamine oder Mineralstoffe sein, da dies unter bestimmten Voraussetzungen durchaus seine Berechtigung hat und extrem hilfreich sein kann, aber …

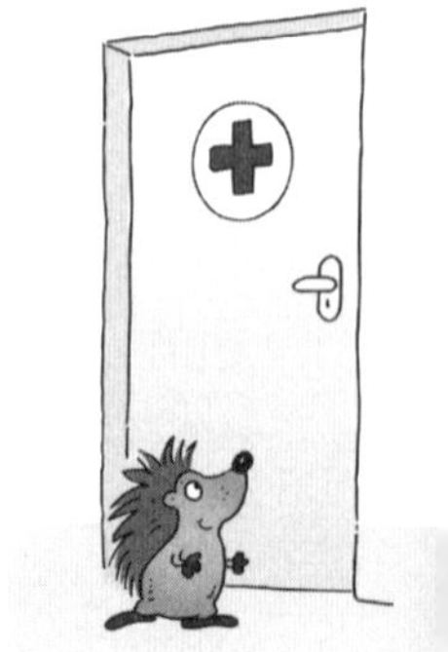

Arzt

Um abzuklären, ob wichtige Vitamine und Mineralstoffe fehlen, ist es manchmal besser, vorab eine Analyse zu machen, da du in deiner Person und deinem Lebensstil so individuell bist, dass es auch einer angepassten Untersuchung bedarf. Auch um zu überprüfen, ob du zwar alle Nährstoffe zu dir nimmst, um dein Immunsystem zu unterstützen, aber dein Körper an anderer Stelle ein Problem hat, diese aufzunehmen oder zu speichern. Vielleicht ist die Menge der aufgenommenen Bausteine genau richtig, aber dein Verdauungssystem kann diese nicht effizient verarbeiten. Dann sollte zuerst dort angesetzt werden. Man muss wieder einmal um die Ecke denken, wie so oft in unserem komplexen System.

Zudem benötigen primäre Erkrankungen des Immunsystems, wie die bereits angesprochenen Autoimmunkrankheiten, eine ärztliche Unterstützung. Wenn dein Schmerz durch eine solch überschießende Immunreaktion ausgelöst wird, ist die wichtigste Stelle der ärztlichen Intervention die Autoimmunerkrankung selbst. Gibt es Allergien, die dein Immunsystem überreagieren lassen, deinen Histaminspiegel erhöhen, deinen Darm angreifen, wie z. B. bei dem Krankheitsbild Zöliakie oder Morbus Crohn? Dann fehlt vielleicht die Fähigkeit deines Verdauungssystems, all die wichtigen Bausteine aus der Nahrung aufzunehmen. Es muss geklärt werden, welche Grundererkrankung hinter deinen Symptomen steckt.

Bewegung

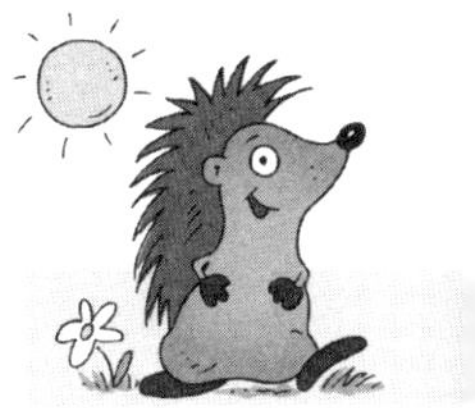

Leben ist Bewegung. Was schlichtweg bedeutet, dass dein Körper und dein Gewebe besser leben, wenn du dich bewegst. Du hast erfahren, dass Immunzellen in deinen Blut- und Lymphbahnen wie leidenschaftliche Schwimmer agieren. Doch wenn das Herz, der Motor deines Blutkreislaufs, und die Muskulatur, das Pumpsystem deiner Lymphbahnen, nicht aktiv sind, wird die Geschwindigkeit und Effizienz deiner Immunzellen erheblich beeinträchtigt. Auch deine unterschiedlichen Produktionsstätten der Immunzellen wollen gut versorgt sein, was besser mit einem guten Flüssigkeitstransport gewährleistet wird.

Was nicht heißen soll, dass du dich auf diese Aussage berufen kannst, wenn du krank durch die Gegend joggst! Intensiver Sport hat in der Zeit einer Erkrankung nichts verloren, gerade wenn die Gefahr besteht, dass du deinem Immunsystem dadurch die Energie zur Arbeit raubst und du deine Situation so verschlimmerst.

Bewegung, so wirst du es noch im Kapitel Stress erfahren, baut zusätzlich Stresshormone ab, und das verändert deren Einfluss auf die Funktionalität deines Immunsystems.

Wasserhaushalt

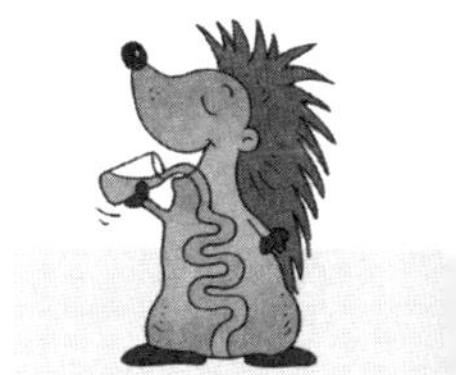

Es schwimmt sich als Immunzelle übrigens besser durch deine Blutbahnen und in deinem Gewebe, wenn dein Körper einen ausgeglichenen Wasserhaushalt aufweist. Eine kurze Überprüfung deines eigenen Trinkverhaltens wäre also eine geeignete Maßnahme, um dich hier zu optimieren.

Schlaf

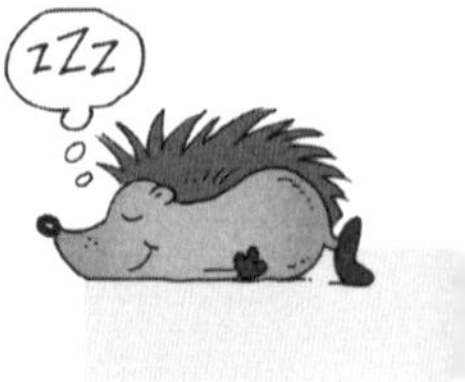

»Heilsamer Schlaf«. Diesen Begriff hast du vielleicht schon einmal gehört. Da Schlaf immer wichtig ist, um deinem Körper die Möglichkeit zu geben, sich zu regenerieren, hat dieser natürlich einen entscheidenden Einfluss auf die Arbeit deines Immunsystems. Während du schläfst, kann die Energie deines Körpers vorrangig auf die Immunarbeit fokussiert werden, weil du weniger Energie für z. B. Muskelarbeit oder Gehirnaktivität benötigst.

Oft liegt es nicht daran, dass du dir nicht die Zeit für Schlaf nimmst, sondern vielmehr daran, dass der Schmerz als fieser Widersacher einem entspannten Schlafverhalten im Wege steht. Hier ist es ratsam, wieder zurück zum Ansatz Arzt, Naturheilkunde, Beratung etc. zu springen, um einen Weg zu einem erholsamen Schlaf zu finden.

Humor

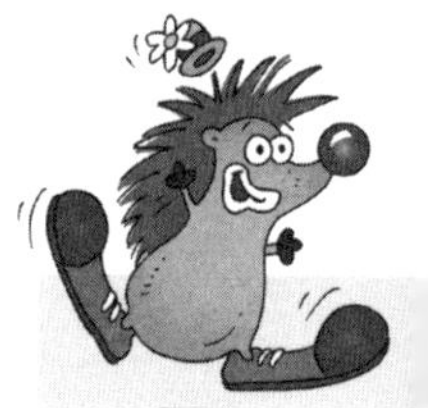

Man glaubt es kaum, aber es gibt tatsächlich wissenschaftliche Studien, die belegen, dass Lachen die Produktion von Antikörpern und natürlichen Killerzellen erhöhen kann. Es reduziert auf jeden Fall die Stresshormone und ist damit, wenn auch auf diesem Umweg, positiv fürs Immunsystem.

Insgesamt ist das Immunsystem nicht immer Fokus Nummer 1 in einer multimodalen Schmerztherapie – außer es ist der auslösende Faktor –, aber ich möchte ja alle Einflussmöglichkeiten aufzeigen. Wenn du schon darüber nachdenkst, welche Systeme hilfreich sein können, um deine individuelle Schmerzwahrnehmung zu verändern, dann lasse dir von allen Seiten helfen.

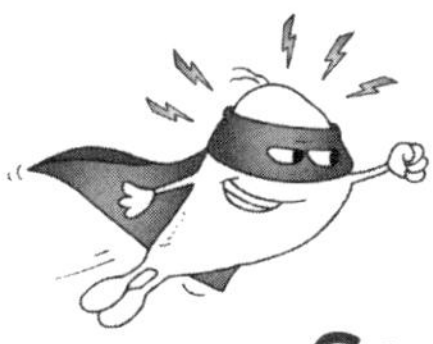

Kapitel V

Stress und was er in unserem Körper macht

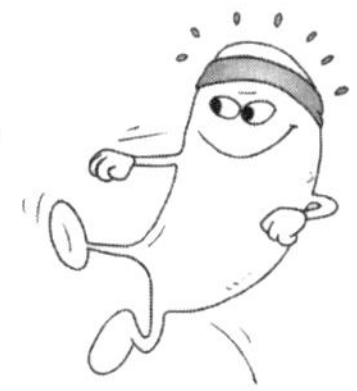

Willkommen beim Stammtischmitglied Nummer drei. Du kannst dir sicher sein, dass dein Körper zu diesem Thema einen eigenen Stammtisch abhält. Da beim Endprodukt Stress mehrere Faktoren eine Rolle spielen, werde ich die Inhalte häppchenweise präsentieren. Andernfalls können wir schnell wieder in das Schema: »A + T = F, aber was, wenn B gleichzeitig präsent ist?« fallen. Alle Teilnehmenden am Stammtisch Stress sitzen glücklicherweise auch am Stammtisch Schmerz, sodass wir hier auch Vorarbeit für die nächsten Kapitel leisten.

Fangen wir mit der wichtigsten Frage und Definition an: Was ist Stress? Laut dem medizinischen Fachbuch Pschyrembel ist Stress eine »allgemeine Bezeichnung für die Reaktion des Organismus auf physische oder psychische Beanspruchung durch Stressoren«. Der auslösende Faktor (= der sogenannte Stressor) kann also eine körperliche oder mentale Belastung oder ein körperlicher oder mentaler Reiz sein.

Was den Umgang mit Stress so interessant macht? Der Psychologe Richard S. Lazarus beschreibt in seinem transaktionalem Stressmodell, dass »Stress« für uns persönlich entsteht oder wir ihn empfinden, wenn unsere persönlich vorhandenen Bewältigungsmechanismen *subjektiv* nicht der anstehenden Anforderung entsprechen. So kann ein und derselbe Reiz für die eine Person eine angenehme Herausforderung darstellen und für eine andere Person eben eine Bedrohung.

Deine subjektive Wahrnehmung wird von deinen persönlichen Gefühlen, Interessen, Erfahrungen, Vorlieben und Abneigungen beeinflusst. Für mich, und ich denke auch für dich, ist das ein elementar wichtiger Punkt. Stehst du vor einer erhöhten körperlichen oder mentalen Beanspruchung oder Belastung (Stressor), entscheidet dein individuelles Empfinden, ob du dich der Aufgabe gewachsen fühlst. Je nach Resultat dieser Analyse wird in deinem Körper eine Stressreaktion in der passend dazu empfundenen Höhe ausgelöst – oder eben auch nicht. Selbst dieses Ergebnis ist immer nur eine Momentaufnahme, denn mit jeder neuen Erfahrung verändert sich die Analyse.

Deine Einzigartigkeit ist auch hier Trumpf. Sie definiert den Umgang mit stressauslösenden Faktoren und macht, wie du später in Zusammenhang mit der Schmerzwahrnehmung sehen wirst, den Abschnitt »Und nun? Was kannst du tun?« zu einem spannenden Projekt, bei dem es einer gewissen Selbstanalyse bedarf.

Stressempfinden ist individuell. Wo der eine völlig cool bleibt, gerät der andere innerlich in Aufruhr. Ein Beispiel von mir. Ich war bei Freunden, und die für mich unglaubliche Herausforderung bestand darin, die Salatsauce fürs Essen zuzubereiten. Stress pur. Jawohl, eine Salatsauce kann eine Stressreaktion auslösen. Der Gedanke, verschiedene Gewürze zur Verfügung zu haben, um ein für alle als lecker empfundenes Essensprodukt herzustellen? Für andere vielleicht schwer nachvollziehbar, aber für mich? Ernsthaft: purer Stress. Pulsanstieg vorprogrammiert. Zu viele Freunde, die hervorragend kochen und denen ich mich immer als Souschef unterordne, und ein sehr eigener Geschmack aufgrund einiger Unverträglichkeiten triggern diese Reaktion. Und ich kann dir versichern, nicht die körperliche Herausforderung des Schwingens des Mixbesens, sondern allein die mentale Vorstellung, ich bin beauftragt, eine für alle schmackhafte Salatsauce zuzubereiten, setzt mich unter

Druck und löst in mir einen, dem Himmel sei Dank, noch kontrollierbaren Fluchtreflex aus.

Warum hat unser Körper im Laufe der Evolution diese »Stressreaktion« überhaupt eingebaut? Denn sie besteht so lange wie die Menschheit selbst, war also schon immer wichtig für uns. Charles Darwin hat in seiner Evolutionstheorie den Ausdruck »Survival of the fittest« von Herbert Spencer übernommen und meinte damit, dass diejenigen gut überleben, die am besten an die Umwelt, in der sie leben, angepasst sind. Wie alle Mechanismen in unserem Körper soll auch der Baustein »Stressreaktion« unser bestmögliches Leben und Überleben sichern. Schauen wir also zurück in unserer Evolution zu den Anfängen der Menschheit.

Wann entsteht Stress?

Auftritt des berühmten Säbelzahntigers. Wer öfter Artikel oder Bücher zum Thema Stress gelesen hat, trifft in schöner Regelmäßigkeit auf das Bild des Säbelzahntigers als auslösenden Stressor für den Steinzeitmenschen. Denn es wird natürlich ein Beispiel gewählt, für das die Stressreaktion früher nötig und lebenserhaltend war.

Stelle dir eine weite, bewaldete Landschaft vor, in der die Sonne gerade hinter den Hügeln untergeht. Ein Steinzeitmensch, gekleidet in Fell und mit einem einfachen Speer in der Hand, schleicht auf der Suche nach Beeren und Wurzeln durch das Unterholz. Plötzlich hört er ein leises Rascheln in den Büschen. Aus dem Dickicht tritt der mit beeindruckenden, langen Zähnen ausgestattete muskulöse Säbelzahntiger, auf dessen Speiseplan für heute »Steinzeitmensch« steht. Innerhalb von Sekunden fällt die Entscheidung unseres Vorfahren, dass seine Bewältigungsmechanismen in Bezug auf einen Angriff eines Säbelzahntigers oft nicht ausreichen, um den Status »Hauptmenü« zu verlieren.

Da Säbelzahntiger ausgestorben sind, dient Fred an dieser Stelle als anschauliches Beispiel.

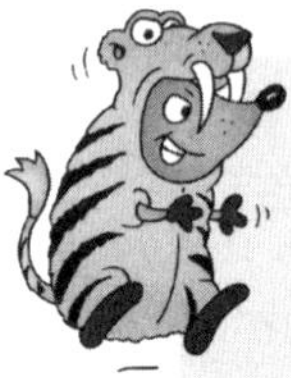

Stressor? Vorhanden! = Säbelzahntiger
Individuelle Analyse = Lebensgefahr
Resultat = Stressreaktion wird ausgelöst

Die Stressreaktion soll hier primär dabei helfen, trotz der scheinbar ungleichen Chancenverteilung, nicht zur Futterquelle zu werden. Welche Vorgänge in unserem Körper sollten also modelliert, aktiviert, gehemmt und/oder optimiert werden, um die Wahrscheinlichkeit zu erhöhen, dass der Säbelzahntiger seinen Speiseplan für heute ändern muss?

Die Reaktionen, die in diesem Falle sinnvoll erscheinen, sind: Entweder nehmen wir unsere Beine in die Hand und versuchen der Gefahr zu entkommen, oder wir bleiben und kämpfen so gut wir können, um die Gefahr erfolgreich zu besiegen. »Fight or Flight« wird dies genannt. Also entweder Kampf oder Flucht. Diese Optionen sind die besten, wenn wir mit einer Herausforderung konfrontiert sind, die uns subjektiv schwer erscheint. Einige Autoren nehmen noch eine dritte Reaktion hinzu: »Fight, Flight or Freeze«. Kampf, Flucht oder Erstarren. »Vor Angst erstarrt sein«, das hast du bestimmt schon einmal gehört oder sogar selbst erlebt.

Wir bleiben aber bei der bekannten Fight-or-Flight-Reaktion. Versetze dich einmal in unseren Vorfahren: Der Säbelzahntiger steht dir hungrig gegenüber – was benötigst du alles für eine schnelle Flucht oder einen wilden Kampf?

1. *Energie:* Egal ob fliehen oder kämpfen, für beides benötigst du definitiv Energie. So schnell wie möglich, so viel wie möglich und vor allem so einfach wie möglich einsetzbar. Die am schnellsten umsetzbare Energie in deinem Körper ist Zucker. Glukose. Also her mit der Glukose aus ihren Speichern und schnell ins Blut damit zur Verteilung.
   Schnelle Energie? Check! ✓

2. *Sauerstoff:* Die meisten Zellen und Abläufe in deinem Körper funktionieren am besten unter der Zufuhr von Sauerstoff. Wo kommt dieser her? Aus der Luft bzw. er wird durch deine Atmung über deine Lunge aufgenommen. Also werden deine Bronchien (Luftwege) für eine optimale Sauerstoffaufnahme weit gestellt, deine Atmung beschleunigt sich und die Atemfrequenz steigt. (Die Milz setzt zudem mehr rote Blutkörperchen frei, denn diese transportieren den Sauerstoff durch deinen Körper).
   Sauerstoffversorgung? Check! ✓

3. *Schneller Transport:* Es nützt dir nichts, wenn dir dein Körper Zucker und Sauerstoff zur Verfügung stellt, aber diese nicht den Ort erreichen, an dem beides benötigt wird. Da beides über die Blutbahn transportiert wird, hilft es, wenn dein Puls und die Kraft deiner einzelnen Herzschläge gesteigert werden. Dein Herz arbeitet also schneller und intensiver, um das Blut zügig durch deinen Körper zu pumpen.
   Herzrasen. Check! ✓

4. *Priorisierung der Körpersysteme:* Welche deiner Systeme benötigen in einer Flucht-oder-Kampf-Situation wirklich Sauerstoff und Energie? Welche Systeme sind im Moment der akuten Bedrohung eher zweitrangig?

Rennen oder kämpfen? Ab mit dem Blut in die großen Muskelgruppen. Verdauung und Energiereserven aufbauen? Jetzt doch nicht!!! Wer hat denn in einem solchen Moment Zeit für Verdauung? Angesichts des Säbelzahntigers ist nicht einmal klar, ob du überhaupt noch Energiereserven für ein späteres Leben benötigst oder ob du ein Bestandteil der Verdauung deines Angreifers wirst. Also: Blut weg aus dem Verdauungssystem und weg von Aufgaben wie Regeneration und Wiederaufbau des Körpers. Erst einmal das Leben zu erhalten, ist die Devise. Sowohl für die Variante Flucht als auch für die Alternative Kampf sind gut versorgte und durchblutete große Muskeln nötig.
Blutversorgung für wichtige Systeme? Check! ✓

5. *Körper an Gehirn – was sollen wir tun?* Im ersten Moment einer Gefahr werden deine Sinne geschärft. Du bist fokussiert, hörst besser, riechst besser, bist achtsamer … dein Gehirn läuft auf Höchstleistung, um den optimalen Weg zur Bewältigung der Stresssituation zu finden. Alle wichtigen Daten werden konzentriert abgespeichert, weshalb du dich an stressige Situationen in deinem Leben oft im Detail erinnern kannst. Dies kippt aber sehr schnell, wenn die Gefahr so groß ist, dass ein ausgetüftelter Plan völlig irrelevant wird, weil es ums blanke Überleben geht. Dann übernehmen andere Gehirnanteile, und du bewegst dich wie im »Tunnel«, wobei deine Handlungen automatisiert ablaufen. Welche Gehirnanteile also mehr oder weniger Energie bekommen, hängt von der aktuellen Art der Stresssituation ab.
Anpassung Gehirnaktivität? Check! ✓

6. *Verdauung:* Nicht nur die Umverteilung des Blutes in die großen Muskeln verändert die Effektivität der Verdauung in einer Stresssituation, es werden auch die Eigen-

bewegungen (Peristaltik) deines Verdauungstraktes und die Produktion von Verdauungsenzymen nach unten gefahren bzw. gehemmt. Schlichtweg nicht wichtig im Moment. Energiesparen ist die Devise.
Aktivität Verdauung reduziert? Check! ✓

7. *Erhalt der Spezies:* Auch dein Fortpflanzungstrieb wird in Stresssituationen gedämpft. Denn um sinnvoll über die Produktion eigener Nachkommen nachzudenken, sollte doch erst einmal das eigene Leben erhalten werden.
Unwichtige Systeme herabgefahren? Check! ✓

8. *Immunsystem:* Ist dein Immunsystem wichtig im Moment einer Gefahr, oder kann es ähnlich wie die Verdauung erst einmal auf Eis gelegt werden? Spannende Frage und ähnlich wie beim Gehirn gibt es dafür zwei Antworten. Ein Aufeinandertreffen mit einem Säbelzahntiger birgt immer die Gefahr einer Verletzung, und dann wäre es sehr hilfreich, wenn Immunzellen zahlreich aktiviert und in Habachtposition stehen würden. Also wäre eine Aktivierung des Immunsystems mehr als sinnvoll. Gegenargumentation: Das Immunsystem benötigt zum Arbeiten extrem viel Energie ... Energie, die du dann weniger in den Muskeln hättest zum Weglaufen oder Kämpfen, wodurch Verletzungen vielleicht überhaupt erst entstehen, da du zu langsam wirst. Eine Debatte, die dein Körper für dich folgendermaßen löst:
Dein Immunsystem kann während einer Stressreaktion sowohl aktiviert als auch gehemmt werden. Wann genau welches Szenario genutzt wird und wer dafür verantwortlich ist, klärt sich, wenn du weiterliest.
Immunsystem passend adaptiert? Check! ✓

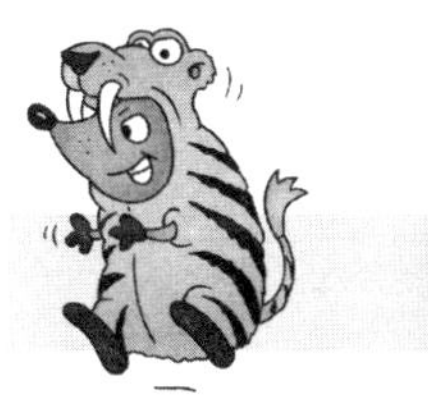

Okay, du bist also wachsam und hast eine erhöhte Leistungsfähigkeit. Klingt doch super angesichts des Säbelzahntigers. Die Evolution hat wieder einmal bestätigt, dass sie weiß, was sie tut, um unsere dauerhafte Existenz zu sichern. Damit sind auch alle wichtigen Abläufe im Körper erwähnt, die bei der Konfrontation mit einem Stressor in deinem Körper stattfinden.

Es gibt nun zwei Möglichkeiten, wie das Ganze ausgehen kann:

- *Szenario Nummer 1:* Säbelzahntiger gewinnt. Weitere Diskussion erübrigt sich. Schön, dich gekannt zu haben.
- *Szenario Nummer 2:* Du bist schnell genug oder stark genug, um den Säbelzahntiger in seine Schranken zu verweisen. Erfolgreich gehst du aus der Konfrontation hervor, bist all den Mechanismen deiner Stressreaktion, die dich auf ein Leistungshoch gebracht haben, dankbar und kannst dich jetzt den wichtigeren Dingen zuwenden. Im optimalen Fall normalisieren sich nämlich deine Körperfunktionen wieder, um zu regenerieren und deine Energiespeicher wieder zu füllen, denn der erfolgreich bekämpfte Säbelzahntiger war ja nicht der Einzige seiner Spezies.

Wer dauerhaft auf höchstem Niveau reagieren will, braucht Reserven und auch die restlichen Systeme, die auf Pause gestellt wurden, sollten wieder aktiviert werden, um in Balance zu bleiben. Damit ist geklärt, was alles in deinem Körper passiert, wenn ein Stressor auf dich trifft, aber wer regelt und initiiert überhaupt all diese Vorgänge?

Das vegetative Nervensystem

Es gibt in deinem Körper ein System, welches genau hierfür zuständig ist. Ich bitte an den Stammtisch: das vegetative Nervensystem. Der Begriff vegetativ leitet sich ab vom lateinischen Begriff »vegetare« und bedeutet »in Bewegung setzen«, »beleben«. Das vegetative Nervensystem wird auch autonomes Nervensystem genannt, was wiederum bedeutet: nicht dem Willen unterliegend, unwillkürlich ablaufend.

Im vegetativen Nervensystem stehen sich zwei gleichberechtigte Partner gegenüber: *Sympathikus und Parasympathikus*. Ihre Hauptfunktionen sind so konträr wie ihre Ziele.

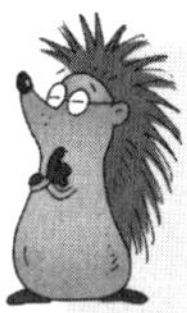

GOOD TO KNOW

Es gibt auch noch einen dritten Anteil, das enterische Nervensystem, welches im Darm liegt. Nur zur Vollständigkeit, denn es ist nicht relevant für dieses Kapitel.

Wer sich jetzt fragt: Was ist das denn für ein merkwürdiger Wurm? Hier die Erklärung: Das ist das Rückenmark vom Hirnstamm bis zum Sacralmark (Schädelbasis bis zum Ende des Rückenmarks) und der Sitz des vegetativen Nervensystems, zumindest was Sympathikus und Parasympathikus anbetrifft. Doch was sind nun die Aufgaben dieser Gegenspieler?

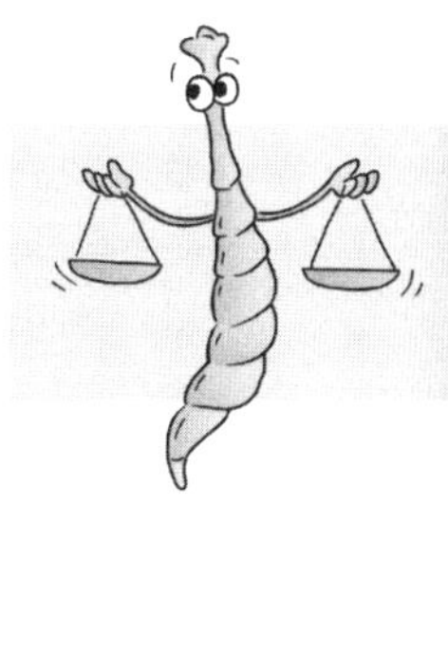

- Der Sympathikus ist unser Macher. Er stellt unseren Körper auf Aktivität, Leistung und Weiterentwicklung ein.
- Der Parasympathikus ist unser Meister der Regeneration und Entspannnung sowie des Aufbaus von Reserven.

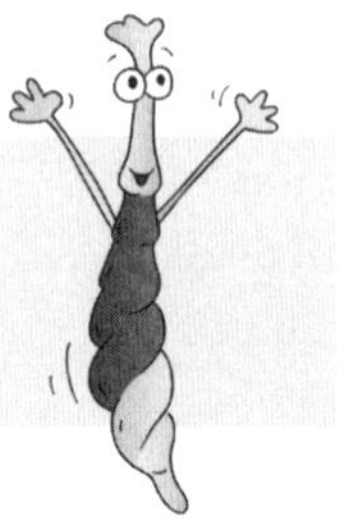

Der Sympathikus ist also zuständig für die erhöhte Leistungsbereitschaft und Aktivitätsfähigkeit deines Körpers bei tatsächlichen oder gefühlten Belastungen oder Herausforderungen. Der Parasympathikus dagegen ist zuständig für die Erholung, Regeneration und den Aufbau von Energiereserven deines Körpers. Er reguliert die Organaktivität in Ruhephasen.

Mit der Aktivierung von Sympathikus und Parasympathikus ist es wie mit einer Waage. Ist der eine Anteil aktiver, ist der andere inaktiver und umgekehrt. Beide gleichzeitig können keine Höchstleistung bringen. Was auch Sinn macht, denn sie veranlassen bei vielen Effektororganen, also bei vielen Körpersystemen wie Lunge, Herz, Drüsen etc. eine gegenteilige antagonistische Wirkung.

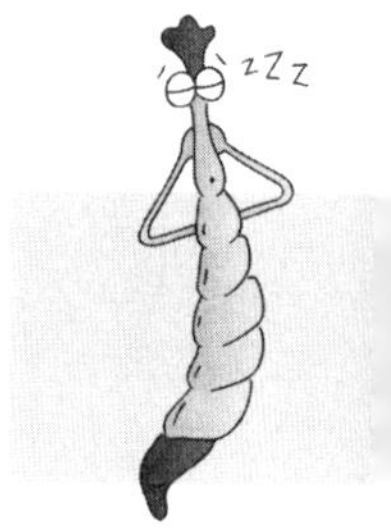

Triffst du auf einen Stressor, wird dein sympathisches Nervensystem aktiviert und vergibt Aufträge an deine einzelnen Körpersysteme. Aufträge und Informationen werden in deinem Körper über Botenstoffe weitergeleitet. An den Zielorganen selbst kommuniziert das System entweder über Noradrenalin (Transmitterstoff aus den Nervenendigungen des Sympathikus selbst an den Organen) oder mit dem dir sicherlich bekannten Botenstoff *Adrenalin*.

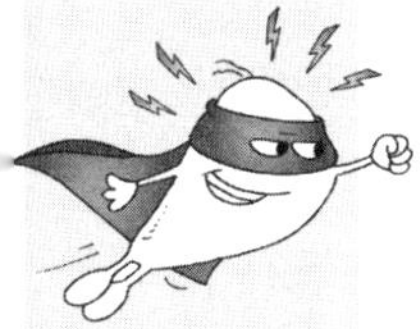

Adrenalin: Start der Stressreaktion

Als neuer wichtiger Mitspieler darf stellvertretend am Stammtisch Platz nehmen: Adrenalin, auch als Stresshormon bezeichnet.

Adrenalin wird als Hormon über die Blutbahnen im Körper verteilt, um zu den Zielorganen, Gefäßen und Muskeln zu gelangen. Die Produktionsstätte für diesen hormonellen Weg ist deine Nebenniere. Dort wird Adrenalin hergestellt und ausgeschüttet, sobald dein sympathisches Nervensystem den Auftrag dafür erteilt.

Wir treffen also auf einen Stressor, das kann ein mentaler oder physischer sein, das Gehirn registriert diesen, der Sympathikus wird aktiviert und sorgt dafür, dass Adrenalin ausgeschüttet wird und dessen Pegel im Körper ansteigt. Die Adrenalinausschüttung ist also der Start und die Basis der Stressreaktion.

Stressor
↓
Registrierung Stessor
↓
Aktivierung Sympathikus
↓
körperliche Reaktion

Ich beende die Vorstellungsrunde vorerst und kehre zurück zu unserem eigentlichen Thema: Welchen Einfluss hat die Aktivierung des vegetativen Systems, ergo des Sympathikus, und die darauffolgende Adrenalinfreisetzung bei Stress auf deine Schmerzwahrnehmung? Wenn ich dich frage, ob du denkst, dass Stress die Schmerzwahrnehmung eher dämpft oder eher verstärkt, was würdest du dann antworten? Es ist in Studien nicht final geklärt, in welchem Ausmaß Adrenalin selbst die Weiterleitung der Schadensmeldungen und so die Schmerzhöhe beeinflusst oder wie viel Anteil daran die dazugehörige Endorphinausschüttung oder unser Großhirn hat. Dieses trifft je nach stressiger Ausgangslage selbst die Entscheidung, dass Schmerz gerade keine Option ist. Ich möchte nicht zu viel vorwegnehmen, was die Einflussnahme deines Stammtischmitglieds Großhirn betrifft, dennoch ist es wichtig, bereits zu erwähnen, dass in diesem Zusammenhang das Gehirn ein wichtiger Faktor ist.

Selbst wenn die Wissenschaft noch keine definitive Erklärung hat, wer in welcher Höhe dafür zuständig ist, können wir im Alltag dennoch sehen und mit Sicherheit sagen, dass Schmerz in bestimmten Stresssituationen und in einem mit Adrenalin durchfluteten Körper nicht wahrgenommen wird. Die Nozis arbeiten also immer noch wild, aber die Weiterleitung ihrer Informationen wird entweder gehemmt oder sie werden zentral ignoriert.

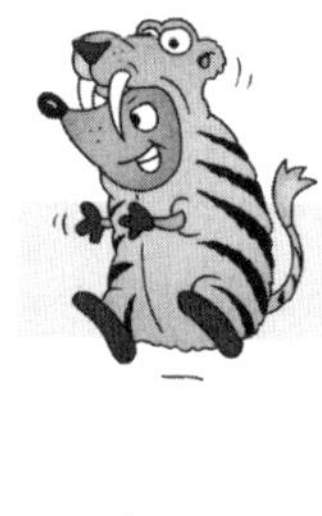

Stelle dir doch einmal vor, der Säbelzahntiger steht vor dir, und du entscheidest dich für die Option Flucht. Während du also mit Turbobeinen davonläufst, barfuß natürlich, wie es damals üblich war, trittst du auf einen spitzen Stein, der deine Fußsohle verletzt. Ohne das zahnige Monster hinter dir würdest du vielleicht kurz innehalten, den Schaden untersuchen, dein Körper würde dir Schmerzen als Signal senden, um den Fuß zu schonen, und du würdest weiterhumpeln. Mit dem Tiger im Nacken und vor der Wahl »Fuß oder Leben« bemerkst du erst, dass du dich überhaupt am Fuß verletzt hast, wenn du sicher in deiner Höhle angekommen bist und der Adrenalinspiegel so langsam wieder runtergeht.

Dein Körper setzt eben Prioritäten. Das Wohlergehen deines Fußes wird sozusagen dem Wohlergehen deines ganzen Körpers geopfert. Das Zusammentreffen mit dem Tiger hätte also in deiner Wahrnehmung deutlich schlimmere Auswirkungen, als den verletzten Fuß zu belasten. In extremen Situationen wie drohender Lebensgefahr, unmittelbar nach Verletzungen oder Unfällen sowie während entscheidender Sportereignisse kann dein Körper also einen bemerkenswerten Mechanismus aktivieren: die Schmerzfreiheit. Dieser natürliche Schutzmechanismus hilft dir, herausfordernde Momente, die sowohl mental als auch körperlich belastend sind, ohne Schmerzen zu bewältigen.

Actio und Reactio - nichts bleibt ohne Folgen

Kehren wir zu den Auswirkungen einer Stressreaktion zurück, die ich bereits detailliert beschrieben habe. Zum einen, weil ich dir das Stammtischmitglied adäquat vorstellen wollte, zum anderen aber auch, weil all diese Effekte einen Einfluss auf deinen Körper haben – Effekte, die wiederum dein Schmerzempfinden verändern können.

Fangen wir mit dem Punkt an, dass bei einer Stressreaktion das Blut in die großen Muskeln und Organe, die in diesem Moment als wichtig eingestuft werden, umverteilt wird. Das hat zur Folge, dass es in Arealen, die gerade mitten in der Wundheilung stecken und Regeneration benötigen, möglicherweise fehlt. Geringere Durchblutung, schlechtere Versorgung, schwächerer Stoffwechsel ist gleichbedeutend mit einer suboptimalen Heilung. All das erhöht die Wahrscheinlichkeit, dass Schmerz in diesem Areal länger bestehen bleibt und vielleicht sogar intensiver wird.

Du hast keine Verletzung in einem schlecht versorgten Areal? Aufgrund des schlechteren Stoffwechsels ist es trotzdem anfälliger für Belastungen. Die Chance, dass sich dort Verletzungen ereignen, ist erhöht. Deine kleinen Nozis werden also in diesem Fall schneller aktiv. In der Osteopathie ist es eine unumgängliche Regel, dass zuerst überprüft wird, ob die Ver- und Entsorgung in einem schmerzhaften Gebiet gewährleistet ist, denn ohne Durchblutung keine Heilung. Priorität Nummer eins ist es, eine perfekte Versorgungssituation zu schaffen, bevor weitere Therapieansätze einbezogen werden.

Die Umverteilung deiner Durchblutung in einer Stresssituation (vor allem in einer anhaltenden Stressphase) beeinflusst also die Arbeit der Nozizeptoren, wenn bereits eine Diskussion am Stammtisch Schmerz stattfindet, aber sie kann auch durch die verminderte Belastbarkeit der Gewebe zu einer Einberufung des Stammtischs führen.

Wir bleiben auch weiterhin bei den Auswirkungen der Umlenkung des Blutflusses zu den großen Muskeln. Neue Variante: Wenn das Blut in den großen Muskeln ist, fehlt es in den kleinen.

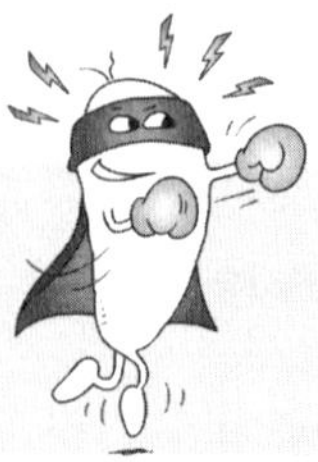

Sinnvoll? Klar, denn der Körper will entweder kämpfen und die Muskeln brauchen viel Schlagkraft, oder er will fliehen und benötigt vor allem die Schnell- und Maximalkraft der großen Muskeln. Das macht vielleicht den einen kleinen Unterschied, der das Überleben beim Zusammentreffen mit dem Säbelzahntiger sichert. Schnell und kraftvoll ist gefragt. In dieser Ausnahmesituation zählt nur die A-Note für die technischen Fähigkeiten (für alle Sportler unter uns), während die B-Note für den künstlerischen Ausdruck keine Rolle spielt. Da die kleinen, stabilisierenden und feinmotorischen Muskeln weniger durchblutet und im Fokus sind, würde diese B-Note denkbar schlecht ausfallen. Es geht um Effektivität, nicht um die Schönheit des Angriffs oder der Flucht. Für Ballettfiguren und Grazie ist der Säbelzahntiger das falsche Publikum.

Für deine Gelenke sind gut koordinierte und harmonisch ablaufende Bewegungen aber enorm wichtig, um möglichst wenig Belastung auf die einzelnen Strukturen zu bringen. Nur so können sie bis ins hohe Alter funktionsfähig bleiben. Eine gut ablaufende Biomechanik – die B-Note – schützt also das Gewebe vor Überlastung und verhindert so die Aktivierung von Nozizeptoren.

Befindest du dich im Dauerstress und deinen kleinen Feinmotorik-Muskeln fehlt die passende Versorgung, ist die Belastung für Gelenke höher. Unerwünscht erhöhte Zug-,

Scher- oder Kompressionskräfte, die zu einer drohenden Schädigung führen können, werden von den Nozizeptoren registriert. Das muskuläre Ungleichgewicht resultiert entsprechend in einer erhöhten nozizeptiven Aktivität, die ohne diesen Dauerstress nicht nötig gewesen wäre!

Lassen wir die Umverteilung des Blutes nun beiseite und konzentrieren wir uns stattdessen darauf, dass in Stresssituationen die Grundspannung, also die Anspannung der Muskulatur, ansteigt.

- »Die Anspannung ist deutlich zu spüren.«
- »Unter Spannung oder sogar Hochspannung stehen.«
- »Etwas mit Spannung erwarten.« (positiver Stress)
- Es geht übrigens noch gezielter, wenn die angespannten Muskeln an einem Ort im Körper besonders spürbar sind: »Die Deadline sitzt mir im Nacken.«

Die Grundspannung, der sogenannte Muskeltonus, wird in Stresssituationen erhöht, sodass du sofort und kraftvoll reagieren kannst, leistungsfähig und überlebensfähig bist. Genau dies brauchst du, um herausfordernde, erst recht lebensbedrohende Situationen zu bewältigen. Von der Evolution angedacht ist dies aber nur für eine kurze Zeitspanne. Kontakt Säbelzahntiger, passende Fight-or-Flight-Reaktion, Regeneration.

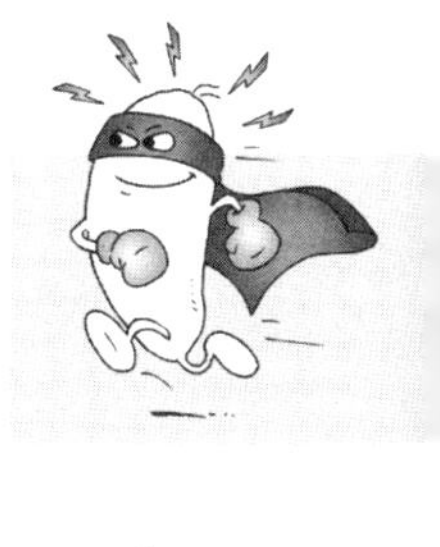

Eine dauerhafte Stresssituation mit Erhöhung der Muskelspannung ist dagegen eher schädlich. Am Beispiel Rückenmuskulatur lässt sich dies gut erklären: Die großen Rückenmuskeln überspannen einen Großteil der Wirbelsäule und sind bei Anspannung nicht nur schnell reaktionsfähig, sondern wirken zusätzlich fast noch wie ein Schutzschild für unsere Organe, unser Körperinneres und die Wirbelsäule, schön kompakt halten im Falle eines Angriffs. Wie immer eine unglaublich intelligente Herangehensweise unseres Körpers für – richtig – eine absehbar kurze Zeit.

Eine Daueranspannung, wie so häufig in der heutigen Zeit, ist so gar nicht optimal für einige Bereiche. Ich sitze regelmäßig Patienten gegenüber, bei denen ich über Monate hinweg in ihren Akten vermerke, dass ihr Stresslevel konstant am oberen Ende der Skala liegt. Ein Beispiel für die ungünstigen Auswirkungen einer Dauerspannung: Ich stelle dir kurz den Sinn und Zweck und die Funktionsweise deiner Bandscheiben vor: Diese ernähren sich, genauso wie dein Gelenkknorpel übrigens auch, durch Zug und Druck. Sie sind in ihrem Aufbau schlecht mit Gefäßen versorgt und benötigen die unterschiedlichen Belastungs- und Entlastungssituationen: Zug, um frische Flüssigkeit mit neuen Nährstoffen aufzunehmen. Druck, um Abfallprodukte und verbrauchte Materialen wieder abzugeben und für Neues bereit zu sein. Die Betonung liegt hierbei auf einer ausgewogenen *Abwechslung* von Zug und Druck. Sie brauchen beides.

Deswegen heißt es für die Bandscheiben immer: Die beste Haltung ist die nächste Haltung. Bewegung ist also gefragt. Was nicht gefragt ist, ist ständiger Druck auf sie selbst oder auf andere Gelenke oder Gewebe durch eine anhaltende Erhöhung der muskulären Grundspannung – wie eben bei Stress. Knorpelgewebe und Bandscheiben selbst haben zwar wenig Nozizeptoren, liegt aber eine Schädigung erst einmal vor, dann übernehmen dies die Nozis in der unmittelbaren Umgebung. Stress aktiviert also kontinuierlich den Sympathikus, was zu einer muskulären Daueranspannung führt. Diese wiederum beeinflusst die Versorgung deiner Bandscheiben. Ebenso wie alle anderen Gelenke in deinem Körper, die unter dem erhöhten Dauerdruck leiden.

In den letzten Jahren sind immer mehr Patienten in meine Praxis gekommen, die ihren Stress nachts über ihre Kiefermuskulatur abarbeiten. In einer belastenden Situation? Zähne zusammenbeißen und durch. Nicht nur nicht optimal für das Kiefergelenk und die Zähne, sondern die »Knirscher« unter uns laden auch Nackenprobleme ein. Versuche selbst einmal fest zuzubeißen – ohne den Nacken dabei anzuspannen. Leider nicht möglich. Wer also morgens mit Nackenschmerzen aufwacht, sollte sein Kopfkissen oder seine Schlafposition überdenken oder aber in Erwägung ziehen, dass die eigenen Kiefermuskeln eine Nachtschicht eingelegt haben.

Übrigens engt eine dauerhaft angespannte Muskulatur auch deine Blutgefäße ein und verhindert somit eine optimale Versorgung. Durch Sauerstoffmangel in einem Areal mit schlechterer Durchblutung werden unsere Nozis aktiv, denn eine Minderversorgung ist immer ein drohender Schaden. (Nozis haben ja auch chemische Rezeptoren, die solche negativen Veränderungen des Milieus melden.) Vielleicht ist dir der Begriff Triggerpunkte im Muskel schon einmal über den Weg gelaufen. Diese fiesen Punkte, die Therapeuten zielsicher treffen und damit oft einen ausstrahlenden Schmerz verursachen? Eine aktuelle Theorie ist, dass sie das Resultat einer schlechten Durchblutung an dieser Stelle im Muskel sind.

»Stress schlägt mir auf den Magen.« Oder: »Da bleibt mir die Spucke weg.« Eine Stressreaktion fährt dein Verdauungssystem herunter und vermindert nicht nur dessen Aktivität in Hinblick auf Dynamik und Bewegung (Darmperistaltik z. B.), sondern senkt auch die Ausschüttung und Produktion von Verdauungssäften.

Die genannten Aspekte haben eines gemeinsam: Die negativen Folgen treten nicht nach fünf Minuten Stress auf, sondern erst, wenn der Stress länger bestehen bleibt. Das heißt, auch hier können wir die Brücke zurück zum Thema Schmerz schlagen. Denn Schmerz ist ja nicht auf Gelenke oder Muskelgewebe reduziert, sondern auch die Nozizeptoren unserer Organe melden sich, wenn sie aktiviert werden. Magenschmerzen, Reizdarmsyndrom, Bauchschmerzen sind einige

Beispiele. Für die Magenschleimhautentzündung, fachlich bekannt als Gastritis, oder das Magengeschwür kann andauernder Stress ein Risikofaktor sein.

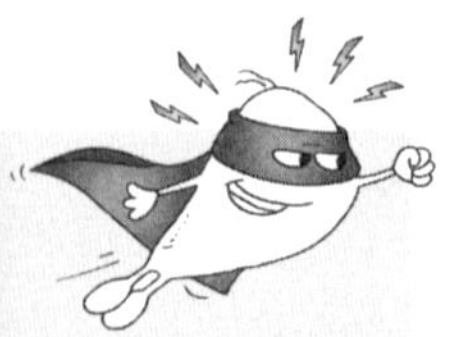

Mit reduzierter Arbeit des Verdauungssystems und der mangelhaften Nährstoffaufnahme können Schmerzen als Warnfunktion in einem völlig anderen Körperbereich entstehen oder länger bestehen bleiben, weil der Körper in der Heilung und Regeneration limitiert ist, wenn ihm die passenden Bausteine fehlen. Zurück geht das alles auf das nicht in Balance stehende vegetative Nervensystem und die Freisetzung von Adrenalin.

An dieser Stelle könnte ich wunderbar zum nächsten Stammtischmitglied Großhirn überleiten – hätte ich bis jetzt nicht unterschlagen, dass Adrenalin nicht das einzige Stresshormon deines Körpers ist. Nun ja, in der ersten Grafik zum Thema Stress hast du vielleicht bemerkt, dass zwei unterschiedliche Hormone dargestellt sind.

In unserem Beispiel »Säbelzahntiger versus Steinzeitmensch« und der beschriebenen Adrenalinausschüttung ist die Stresssituation eher kurzfristig angelegt. Tiger oder Igel im Tigerkostüm kreuzen auch nicht tagtäglich unsere Wege, zumindest nicht in unseren Breitengraden.

Wirst du mit einem Stressor konfrontiert, rauscht Adrenalin innerhalb von Millisekunden durch deine Adern. Da reicht es schon, wenn du den symbolischen Säbelzahntiger aus den Augenwinkeln heraus siehst. Drohende Gefahr? Adrenalin ist sofort einsatzbereit. Aber nicht lange danach bekommen dein Adrenalin und dein Körper Unterstützung von einem zweiten Hormon, dessen Name dir vielleicht schon geläufig ist: Cortisol. Wenn du jetzt denkst, ich kenne das Wort eher mit einem »n« am Ende, liegt dies wahrscheinlich daran, dass Medikamente mit Cortisolwirkung häufig als Cortison bezeichnet werden.

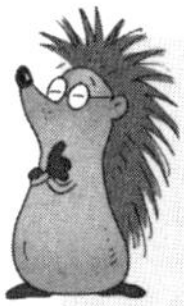

GOOD TO KNOW

Wissenschaftlich gesehen ist Cortison die inaktivierte Form des Cortisols.

Cortisol betritt die Bühne

Während Adrenalin für die kurzfristige und schnelle Reaktion zuständig ist, bekommt Cortisol seinen Auftritt, wenn du deinem subjektiven Stressfaktor länger ausgesetzt bist. Nicht, dass sie einander ablösen! Adrenalin wird weiterhin parallel ausgeschüttet, und sie bringen dich vereint in einen leistungsfähigen Zustand. Das Cortisolsystem lässt Adrenalin nicht tagelang allein arbeiten und schaut erst einmal, ob dies einen guten Job macht, sondern betritt bereits wenige Minuten nach seinem Kollegen die Bühne.

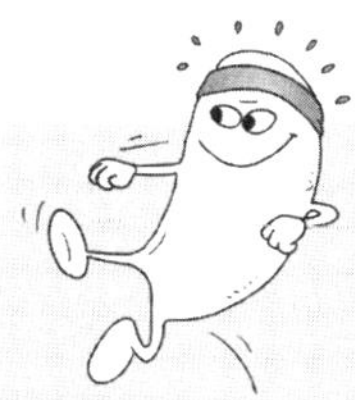

Dieser Anteil deiner Stressreaktion wird genauso wie das sympathische Nervensystem über das Gehirn (Hypothalamus) aktiviert. Allerdings erfolgt die Informationsweiterleitung nicht über die Nervenbahnen, sondern der Hypothalamus erteilt der nahe gelegenen hormonproduzierenden Drüse (Hypophyse) den Auftrag, Hormone auszuschütten. Diese Hormone gelangen dann über den Blutweg zur Nebenniere, wo letztendlich Cortisol produziert wird. Nicht wie Adrenalin im Nebennierenmark, sondern in der Nebennierenrinde. Im Körper verteilt wird es dann ebenso über den Blutweg.

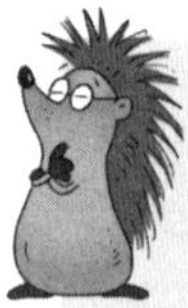

GOOD TO KNOW

Die Hypophyse ist übrigens eine nur erbsengroße Drüse in deinem Gehirn, die einen elementaren Anteil an der Regulation deines Hormonkreislaufes hat. Ob Schilddrüsen-, Geschlechtshormone, Endorphine oder vieles mehr, sie ist Produktionsstätte einiger Hormone selbst oder bildet und schüttet Hormone aus, die Drüsen in deinem Körper dazu bringen, ihre eigenen Hormone freizusetzen, wie hier im Falle der Nebenniere.

Im Großen und Ganzen hat Cortisol eine ähnliche Wirkung auf deinen Körper wie Adrenalin. Es macht dich leistungsfähig. Es sorgt dafür, dass dein Körper genügend Energie in Form von Zucker hat, es lässt den Blutdruck steigen, die Atemfrequenz erhöht sich, und deine Sinne werden geschärft. Die beschriebenen negativen Nebeneffekte von Adrenalin auf deinen Körper bleiben bei Cortisol ebenso gültig.

Ein entscheidender Unterschied ist die besondere Wirkung von Cortisol auf dein Immunsystem. Kennst du sie nicht, die Geschichten darüber? Dauerstress auf der Arbeit. Viel um die Ohren gehabt, und kaum im Urlaub, der Körper kommt zur Ruhe. Du wirst krank. Gerade wenn man sich von all dem Trubel in letzter Zeit erholen will, versagt die Gesundheit. Eine Fehlfunktion des Immunsystems? Oder besteht der dringende Verdacht, dass das Stresshormon Cortisol einen Einfluss darauf haben könnte? Richtig. Und nicht nur einen kleinen Einfluss. Cortisol hat einen eher dominanten Einfluss auf unseren Stammtischteilnehmer Immunsystem. Und welchen genau? Es hemmt auf Dauer. Punkt.

Erinnerst du dich noch an die Ansage von mir, dass eine Stressreaktion das Immunsystem nach oben und nach unten regulieren kann? Wir haben gelernt, dass der Körper, wenn er eine Verletzung erwartet, wie beim Anblick des Säbelzahntigers, das Immunsystem aktivieren kann. So wird sichergestellt, dass bereits vor einer Verletzung alles in die Wege geleitet ist, damit es sofort zu einer perfekten Immunreaktion kommen kann. Wird jedoch mehr Energie für eine anhaltende Stressreaktion benötigt, wird das Immunsystem nach unten reguliert. Genau dies bewirkt Cortisol. Es sorgt dafür, dass dein Körper das maximale Energiepotenzial zur Verfügung hat, wenn du in einem andauernden Konflikt mit einem Stressor bist. Der Energieräuber Immunsystem wird einfach deaktiviert. Für Entzündung und Wundheilung ist schlichtweg in einer stressigen Phase keine Zeit.

Beim Immunsystem haben wir gelernt, dass es lokal und global unseren Schmerz modulieren kann. Lokal war dein Immunsystem für das Anfachen einer Entzündung zuständig, die zwar der Wundheilung dienen soll, aber auch deine kleinen Nozis sensibilisiert. Diese Abläufe ändern sich, sobald Cortisol die Bühne betritt: Es hemmt die Entzündung und hat somit über die Dämpfung des Immunsystems eine Wirkung auf die Sensibilisierung der Nozizeptoren. Alle damit zusammenhängenden Vorgänge können so moduliert werden.

Auch die globalen Auswirkungen auf deinen Körper sind vielfältig: Denn mit ausgebremstem Immunsystem wirst du anfälliger für Viren, Bakterien etc. Es kann also sein, dass du in moderat stressigen Phasen in schöner Regelmäßigkeit mit tropfender Nase und Hustenattacken deinen Tag bestreitest. Wenn dein Immunsystem keine Top-Performance liefern kann, nimmt auch der Heilungsprozess einer Verletzung mehr Zeit in Anspruch. Und die Schmerzen halten länger an. Oder du steckst so in deinem stressigen Tunneldasein mit herabgefahrenem Immunsystem, dass dieses erst wieder aktiviert wird, wenn der Stress abfällt. Werden dann erst die potenziellen Angreifer bekämpft oder Entzündungsreaktionen wieder hochgefahren, sind wir in dem anfangs erwähnten Urlaubs-Krankheit-Szenario.

Das ist nicht nur negativ zu sehen. Denn zum einen ist dies eine gut durchdachte Strategie deines Körpers, um Energie für überlebenswichtige Funktionen zu reservieren. Bedenke, dass dein Körper nicht für Dauerstress konzipiert wurde. Zum anderen sind auch Verletzungen Stress für deinen Körper, und eine Cortisolausschüttung ist die logische Folge, die dir helfen kann, die zur Heilung ausgelösten Entzündungsreaktionen in einer perfekten Balance zu halten.

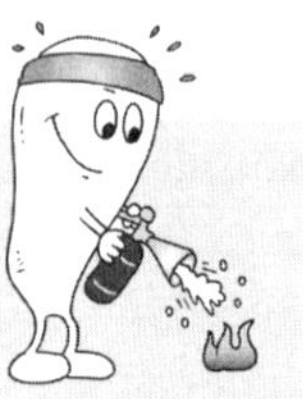

Im Übrigen macht sich die Medizin genau diese Wirkung des Cortisols zunutze. Es ist die Wunderwaffe, um Entzündungen und *überschüssige* Immunreaktionen in den Griff zu bekommen. Ob bei Hautausschlägen, überschießenden Entzündungen in Gelenken, allergischen Reaktionen, rheumatischen Erkrankungen, Asthma – Cortisol ist ein häufiger Bestandteil der medizinischen Versorgung. Gerade wenn das Immunsystem Auslöser von Schmerz ist wie bei Autoimmunerkrankungen beschrieben. Seinen »schlechten Ruf« hat es bei vielen, weil die Einnahme von Cortisol mit Nebenwirkungen einhergehen kann.

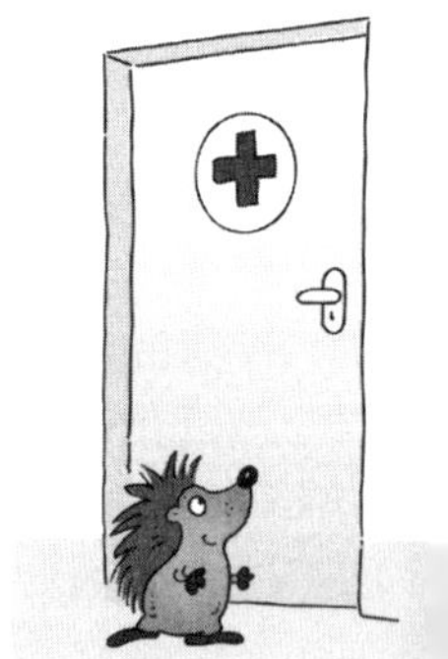

Wie immer gilt: alles in Maßen und gerade im Fall einer Cortisol-Einnahme unter gezielter Beratung.

Um vielleicht noch etwas klarzustellen: Cortisol wird nicht nur bei einer Stressreaktion in deinem Körper ausgeschüttet.

Chronobiologie des Cortisols

Es wird einem gewissen Tagesrhythmus, einer Chronobiologie folgend freigesetzt, da es deine Leistungsfähigkeit im Tagesverlauf reguliert. Das Cortisol-Hoch gibt es zum Guten-Morgen-Peak, der circa 30 Minuten nach dem Aufwachen stattfindet (leider eher nach deinem Rhythmus ausgerichtet und nicht nach den oft unnatürlichen Weckzeiten). Damit hast du genügend Energie, um den Aufgaben des Tages zu begegnen. Im Laufe des Tages flacht der Cortisolspiegel ab und hat gegen Mitternacht oft seinen Tiefpunkt, denn diese Uhrzeit ist, wenn auch so von vielen Menschen nicht mehr praktiziert, normalerweise für Schlaf und Regeneration bestimmt. Es schläft sich also schlecht mit einem hohen Cortisolspiegel? Der unruhige Schlaf in stressigen Zeiten hat eine weitere Erklärung bekommen.

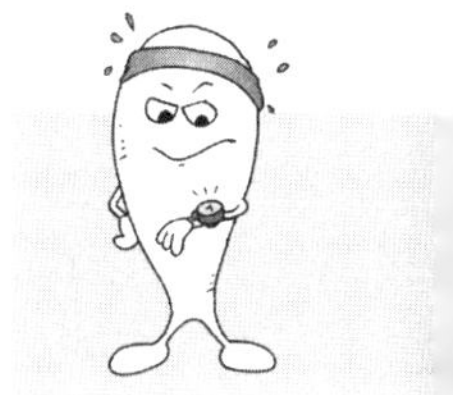

Moment! Was habe ich da eben erwähnt mit dem Tagesrhythmus? Also zum Schwanken des selbst produzierten Cortisolspiegels? Wenn Cortisol entzündungshemmend wirkt und Entzündungen normalerweise die Schmerzwahrnehmung erhöhen, dann erklärt auch dieses Auf und Ab deines Stresshormons, warum sich die Schmerzintensität im Tagesverlauf verändern kann, ohne dass es einen scheinbaren Grund von außen gibt. Denn der Grund liegt in dir selbst und hat nichts mit den Ursachen für deine Schmerzen zu tun, sondern mit der Aktivität deiner modulierenden Stammtischteilnehmenden.

Freund oder Feind? Jedes Hormon, jeder Botenstoff in deinem Körper hat eine Aufgabe. Wird es aktiviert und zur Arbeit gerufen, erledigt oder steuert es Vorgänge, die für deine bestmögliche Existenz wichtig sind. Aber wie so oft im Leben: Zu wenig ist nicht gut, zu viel aber auch nicht. Wenn wir also selbst kein Gleichgewicht zwischen Belastung und Regeneration halten, können wir es unserem Körper nicht verübeln, wenn er unseren Anweisungen folgt und ebenso kein ordentliches Cortisol-Gleichgewicht in unserem Körper halten kann.

Stressreaktion: Check ✓
Wichtigste Mitspieler Adrenalin und Cortisol: Check ✓
Auswirkungen der Stresshormone auf deine Schmerzwahrnehmung: Check ✓

Noch ein Gedanke sei hier erlaubt, auch wenn der dazugehörige Stammtischteilnehmer erst später besprochen wird. Wer das Inhaltsverzeichnis überflogen hat, dem ist vielleicht das Kapitel Glückshormone aufgefallen. Sobald diese sich zur Stammtischrunde gesellen, werden wir uns genauer damit beschäftigen, wo diese hergestellt und wann und warum diese freigesetzt werden. Eines sei an dieser Stelle vorweggenommen: Der erfolgreiche Abschluss einer Stressreaktion beeinflusst ihre Freisetzung.

Du hast den Säbelzahntiger erlegt, die Fahrprüfung bestanden, eine neue körperliche Fähigkeit erlernt, eine fordernde Aufgabe oder Situation gemeistert und bist stolz auf deinen Erfolg? Was bekommst du dann für deinen mutigen Einsatz? Eine Belohnung. Und nicht nur in Form deines Lebens (keine Säbelzahntigermahlzeit), des Führerscheindokuments oder der selbst gewählten Belohnung in Form von Schokolade oder Wein. Nein, dein Körper feiert deinen Erfolg mit seinen eigenen Möglichkeiten: Er schüttet Glückshormone aus, die dich in ein Stimmungshoch bringen und dazu motivieren, dich auch beim nächsten Mal der Herausforderung zu stellen. Das bedeutet: Stress ist auch eng verbunden mit dem Stammtischmitglied, das für all die Glückshormone später am Stammtisch Platz nehmen wird und in Bezug auf deine Schmerzwahrnehmung noch viel zu sagen hat.

Dann ist der Versuch, jeglichen Stress zu vermeiden, nicht immer wünschenswert, weil wir ja dann auch wichtige Glückshormone verpassen? Nehmen wir einmal, was Stress betrifft, eine andere Perspektive ein.

Cortisol: Stress und Gedächtnis

Eine Sichtweise auf Stress ist folgende: *Stress* hatte das Fachbuch Pschyrembel als Reaktionen des Organismus auf physische oder psychische Beanspruchung durch Stressoren bezeichnet. Genau diese Reaktionen bewirken aber auch Folgendes: Sie geben dir *das Potenzial zur Bewältigung besonderer Anforderungen.* Stress kann also Weiterentwicklung, Ausbau deiner eigenen Fähigkeiten oder auch Vergrößerung deiner eigenen Komfortzone bedeuten.

Die Konfrontation mit einem Stressor und die daraus resultierende Stressreaktion unterstützen dich bei deinen Lernprozessen, egal, ob es ums Erlernen von körperlichen oder mentalen Fähigkeiten geht. Du wirst in deiner Weiterentwicklung immer wieder auf Situationen treffen, in denen eine Herausforderung eine Stressreaktion hervorruft. Diese sorgt aber für eine erhöhte Leistungsfähigkeit, die dir dabei hilft, diese zu bewältigen. Hast du die Herausforderung gemeistert, löst eine analoge Situation beim nächsten Mal schon weniger Stresshormone aus und irgendwann gar keine mehr. Komfortzone und Kompetenzen erfolgreich erweitert. Sowohl mental als auch körperlich.

Autofahren, erste Fahrstunde? Die Pulskontrolle zeigt, dass eine gewisse Anzahl von Stresshormonen gerade deinen Körper durchfluten. Je nachdem, ob du vorher schon heimlich auf dem Parkplatz geübt hast oder du das erste Mal hinter dem Steuer sitzt, variiert dies natürlich. Du benötigst eine erhöhte Wachsamkeit und schnelle Reaktionsfähigkeit sowie geschärfte Augen und Ohren für deine ersten

Fahrversuche. Im Verkehr hauptverantwortlich den Überblick zu behalten, den genauen Punkt zu finden, bei dem das Auto beim Anfahren keinen Hüpfer macht und beim Rückwärtseinparken nicht die Felge am Bordstein landet, erscheint am Anfang des Lernprozesses nicht einfach.

Und jetzt? Bei mir beispielsweise nach über 25 Jahren Autofahren? Kennst du den Effekt, dass du eine bekannte Distanz von A nach B gefahren bist und dich am Ankunftsort gefragt hast, wie du dort gelandet bist? So als wäre die Fahrt automatisiert abgelaufen? (Trotz 0,0 Promille versteht sich!) Autofahren entwickelt sich für die meisten mit der Übung von einer »Bewältigung besonderer Anforderungen« zu einer alltäglichen Tätigkeit, der wir kaum mehr Beachtung schenken. Trotzdem hat uns unsere Stressreaktion am Anfang geholfen, schneller, sicherer und nachhaltiger die Mechanismen des Autofahrens zu verstehen und diese umzusetzen.

Bleibt Autofahren für alle Ewigkeiten eine relativ entspannte Aufgabe? Kommt auf die Umstände an. Setzt man die Autofahrerin aus einem kleinen fränkischen Dorf auf einmal mitten in die Münchner Großstadt, kann es schon sein, dass der Puls bei den ersten Fahrten nach oben schnellt. Zu Recht, denn der Unterschied zwischen einer einsamen Landstraße und einer dreispurigen Kreuzung erfordert ein neues Lernprogramm. Der Wechsel auf die linke Fahrbahn in England war beim ersten Mal ein ebenso aufregendes, »stressiges« Erlebnis.

Die Stressreaktion befähigt dich also, dich in deinen Fähigkeiten weiterzuentwickeln. Wenn du dich also regelmäßig moderaten Stresssituationen aussetzt und diese erfolgreich bewältigst, erweiterst du deine Komfortzone.

Was dies mit deinen Schmerzen zu tun hat? Beim nächsten Treffen auf die gleiche Situation werden so weniger Stresshormone ausgeschüttet. Und die negativen Auswirkungen auf die Schmerzwahrnehmung finden vermindert oder gar nicht mehr statt. Es stresst dich vielleicht auch, wenn du dich wieder mit dem eigenen Schmerz auseinandersetzen musst. Keine Lust auf Training? Angst und Skepsis vor dem ersten Coachingtermin oder einer psychotherapeutischen Beratung? Natürlich kannst du dem Stress ausweichen, indem du einfach keinen Termin vereinbarst, aber dann verpasst du auch all die Möglichkeiten, dich weiterzuentwickeln: Während eines Coachingtermins z. B. kannst du einen besseren Umgang mit deinen Schmerzen erlernen. Du schaffst es nicht, dies alles noch in den überfüllten Alltag zu packen? Ignorieren und verdrängen ist doch so viel schöner, solange es irgendwie geht?

Betrachte es doch folgendermaßen:

- *Perspektive:* Betrachte die Situation aus einem anderen Blickwinkel.
- *Erkennen von Stress:* Wenn du bemerkst, dass das Thema Schmerz dir Stress bereitet, ist dies ein wichtiges Signal.
- *Startpunkt:* Betrachte diesen Stress als Ausgangspunkt.
- *Möglichkeit zur Verbesserung:* Nach dem Überwinden dieser stressigen Situation hast du die Chance, eine Verbesserung in deinem Leben zu erfahren.

Stress in der richtigen Dosierung

Ein Hoch auf den Stress also! Mit dem überdeutlichen Zusatz: Stress in der richtigen Dosierung! Es gilt auch hier: das richtige Maß!

Ist positiver Stress – *Eustress* – wirklich positiv und negativer Stress – *Disstress* – wirklich negativ? Einfach nur eine Einstellungssache? Und wo verdammt ist denn da der Unterschied? Wie du eine Situation bewertest, beeinflusst natürlich, wie deine Stressreaktion ausfällt. Ich möchte hier nicht zu weit ins nächste Kapitel vorgreifen, in dem wir uns genauer die kognitive, gedankliche Verarbeitung von Schmerzreizen anschauen, aber wie dein Gehirn etwas interpretiert, hat Einfluss auf deinen Schmerz.

An dieser Stelle ein Beispiel zum Unterschied Eustress und Disstress.

Unser Herr Fischer steht kurz vor der Deadline eines Projekts. Wie den meisten bekannt sein sollte, kann das gemeinhin auf zweierlei Art ausgehen.

- *Eustress:* Im ersten Szenario arbeitet er mit seinen Lieblingskollegen hochmotiviert daran, das Projekt rechtzeitig fertigzustellen. Er freut sich, weil er stolz auf das Endprodukt ist und gespannt darauf wartet, dass es auf den Markt kommt. Seine Kollegen und er motivieren sich gegenseitig, machen zwar Überstunden, aber der mitgebrachte Kuchen eines Kollegen verhilft zum kurzfristigen, nötigen Energieschub. Zusammen kämpft man gegen die Zeit, macht zwischendurch auch einmal Witze und gibt Gas. Der Chef ist überaus dankbar für den Einsatz und honoriert, dass das Team alles gibt. Stressig ist diese Zeit vor der Deadline allemal, aber es ist eine andere Art von Stress, als wenn …
- *Disstress:* … Herr Fischer den Sinn des Projekts nicht wirklich sieht. Er findet das Ergebnis nicht erstrebenswert, hat keine Freude daran und glaubt nicht an den Erfolg des Produkts. Zudem arbeitet er mit Kollegen zusammen, die so gar nicht auf seiner Wellenlänge liegen. Der Chef schaut mit Argusaugen auf die Arbeit, und sollte das Produkt am Ende nicht funktionieren, wird es wohl an den Mitarbeitern liegen.

Stress hat Herr Fischer in beiden Situationen. Die Auswirkungen sind allerdings verschieden, denn es macht einen Unterschied, ob der Stress von Glückshormonen, Lachen und einem erstrebenswerten Ziel begleitet wird oder von Angst und der Frage nach der Sinnhaftigkeit des eigenen Tuns.

Also ist positiver Stress gleich positiv? So rechtfertigen auch viele meiner Patienten die dauerhafte Überlastung, weil es »im Grunde ja Spaß« macht, was sie tun, und ich komme nicht umhin, oft ähnlich zu argumentieren. Auf Dauer gesehen lassen sich aber auch die Auswirkungen von positivem Stress für deinen Körper nicht schönreden, denn die damit einhergehende Anspannung und fehlende Regeneration hinterlässt bei noch so positivem Mindset stets ihre Spuren. Wenn du dich über Herausforderungen weiterentwickeln möchtest, ist Eustress genau richtig – für eine *begrenzte und gesunde* Zeit.

Faktenanalyse

1. Das vegetative Nervensystem steuert die Balance zwischen Leistungsfähigkeit (Sympathikus) und Regeneration (Parasympathikus).
2. Durch eine Stressreaktion werden körperliche Vorgänge ausgelöst, die einen Einfluss auf den Versorgungszustand und auf die Belastbarkeit deines Gewebes haben.
3. Dauerstress dämpft die Arbeit deines Immunsystems.
4. Dauerstress limitiert die Wundheilung und Regeneration.
5. Kurzfristige Stresssituationen können als Lernprozesse positiv genutzt werden.
6. Schmerz selbst kann ein stressauslösender Faktor sein.

»Da beißt sich die Katze in den Schwanz« ist eine nette Umschreibung für die nun folgende Überlegung. Sich in einem Teufelskreis befinden wäre eine ähnliche Umschreibung.

Wie du inzwischen weißt, beeinflusst Stress Schmerz

negativ. Zugleich kann Schmerz, vor allem chronischer Schmerz, auch selbst zum stressauslösenden Faktor werden. Die Frage ist: An welcher Stelle kannst du am besten modulierend einwirken? Im Folgenden einige Vorschläge, um den Stammtischteilnehmer Stress auszugleichen.

Und nun? Was kannst du tun?

Ernährung

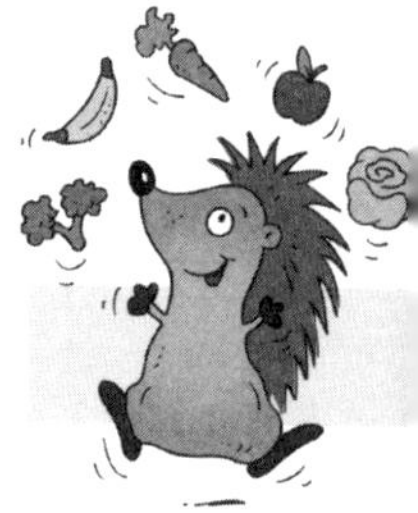

Einmal abgesehen davon, dass gesunde Ernährung nie schadet, zähle ich hier einige Ideen auf, wie du mit deiner Ernährung direkt einen Einfluss nehmen kannst auf deine Stressachse. Stichwort Nervennahrung. Damit meine ich jetzt nicht Süßigkeiten wie etwa Schokolade. Zucker ist die einfachste und schnellste verfügbare Energieform, und deshalb verlangt dein Körper in Stresssituationen auch häufig danach, um sofort leistungsfähig zu sein. Allerdings würde ich Süßigkeiten nicht als Nervennahrung empfehlen, denn die Wirkung ist nur kurzfristig, und zu viel Zucker kann Entzündungsvorgänge im Körper begünstigen. Wie kannst du mit deiner Ernährung also dein Stresslevel beeinflussen?

In Ruhe eine Tasse Tee trinken? Lavendel, Melisse, Hopfen? Die Wissenschaft schreibt zwar eher dem Geruch eine beruhigende Wirkung zu, aber Hauptsache, es hat einen Effekt. Auch Baldrian wird seit Jahrhunderten als pflanzliches Mittel zur Entspannung eingesetzt. Und dann: nicht was isst du, sondern wie? Allein langsames, bewusstes Kauen aktiviert deinen Parasympathikus, weil dein Körper damit signalisiert bekommt, dass Verdauung jetzt auf dem Arbeitsplan steht. Die Brezel zwischen Tür und Angel streiche bitte aus deinen Gewohnheiten, wenn du einen stressreduzierenden Effekt haben möchtest.

Was macht dich unruhig? Kaffee, Alkohol, Energiedrinks? Zumindest gegen Abend sollten diese Produkte von deiner Liste gestrichen werden, um deinen Schlaf nicht zu stören. Sie sollten aber auch nicht das Erste sein, was du morgens zu dir nimmst.

Allgemein tauchen in Ratgebern zur Stressreduktion immer B-Vitamine, Vitamin C, Magnesium, Kalzium und Omega-3-reiche Lebensmittel auf, die dich durchaus unterstützen können. Zucker, Koffein und ungesunde Fette sind dagegen Nahrungsmittel, die direkt oder indirekt einen negativen Einfluss auf deinen Cortisolspiegel haben.

Da wissenschaftliche Artikel zu den einzelnen Lebensmitteln aber noch ungenügend sind, nimm bei Bedarf eine Ernährungsberatung in Anspruch, die dich in diesem Bereich kompetent beraten wird.

Bewegung

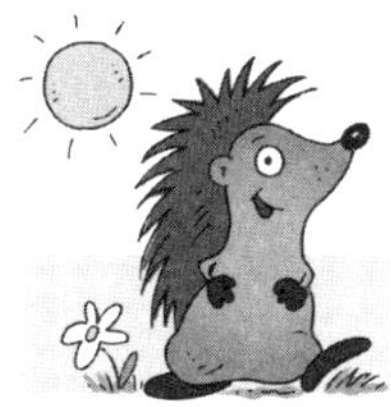

Bei unserem Zusammentreffen mit dem Säbelzahntiger war die logische Reaktion auf das Fellbündel Flucht oder Kampf. Beide haben eines gemeinsam: Du bewegst dich dabei.

Die einfachste, effektivste und passendste Art, um deine Stresshormone wieder auf ein normales Level zu bringen, ist Bewegung. Dabei werden sowohl Adrenalin als auch Cortisol abgebaut. Nicht im Wettkampfmodus oder durch einen Marathon oder zu viel oder zu hartes Training, denn diese Art von Bewegung erhöht eher die Ausschüttung deiner Stresshormone. Wieder mal Zeit für: »Alles-in-Maßen«-Fred.

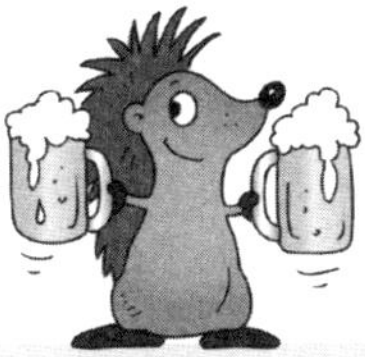

Meistens kommt auf meine Empfehlung, mit Bewegung Stress abzubauen, die Antwort, dass die Zeit oder die Energie dafür fehle. Beides sind gute und berechtigte Argumente. Oft habe ich zusätzlich das Gefühl, dass mein Gegenüber schon gestresst ist, wenn er oder sie nur daran denkt, in den straffen Zeitplan des Tages auch noch eine Sporteinheit unterbringen zu müssen. Oder beim Gedanken daran, die herbeigesehnte Couch zu verlassen, wenn diese gerade noch erreicht wurde nach einem Tag, der einen völlig energielos hinterlassen hat.

Mein Rat: Mache Baby-Steps. YouTube ist voll mit kostenlosen Videos, die dir dabei helfen können, dein Level an Stresshormonen zu regulieren. Die Videos fangen bei fünf Minuten an. Es kann mir keiner erzählen, dass dafür keine Zeit ist. Es gibt Videos zu Übungen direkt im Büro, nach dem Aufwachen, vor dem Schlafengehen, für zwischendurch. Und wer sagt, dass nicht auch in der Mittagspause ein bisschen Bewegung draußen möglich ist? Muss der Arbeitsweg komplett mit dem Auto zurückgelegt werden? (Damit meine ich nicht umwelttechnisch die öffentlichen Verkehrsmittel, denn die sind häufig eine Stressquelle für sich.)

Du brauchst einen »Partner in Crime«? Melde dich zu einem Kurs an. Einen fixen Plan? Routine? Flexibilität? Boxsack? Yogamatte? Laufschuhe? Klettergurt? Fitness-Uhr oder App? Freie Auswahl!

Ein weiterer Aspekt, den du bei der Auswahl der Bewegung beachten kannst, ist, dass gerade monotone Bewegungen und Wiederholungen einen positiven Einfluss auf die Aktivierung des Parasympathikus haben. Keine koordinativ komplexe, mental fordernde Übungsauswahl, sondern stetig gleiche Abläufe, um noch bewusster zu entspannen. Fahrradfahren, Laufen, Spazierengehen, Übungsfolgen aus dem Yin Yoga oder Qigong.

Egal ob du durch körperliche Aktivität deine Stresshormone abbauen oder durch kurze Einheiten mit Meditation, Stretching und Achtsamkeitsübungen deinen Parasympathikus aktivieren möchtest, um die Waage deines vegetativen Nervensystems ins Gleichgewicht zu bringen – es verschafft deinem Körper mehr Balance in seiner Stressachse.

Meditation

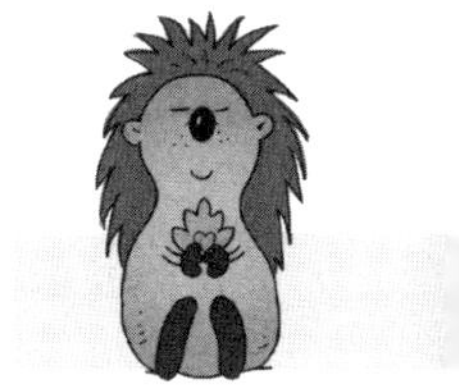

Und da wären wir schon beim nächsten Vorschlag. Eine kleine Meditation oder Achtsamkeitsübungen zwischendurch – all dies gibt deinem Parasympathikus die Möglichkeit, aktiv zu werden und seinen Gegenspieler wieder ins rechte Lot zu bringen.

Meditation ist so gar nicht dein Fall? Verständlich, denn auch ich habe früher gedacht: »Im Leben nicht!« Da habe ich Stresshormone lieber über Bewegung abgebaut, als 20 Minuten meiner Zeit dafür zu nutzen, »sinnlos« in der Gegend herumzusitzen und nervös auf das Ende der Meditation zu warten. Kurzum: Meditation war für mich ein eher stressauslösender Faktor. Wie du dir jetzt denken kannst, hat sich dies im Laufe meines Alterungsprozesses verändert, und mittlerweile baue ich sie regelmäßig in meinen Alltag ein, um Kopf und Körper zwischendurch zur Ruhe zu bringen. Ich genieße alle positiven Auswirkungen, die eine Meditation mit sich bringt. Deshalb hier vielleicht eine kleine Hilfestellung: Meditation bedeutet nicht, stundenlang in einer Position zu verharren und an nichts zu denken. Meditation ist genauso vielfältig, wie es verschiedene Sportarten sein können. Ob mit oder ohne Hintergrundmusik, angeleitet oder frei, im Sitzen oder Liegen, auf gewisse Themen ausgerichtet, mit Mantras oder in absoluter Stille. Mantras haben durch ihre Monotonie übrigens eine ebenso ausgleichende Wirkung wie die sich wiederholenden Bewegungen.

Und wenn du Bewegung und Meditation verbinden willst? Dann gibt es großartige Gehmeditationen, die du ausprobieren kannst. Probiere einfach die unterschiedlichen Möglichkeiten aus. Übrigens gilt auch bei Meditation: Langsam damit beginnen, zuerst nur kurze Zeiteinheiten, und sobald du dich damit wohlfühlst, kannst du es steigern.

Du stellst fest, nope ... definitiv gar nichts für mich? Und außerdem nützt mir Meditation im akuten Falle nichts, wenn ich gerade wieder mit dem Stressor Verkehr, Chef, ellenlangen To-do-Listen oder meinem hormongesteuerten Nachkömmling konfrontiert bin? Dein Gehirn spielt Pingpong mit all den Aufgaben, die dir durch den Kopf schwirren und dir vorkommen, als wären sie nicht zu bewältigen?

Achtsamkeit

Dann versuche doch beim nächsten Mal eine Form des Ausgleiches, die dich maximal 30 bis 60 Sekunden kostet. (Du kannst es natürlich jederzeit verlängern und bist von mir selbstverständlich dazu eingeladen, es sofort auszuprobieren! Auch wenn dich das Lesen des Buches hoffentlich nicht stresst.)

Wähle einen deiner Sinne, Hören, Riechen, Fühlen oder Sehen, und fokussiere dich ausschließlich auf diesen. Du wählst Hören? Dann schließe die Augen und konzentriere dich gezielt auf all die Informationen, die dir dieser Sinn allein bietet. Was hörst du? Direkt in deiner Nähe? Draußen auf der Straße? Im Nachbarzimmer? Deinen eigenen Atem?

Fühlen gewählt? Dann nimm einen beliebigen Gegenstand, schließe die Augen, ertaste ihn ... die Konsistenz, die Temperatur, die Form. Oder nimm den eigenen Körper wahr und lenke deinen Fokus auf die Rezeptoren in deinen Füßen, die dir Informationen darüber liefern, wie diese gerade auf dem Boden stehen.

Sehen? Form, Farben, Konturen, Schattenwurf, Entfernung. Konzept verstanden?

Noch weniger Ausrede, dass du keine Zeit dafür hast! Denn dafür benötigst du weder viel Zeit noch einen bestimmten Raum noch Vorbereitung – einfach nur dich selbst. Der kurze Moment nach einem Meeting mit dem cholerischen Kollegen, sogar während dein pubertierender Nachkömmling noch vor dir steht, in der U-Bahn. (Vielleicht solltest du dort nicht den Geruch wählen ...) Du kannst auch auf andere Weise Achtsamkeitsmomente in deinen Alltag integrieren, indem du deine Aufmerksamkeit ganz bewusst auf die Tätigkeit lenkst, die du gerade machst. Dein erster Kaffee oder Tee am Morgen? Stürze ihn nicht einfach runter, sondern trinke ihn ohne Ablenkungen (Handy und Co.) ganz bewusst Schluck für Schluck und registriere, was du schmeckst und riechst.

Für mentalen Stress ist dies ein effektiver Ansatz und wirkt durch die Fokussierung auf nur eine Informationsquelle der täglichen Reizüberflutung entgegen. Eine hervorragende Möglichkeit, dein parasympathisches System zu unterstützen.

Atemübungen

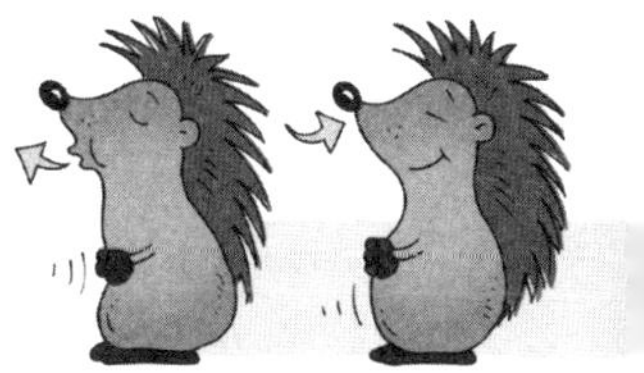

Dies kannst du sogar mit den oben genannten Vorschlägen kombinieren. Ob du während einer Meditation den Fokus auf deine Atmung legst oder achtsam mit geschlossenen Augen deinem Atem nachspürst, wohin er fließt, wie er durch die Nase ein- und ausströmt. Alles ist hilfreich, um dem Stammtischteilnehmer Stress bei der Regulation seiner Hormone zu helfen.

Auch die bewusste Steuerung deiner Atmung hat einen Einfluss. In einer Stressreaktion sorgen deine Stresshormone dafür, dass sich deine Atmung beschleunigt, damit du genügend Sauerstoff zur Verfügung hast, um zu rennen oder zu kämpfen. Eine bewusste, ruhige Atemübung beeinflusst deine sympathische Aktivität.

Aktivierst du deinen Parasympathikus, stellt sich dein Körper auf Regeneration ein. Als Beispiel hierfür kannst du, gerne auch jetzt sofort, eine Atemübung versuchen, die genau diesen Effekt erzielt. »Verlängerte Ausatmung« nennt sich diese, und sie folgt folgendem Konzept: Atme entspannt über vier Sekunden ein und dann ruhig über acht Sekunden gleichmäßig langsam aus. Die Übung soll dich nicht anstrengen, und du kannst sie anfangs gerne erst mit 3/6 Sekunden versuchen. Klappt? Dann baue noch folgenden Zwischenschritt ein: vier Sekunden einatmen, vier Sekunden Luft anhalten, acht Sekunden ausatmen.

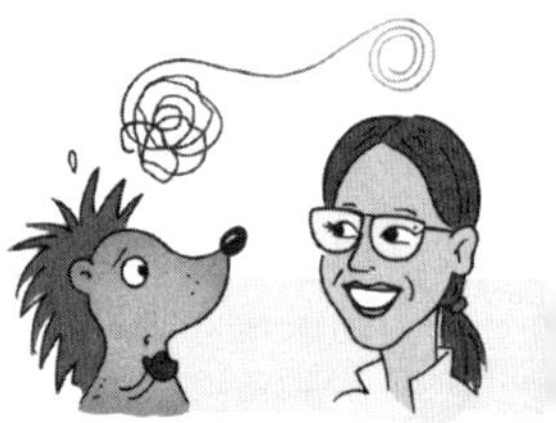

Coaching/Psychotherapie

Coaching oder eine psychologische Beratung ist für so viele Stammtischbrüder hilfreich, im Bereich Stress und dem Umgang mit diesem sogar äußerst effektiv. Dazu gehört: Coping-Strategien erarbeiten, analysieren, welche Trigger überhaupt bestehen und warum sich diese in deinem Leben manifestiert haben. Was bringt dich auf die Palme? Und warum? Und wie viel hat es mit deinem Gegenüber und wie viel mit dir selbst zu tun? Welche Knöpfe hast du, die dich von Null auf Hundert bringen, wenn sie gedrückt werden?

Ich empfehle meinen Patienten oft, lieber einmal eine Fachfrau oder einen Fachmann dafür heranzuziehen, um ein passendes Übungsprogramm zu erstellen. Nicht nur für den physischen, sondern auch für den psychischen Bereich deines Körpers gilt: Alles ist viel schneller und effektiver mit Unterstützung.

Denn Stressquellen lassen sich nicht immer einfach ausschalten. Das beliebte Wortspiel »Love it – change it – or leave it« ist nicht immer einfach in der Umsetzung. Denn »love it«, also die Herausforderung, es zu lieben und in Eustress umzuwandeln, oder »leave it«, also dem Ganzen aus dem Weg zu gehen, ist nicht immer möglich. Bleibt das »change it«. Entweder kannst du die Situation an sich verändern, oder du veränderst deine Einstellung dazu, etwa mithilfe eines Coachings. »Stressquellen lassen sich nicht einfach ausschalten, wir können aber den Umgang mit ihnen zu unseren Gunsten verbessern«, sagt der Ingenieur, Ökonom und Autor Siegfried Santura.

Da Studien unterstreichen, dass auch frühkindliche Traumata und Einflüsse die Stressverarbeitung und Schmerzwahrnehmung im weiteren Leben beeinflussen, ist es hilfreich, auch diese mit professioneller Hilfe aufzuarbeiten. Ich werde das Thema später im Kapitel Epigenetik nochmals aufgreifen.

Wie ist dein Umgang mit Schmerz? Welche Trigger hast du? Was sind deine Handlungsstrategien? Wie gestaltet sich dein Leben gerade? Was sind für dich positive und negative Einflüsse? Wie gehst du mit ihnen um? Was sind erkannte und unbekannte Stressoren für dich? Gehe diesen Fragen mithilfe einer qualifizierten Person auf den Grund.

Die Rolle einer guten psychologischen Betreuung, die in die Tiefe geht und Problemfelder aufdeckt, ist gerade für chronische Schmerzpatienten extrem wertvoll und einflussreich. Aber auch bei akutem Schmerz, der vielleicht durch ein Trauma ausgelöst wurde, ist es von Bedeutung, dass dieses erkannt und aufgearbeitet wird. Andernfalls können sich im Gehirn Verknüpfungen bilden, die dazu führen, dass du Schmerzen wahrnimmst, sollten dich Reize treffen, die das abgespeicherte Trauma triggern.

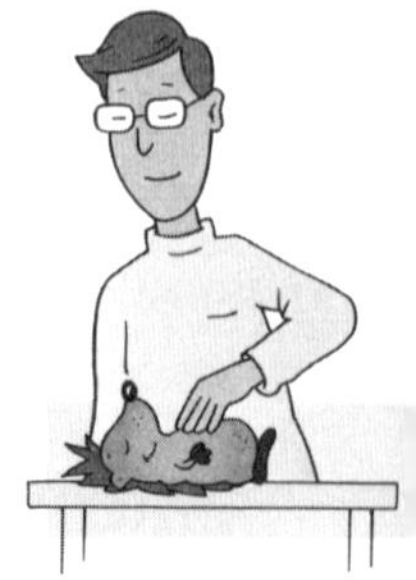

Therapie

Natürlich dürfen wir Therapeuten in unserer Aufzählung nicht vergessen. Cranio-Sacral-Therapie, sanfte Massagen, Atemtherapie, progressive Muskelentspannung nach Jacobson und viele mehr. Viele der Techniken eignen sich, um den Sympathikus herabzufahren und den Parasympathikus zu aktivieren.

Und manchmal sind wir auch einfach der Ort, an dem der Patient einmal abschalten kann. Ich denke gern an die Worte eines Patienten zurück, der zwar wegen meiner therapeutischen Fähigkeiten und deren positiven Effekte einen Termin vereinbart hatte, aber auch zugab, dass dieser Termin ihm die Möglichkeit bietet, für 60 Minuten dem Alltag und dem Job zu entfliehen.

Massagen mit beruhigenden Düften zu kombinieren, ist ein Ansatz nach dem Motto: Doppelt hält besser. Entspannender Effekt über den Duftstoff und gleichzeitig durch die Massage.

Während der Therapie wird der Rücken-, Knie- oder Kopfschmerz erfolgreich behandelt? Dann wird auch automatisch der Stress für deinen Körper reduziert, da der dich stressende Faktor durch die Therapie verbessert wird.

Schlaf

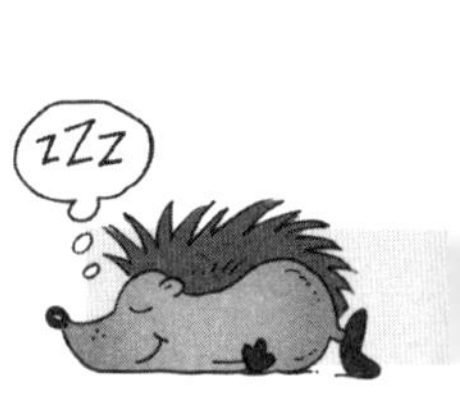

Oh, die Grafik allein lädt doch schon zu einem Nickerchen ein! Und siehst du, wie glücklich Fred lächelt? So ein Zustand ist doch erstrebenswert. Es ist sicherlich auch für dich leicht nachvollziehbar, dass der beste parasympathische Zustand ein entspannter Schlaf ist und damit das beste Gegengewicht zur sympathischen Aktivität. Denn im

Schlaf kommt nicht nur die Produktion von Stresshormonen zur Ruhe, sondern das Immunsystem erhält auch die nötige Zeit und Energie, um seine essenzielle Arbeit zu verrichten. Zudem erreichen Regeneration und der Aufbau von Reserven ihren Höhepunkt.

Dem natürlichen Rhythmus zu folgen und, wenn möglich, nicht bis spät in die Nacht zu arbeiten – ich entschuldige mich an dieser Stelle bei all jenen, die im Schichtdienst arbeiten oder gerade ein Kleinkind zu Hause haben – trägt dazu bei, das Wohlbefinden zu fördern. Und ja, es ist nicht einfach, mit einem überaktiven Sympathikus umzugehen, insbesondere wenn ein Übermaß an Stresshormonen durch deinen Körper strömt. Diese Hormone hindern dich schlichtweg am Schlafen, weil sie dich in einem aktiven Zustand halten. Dann ist es oftmals notwendig, vorher dein parasympathisches System mit Meditation oder Atemübungen zu fördern oder ein paar der Stresshormone über Bewegung abzubauen. Pflanzliche Hilfsmittel sind auch eine Option, um dir dabei zu helfen.

Soziale Interaktion

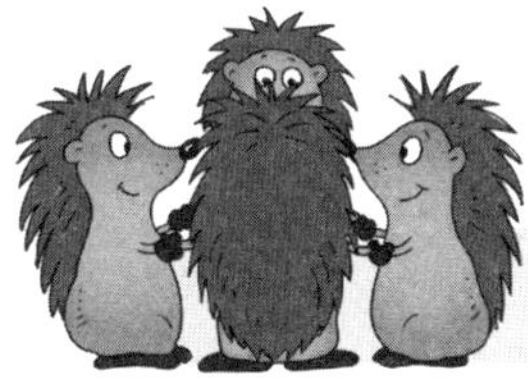

Die Liste der positiven Einflüsse von sozialer Interaktion ist glücklicherweise lang. An dieser Stelle möchte ich betonen, dass die Auswahl der Menschen, mit denen man interagiert, wohlüberlegt sein sollte, wenn man einen positiven Einfluss auf sein Stresslevel erzielen möchte. In wessen Gesellschaft fühlst du dich sicher, gesehen, entspannt? Hast du ein Netzwerk, welches dich »auffängt«, wenn es dir nicht gut geht? Eine Selbsthilfegruppe, in der du dich dazugehörig und verstanden fühlst?

Machen die anderen »Und nun? Was kannst du tun?«-

Punkte wie Bewegung oder Meditation in Gesellschaft mehr Spaß?

Es ist übrigens nicht nur so, dass dir in stressigen Momenten soziale Interaktionen helfen können. Prävention, also vorbeugend handeln, ist ja eines der hochgepriesenen Mottos, wenn es um deine Gesundheit geht. Ein ausgeglichenes Sozialleben wirkt auch wie ein Puffer und lässt dich resistenter gegenüber Stress sein. Allein das Wissen, dass du auf ein soziales Netzwerk zurückgreifen kannst, lässt weniger Stresshormone durch deinen Körper strömen, selbst wenn du die Hilfe letztendlich vielleicht gar nicht in Anspruch nimmst.

Humor

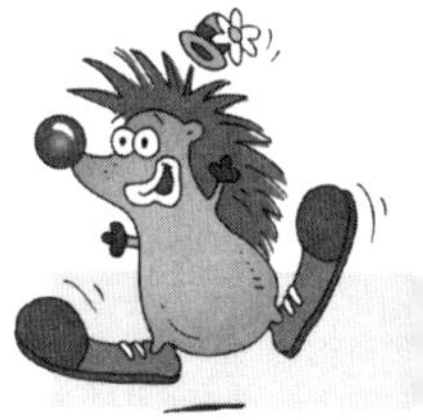

Lachen ist die beste Medizin. Wenn schon Aristoteles sagte: »Lachen ist eine körperliche Übung von großem Wert für die Gesundheit«, dann kannst du dem gerne Glauben schenken. Da Lachen nachweislich Endorphine in deinem Körper freisetzt, die beim Abbau der Stresshormone helfen, ist diese Methode zur Stressreduktion auch wissenschaftlich anerkannt. Es hebt die Stimmung und fördert eine optimistischere Grundhaltung. Auch hier kannst du präventiv arbeiten! Wenn du weißt, dass bald eine stressige Situation auf dich zukommt, schenk dir – oder noch besser deinem Spiegelbild – ein Lächeln. Warum dies so effektiv ist, wirst du später im Kapitel Schmerz, Emotion und Körpersprache erfahren.

Akuter Schmerz lässt sich modulieren

Gerade in dem Moment, in dem ich dies schreibe, habe ich akute Schmerzen, weil ich mir heute Nacht meine Halswirbelsäule »verlegt« habe. Ich stand heute Morgen auf und konnte ohne stechende Schmerzen nicht nach rechts oder nach oben schauen.

Früher hätte ich regelrecht Panik (= Stress) bekommen, denn eine Reizung eines Wirbelgelenks in der Halswirbelsäule bringt so einige unangenehme Auswirkungen mit sich. Wie etwa stechende Schmerzen bei der kleinsten Bewegung, denn der Körper sendet sofort Schmerz als Warnzeichen und Schutzsignal. Im Laufe des Tages werden all die Muskeln schmerzhaft verspannen, weil sie krampfhaft versuchen werden, dem Schmerz auszuweichen oder die Wirbelsäule in ihrer Schonhaltung zu fixieren. Am Ende wird der Nacken höchstwahrscheinlich komplett verspannt und eine schmerzfreie Position kaum möglich sein. Der Plan ist komplett voll mit Patienten, die nächsten zwei Wochen bieten keine Möglichkeit, diese zu verschieben, und danach wäre ich im Urlaub. Normalerweise würde sich also leichte Panik breitmachen. Mein Stresssystem wäre im vollen Arbeitsmodus und würde meinen Körper mit Adrenalin und Cortisol fluten.

Warum also liege ich nicht jammernd auf dem Sofa oder sitze im Wartezimmer beim Arzt, sondern am PC und schreibe? (Die Haltung ist übrigens nicht optimal für meine Problematik.) Nach eingehender Selbstreflexion kann ich einige Faktoren benennen, die dazu führen, dass ich nun diesen Text verfasse, anstatt mir mit erhöhter Herzfrequenz den Kopf darüber zu zerbrechen, wie ich morgen arbeiten kann:

- *Faktor Nr. 1:* Es ist nicht das erste Mal, dass ich mir den Nacken verlege. Ich kenne die Symptome und weiß, ich habe sie schon mehrmals erfolgreich überstanden.
- *Faktor Nr. 2:* Ich habe eine für mich logische Erklärung, warum es gerade jetzt auftritt. Die gestrige erste lange Radtour der Saison fand rückblickend vielleicht nicht immer in der besten Haltung auf dem Fahrrad statt. Meine Muskulatur war zudem scheinbar noch nicht genügend auf die Anforderungen eingestellt. Ich habe also eine logische Erklärung, warum der Schmerz da ist.
- *Faktor Nr. 3:* Als Osteopathin habe ich nach kurzer Eigenanalyse festgestellt, dass es eine normale »Irritation« ist, die umgangssprachliche »Blockierung« eines Wirbelgelenkes mit einhergehender schmerzhafter Reizung der Gelenkkapsel und der umliegenden kleinen Muskeln. Reversibel in meinen Augen.
- *Faktor Nr. 4:* Ich weiß, dass ich im Notfall ein Schmerzmittel nehmen könnte, was die aktuelle Entzündung und den Schmerz hemmen würde. Ich habe also die Möglichkeit, selbst schnell gegen die Schmerzen vorzugehen.
- *Faktor Nr. 5:* Ich habe gerade meiner Kollegin geschrieben, ob wir beide morgen etwas früher in die Praxis kommen könnten, damit sie mich noch kurz vor Arbeitsbeginn behandeln kann. Die passende Therapeutin ist also gefunden.
- *Faktor Nr. 6:* Für den absoluten Notfall habe ich die private Handynummer meines Orthopäden.
- *Faktor Nr. 7:* Sollte es im schlimmsten Falle dazu kommen, dass ich morgen nicht arbeiten kann, geht die Welt unglaublicherweise nicht unter. Patienten müssen eventuell zu Kollegen verschoben werden, wenn es bei ihnen akut sein sollte. Früher hat mich diese Tatsache viel mehr belastet. Je älter ich werde, desto mehr stelle ich fest, dass ich keine Maschine bin und durchaus ersetzbar.

- *Faktor Nr. 8:* Ich habe keine Angst vor dem Schmerz, denn selbst, wenn er wirklich unangenehm ist und mich heute zu jedem Moment daran erinnert, dass meine Wirbelsäule alles andere als glücklich ist, weiß ich dennoch, dass er nicht bedrohlich ist für mich und wahrscheinlich in vier bis fünf Tagen mit guter Pflege wieder verschwindet.
- *Faktor Nr. 9:* Ich bin eine unglaubliche Optimistin. Mein erster Gedanke ist nicht: »Oh nein, jetzt verursacht Fahrradfahren gleich so ein Problem.« Vielmehr denke ich: »Ja, genau deshalb wollte ich mehr Sport zur Stabilisierung machen.« Vielleicht war die Intensität zu Beginn etwas hoch, aber sie hat genau den Bereich getroffen, den ich stabilisieren möchte. Ich könnte die Dosierung etwas anpassen, damit sich meine Muskeln besser darauf einstellen können, aber der Ansatz war definitiv der richtige. Ich bin die amtierende Weltmeisterin darin, mir Dinge schönzureden.
- *Faktor 10:* Heute ist auch noch Feiertag und außer Schreiben hatte ich heute nichts vor und kann mich dem Schmerz anpassen. Und passt der Schmerz nicht wunderbar zum Thema des Buches? Immerhin habe ich dadurch gerade eine weitere Seite geschrieben.

Ich sollte vielleicht noch hinzufügen, dass dies jetzt alles super reflektiert und lösungsorientiert klingt. Aber wehe, ich habe Schmerzen, die ich nicht einordnen kann und deren Dauer ungewiss ist. Peng! Mein Stresslevel schnellt nach oben, und ich gerate in einen ausgewachsenen jammernden »Ich-arme-Seele«-Zustand.

Was dieses Beispiel zeigen soll: Das Ausmaß meines akuten Schmerzes und der dazugehörigen Stressreaktion wurde moduliert von meinen Erfahrungen, Erlebnissen, Gedanken und meiner aktuellen Stimmungslage.

Kapitel VI

Die Steuer- und Regulierungszentrale: das Großhirn

Nun sind wir endlich bei dem Körpersystem angekommen, welches gerade damit beschäftigt ist, diese Zeilen für dich zu verarbeiten. »Dem Organ, mit dem wir denken, dass wir denken«, wie der US-Schriftsteller Ambrose Bierce (1842–1914) es formulierte. Dieser weichen, weißen Masse in deiner Hirnschale, die der Sitz deines Bewusstseins ist (so definiert vom digitalen Wörterbuch der deutschen Sprache): deinem Gehirn.

Dem Stammtischmitglied, das überall seine Finger im Spiel hat, da es einen steuernden und regulierenden Einfluss über viele (seien wir ehrlich – fast alle) Körpersysteme hat. Mit im Durchschnitt 1,3 kg Gewicht (ja, Männer haben im Verhältnis ein schwereres Gehirn als Frauen) nimmt es nur 2 bis 3 % deiner Körpermasse ein. Dafür sind die restlichen 97 bis 98 % ohne seine Tätigkeit nicht lange überlebensfähig. Völlig in Ordnung also, dass es für seine Leistung rund 20 % deines Energieverbrauches für sich in Anspruch nimmt.

Es ist zwar nicht möglich, jede einzelne Zelle genau zu zählen, aber die Wissenschaft schätzt, dass dein Gehirn circa 86 Milliarden Nervenzellen, auch Neuronen genannt, und 100 Billionen Synapsen beherbergt. Damit steht dir eine beeindruckende Menge an »Arbeitsspeicher« zur Verfügung, über die du dich wirklich nicht beschweren kannst.

Und das Netzwerk deiner rund 86.000.000.000 Nervenzellen und 100.000.000.000.000 Synapsen in deinem Gehirn ist nicht ohne. (Ich finde, ausgeschrieben sind die Zahlen noch viel beeindruckender.) Als Vergleich dazu: Die gesamte Weltbevölkerung besteht momentan aus ca. acht Milliarden Menschen. In deinem Kopf sind also mehr als zehnmal so viele Nervenzellen, die sich untereinander austauschen und verstehen müssen.

Die bemerkenswerte Eigenschaft deines Gehirns ist, dass Informationen nicht nur von A nach B geliefert werden, sondern immer ein Netzwerk von Gehirnanteilen gleichzeitig aktiv ist, um eingehende Meldungen zu verarbeiten. Das macht dein Gehirn unglaublich effektiv und faszinierend. Nimmt man all die beteiligten Neurotransmitter, Hormone etc. dazu, wird es schnell komplex und wir sind wieder bei unserer altbekannten Problematik:

A + B = T, aber nur wenn C nicht D blockiert, weil F sich mit X verbunden hat, um Z dazu zu bringen, dass es …

Kein Wunder, dass viele Zusammenhänge und Abläufe im Gehirn immer noch Gegenstand der Forschung sind. Ebenso wenig lässt sich der Aufbau deines Gehirns klar beschreiben. Schaust du in ein Lehrbuch mit anatomischen Zeichnungen, sind die einzelnen Gehirnanteile systematisch und farblich abgegrenzt dargestellt. Ordentlich in Regionen und einzelne Strukturen aufgeteilt, denen bestimmte Funktionen zugewiesen sind. Es arbeitet aber nicht jeder einzelne Bereich einsam vor sich hin und ist auch nicht isoliert für eine Aufgabe zuständig. Deine Gehirnanteile sind Meister in Sachen Teamarbeit und Feedback-Schleifen, um alle wichtigen Einflüsse gleichzeitig zu beurteilen und zu verarbeiten. Das gemeinsame Ziel? Dein bestmögliches Überleben zu sichern.

Natürlich ist eine genetische Anlage bei den Hauptleitungen und -verbindungen von Geburt an gegeben, und nicht jede der 86 Milliarden Zellen kommuniziert mit jeder, aber seine Veränderungsfähigkeit (Plastizität) ist eine herausragende Qualität deines Gehirns. In ähnlicher Form hast du den Begriff Plastizität bereits im Zusammenhang mit den Nozizeptoren kennengelernt, und er spielt auch hier eine maßgebliche Rolle.

Nach dem Ausbau des angeborenen Grundgerüstes entstehen während deiner weiteren Entwicklung an den Bereichen in deinem Gehirn Verbindungen und Verknüpfungen, wo Bedarf besteht. Werden diese Verbindungen häufig genutzt, verstärken sie sich; bleiben sie hingegen längere Zeit ungenutzt, schwächen sie sich ab oder lösen sich wieder auf. Du erinnerst dich? »Neuronale« Trampelpfade werden bei starker Frequentierung zu Autobahnen ausgebaut, während Autobahnen verfallen, wenn niemand sie nutzt und sie über die Zeit wieder schwerer begehbare Wege werden.

Die unterschiedlich geforderten Bereiche formen also die Landkarte deines Gehirns. Rasant entwickelt sie sich vor allem in deiner Kindheit, aber für das Kreieren von neuen Synapsen und Netzwerken ist es nie zu spät. So hoffe ich etwa, dass sich dein Gehirn beim Lesen der folgenden Seiten entscheidet, die Informationen als wichtig genug einzustufen, um sie in deiner Schaltzentrale als Wissen und Erinnerungen anzulegen.

Schmerzwahrnehmung und Schmerzverarbeitung

Um dir die Prozesse und Abläufe im Gehirn, die letztendlich zur Wahrnehmung von Schmerzen führen, anschaulicher zu beschreiben, habe ich mich für folgende vereinfachte Einteilung entschieden:

1. *Dateneingang:* Welchen Weg nehmen die Informationen deiner Nozis, um das Ziel Großhirnrinde (somatosensori-

scher Cortex) zu erreichen, damit sie dort analysiert werden können? Wo gibt es hier Modulationsmöglichkeiten?

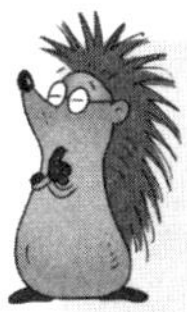

GOOD TO KNOW

Was war somatosensorisch noch mal? Ach ja, den Körper (Soma) betreffende Wahrnehmung (Sensorik). Cortex ist die Großhirnrinde.

2. *Datenverarbeitung:* Nachdem die Nachrichten deines nozizeptiven Systems dein Gehirn erreicht haben und registriert wurden, geht es an die Analyse und Bewertung der gesammelten Fakten unter Zuhilfenahme anderer Gehirnregionen.

3. *Schmerzmodulierende Mechanismen:* Fällt bei der Datenverarbeitung das Urteil, dass eine Modulierung der Schmerzwahrnehmung erfolgen soll, werden regulierende Mechanismen ausgelöst, die entweder direkt zentral in deinem Gehirn oder von zentral gesteuert in deinem Körper wirken.

Dateneingang mit Ziel Großhirnrinde

Die Datenaufnahme zu möglichen oder tatsächlichen Schädigungen übernehmen deine Nozizeptoren überall in deinem Körper. Zum Aufbau der Nozizeption habe ich bereits beschrieben, dass sich das nozizeptive System von deinen Rezeptoren bis zur Zielregion im Großhirn aus drei Neuronen zusammensetzt. (Ich beschreibe in diesem Buch nur den für uns wichtigen Hauptweg.) Zur Erinnerung noch mal kurz, was an den Rezeptoren und an der ersten Umschaltstelle im Rückenmark passiert:

- Stachel trifft Fuß
- Rezeptoren werden aktiv
- Aktionspotenziale werden ausgelöst und zum zweiten Neuron im Rückenmark weitergeleitet

Jetzt geht es auf unsere Reise weiter entlang dieser Nervenbahnen.

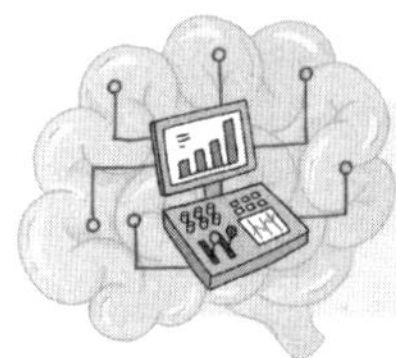

Die Informationen werden vom Rückenmarksneuron aus weitergeleitet zur nächsten Umschaltstelle, die im Zwischenhirn liegt und sich Thalamus nennt.

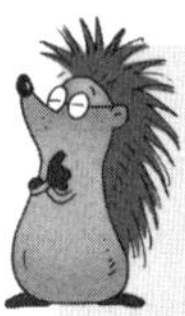

GOOD TO KNOW

Der Thalamus wird häufig als das »Tor zum Bewusstsein« bezeichnet, weil fast alle sensiblen und sensorischen Informationen dort einlaufen und verschaltet werden, bevor sie andere Areale deines Gehirns erreichen.

Von dort werden sie auf das letzte, dritte Neuron verschaltet, welches sein Ende in der Hirnrinde (Cortex) findet. Genauer gesagt in einer Hirnwindung namens »somatosensorischer Cortex«.

In dieser Hirnwindung werden die Informationen deiner Nozis analysiert, um Lokalität und Art der potenziellen Schadensbenachrichtigung zu identifizieren.

- Woher genau aus deinem Körper kommt der Reiz? Lokalisation?
- Was für eine Art von Reiz ist es? Mechanisch, chemisch, thermisch?
- Wie stark war der Reiz? Wie viele Nozis wurden wie oft aktiviert?
- Wie lange hat er angedauert? Hält der Fluss neuer nozizeptiver Meldungen an?

Bei Herrn Fischer hätte sein somatosensorischer Cortex folgende Ergebnisse zur weiteren Beurteilung festgehalten:

- *Lokalisation?* → Fußsohle.
- *Art des Reizes?* → Mechanische Verletzung.
- *Stärke des Reizes?* → Punktuelle Verletzung mit 0,8 cm Tiefe.
- *Wie lange?* → < 1 Sekunde, da Herr Fischer sofort seinen Fuß nach oben gezogen hat und nicht erneut auf Fred getreten ist.

Die gesammelten Informationen der Rezeptoren seiner Fußsohle haben also erfolgreich den Weg zu seinem somatosensorischen Cortex zurückgelegt und wurden dort entziffert.

Same, but different – genau das Gleiche oder so ähnlich

Kommen wir zu den Möglichkeiten, die dein Körper an den zentralen Stellen deiner nozizeptiven Weiterleitung eingebaut hat, um die Schmerzwahrnehmung zu modellieren:

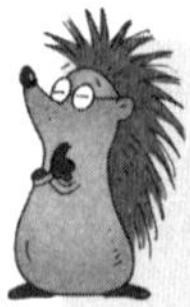

GOOD TO KNOW

Für alle, die es genau wissen wollen: Der führende Botenstoff in deiner Zentrale Großhirn für die Weiterleitung der Informationen ist Glutamat.

Schauen wir uns die wichtigen Mechanismen noch mal an: Die Übertragung der Botschaften zwischen den einzelnen Nervenzellen findet an ihren Umschaltstellen, den Synapsen statt.

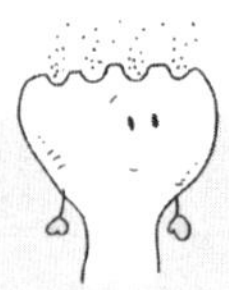

Wie an der ersten Umschaltstelle im Rückenmark sind auch im Gehirn Neurotransmitter bzw. Botenstoffe für die Weiterleitung der Informationen zuständig, und deren Ausschüttung steigert zentral die Sensibilität der Reizaufnahme. Der Effekt? So werden Informationen, die auf eine sensibilisierte Synapse treffen, priorisiert.

Der Kontakt von Herrn Fischers Fußsohle mit dem Boden, trifft also an *allen* Umschaltstellen des nozizeptiven Systems auf sensibilisierte Neurone mit niedrigerer Reizschwelle.

What fires together, wires together – Projekt Autobahnausbau

Und auch hier gilt: Nicht nur die Sensibilisierung durch Neurotransmitter moduliert die Reizweiterleitung.

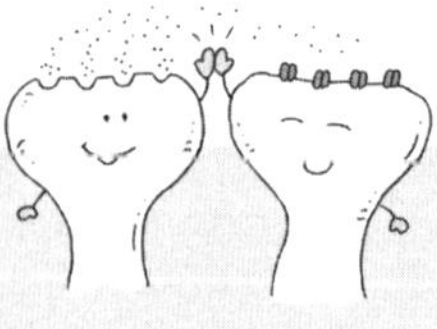

Je öfter zwei Synapsen miteinander arbeiten und sich gegenseitig Informationen weitergeben, desto besser und schneller funktioniert dieser Austausch. Das hatten wir als Langzeitpotenzierung bezeichnet. Wenn bestimmte Wege immer wieder genutzt und gefordert werden, findet dies auch im Gehirn statt.

Das bedeutet für dich: Immer wieder einlaufende Signale aus deinem nozizeptiven System führen zu einem Ausbau der Schnellstraße auf allen Ebenen der Reizweiterleitung – bis hin zum Großhirn. Wie in der Peripherie führt der stetige Austausch auch zentral zu einer Sensibilisierung.

Niedrigere Reizschwelle und erhöhte synaptische Stärke zentral verändern deine Schmerzwahrnehmung.

You've reached your goal – Zielregion Großhirnrinde

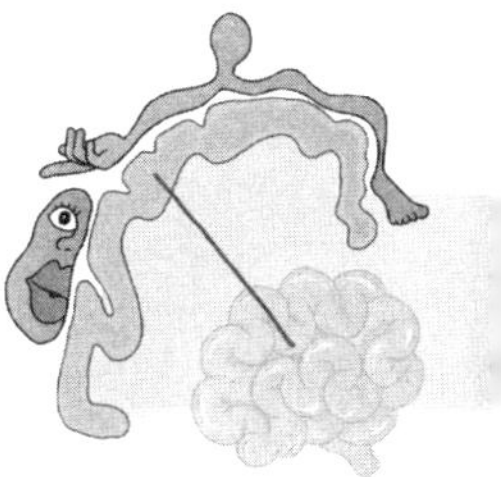

Damit sind wir auf der höchsten Ebene der nozizeptiven Verarbeitung angekommen. Willkommen in deiner Chefetage. Dies ist der *Homunkulus* …

Dieser beschreibt grafisch, welchen Raum die Wahrnehmung einer Körperregion in deinem somatosensorischen Cortex einnimmt. Je nachdem, wie sensibel ein Körperteil ist, nimmt es in der Zeichnung ein größeres oder kleineres Areal in Anspruch.

Es gibt Bereiche in deinem Körper, die differenzierter Informationen aufnehmen als andere. Nehmen wir als einfaches sensorisches Beispiel deinen Tastsinn. Schließe einmal deine Augen und versuche Folgendes:

Zuerst hältst du zwei gleiche Stifte (Bleistifte bieten sich an, wenn du danach nicht farbig markiert sein möchtest) eng zusammen, sodass die Spitzen auf einer Höhe sind. Dann berühre mit geschlossenen Augen mit beiden

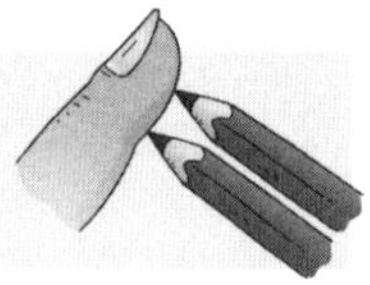

Stiften zeitgleich einmal eine Fingerkuppe, dann einen Unterarm, einen Oberschenkel, deine Lippen. Spürst du einen Unterschied in der Wahrnehmung? An manchen Stellen deines Körpers wirst du sofort spüren, dass es sich um zwei Stifte handelt; an anderen spürst du nur einen Gegenstand, der deine Haut berührt. Wenn du Zeit und Spaß daran hast, kannst du an diesen Stellen gerne einmal ausprobieren, wie weit die Stiftspitzen voneinander entfernt sein müssen, damit du sie an den weniger sensiblen Stellen als zwei einzelne Objekte wahrnehmen kannst.

Es gibt Bereiche in deinem Körper, die eine hohe Dichte an sensorischen Rezeptoren haben und damit ein größeres Feld auf deiner Gehirnwindung zur Verarbeitung dieser Informationen besetzen. Wie immer ist dies genetisch zum Teil vorgegeben, kann sich aber im Laufe des Lebens je nach Bedarf verändern.

Mein Ziel als Osteopathin ist es z. B., auch nur die kleinsten, feinsten Veränderungen eines Körpers mit meinen Fingern zu »ertasten«. Also habe ich meine Fingerrezeptoren zu Beginn meiner Tätigkeit auf die Tast-Rezeptoren-Universität geschickt und hart mit ihnen gearbeitet, damit sie immer präziser, schneller und differenzierter wahrnehmen können, was sie fühlen. Mein Homunkulus hat aller Wahrscheinlichkeit nach einen ziemlich großen Bereich für meine Fingerkuppen reserviert.

Nicht nur Tastrezeptoren sind in ihren Verarbeitungsprozessen trainierbar, sondern z. B. auch Geschmacksrezeptoren (Diese werden in deinem gustatorischen Cortex verarbeitet). Wenn meine Freundin, die Barista ist, mir von einer Heidelbeer-, Schoko- oder Zitronennote einer Kaffeebohne erzählt, muss ich ihrer Erfahrung und ihren Geschmacksrezeptoren mit Uni-Abschluss vertrauen. Meine eigenen Geschmacksnerven für Kaffee haben durch ihren Einfluss zumindest schon Grundschulniveau erreicht.

An dieser Stelle kannst du gerne selbst darüber nachdenken, welche Bereiche deines eigenen Homunkulus durch deine Lebensweise wohl besonders gut ausgeprägt sind.

Im somatosensorischen Cortex regiert das Prinzip »Angebot und Nachfrage« – wie überall im Gehirn. Durch häufige Anforderung – in meinem Falle der Fingerspitzen – vergrößern sich die dazugehörigen Bereiche der Hirnrinde. Und umgekehrt. Diese Fähigkeit nennt man »kortikale Plastizität«.

Wo besteht der Bezug zur Schmerzwahrnehmung? Diese Vergrößerung findet auch statt, wenn die eingehenden Signale nozizeptiver Art sind. Kommen aus einer deiner Körperregionen also stetig nozizeptive Meldungen in deiner Hirnrinde an, kann sich der Bereich, in dem diese verarbeitet werden, nach und nach vergrößern. Für dein Gehirn ergibt das Sinn, da es so schneller und effektiver eine passende Reaktion sicherstellen kann. Für deine Schmerzen kann das mit einer Chronifizierung einhergehen.

Erinnere dich daran, wie du mit zwei Stiften feststellen konntest, dass die Rezeptorendichte deines Tastsinns in deinem Körper unterschiedlich ist. Gerne kannst du einen analogen Test für deine Nozizeption machen, indem du selbst einmal in die Haut deiner Ellenbogenspitze, deines Handrückens, der Innenseite des Unterarms oder in dein Ohrläppchen kneifst. Bitte nur so fest, dass deine Nozis nur einen drohenden und keinen tatsächlichen Schaden registrieren! Während bei mir im Eigenversuch Ohrläppchen und Ellenbogenspitze unbeeindruckt von der Kneifaktion sind, kann ich förmlich die Nozizeptoren meiner Unterarminnenseite rufen hören: »Finger weg von uns!«

Die Plastizität des somatosensorischen Cortex verändert deine Schmerzwahrnehmung.

Who is it? – Interpretation ist alles

Ich habe dir gerade beschrieben, was passiert, wenn du einen Bereich deines Körpers mit vielen sensorischen oder nozizeptiven Reizen befeuerst und dein Gehirn diesem viel Aufmerksamkeit schenkt. Was passiert jedoch, wenn du einen Teil deines Körpers weniger nutzt, weil dir etwa die Bewegung eines Gelenkes oder anderen Bereichs Schmerzen verursacht? Welche Folge hat eine Schonhaltung oder Immobilisation? Welche die konsequente Vermeidung einer Bewegung, weil du einem Schmerz ausweichen willst? Wenn eine hohe sensorische Nutzung eines Bereiches das zugehörige Areal auf deiner Hirnwindung vergrößert: Was passiert dann umgekehrt? Welche Auswirkung hat ein verminderter sensorischer Dateneingang?

Richtig! Die Ausprägung dieses Bereiches in deinem sensorischen Homunkulus wird geringer und weniger präzise, wenn er über lange Zeit kaum Informationen bekommt. Der Bereich verliert seine Klarheit. Die Autoren des Buches »Pain Neuroscience Education« beschreiben es, als würde dieser Bereich im Gehirn »verwischen«. Was dies für deine Schmerzwahrnehmung bedeutet?

Je genauer du und dein verarbeitendes System eine »Bedrohung« erkennen und einordnen können, desto besser, angepasster und vor allem auch entspannter ist deine Reaktion. Dein Gehirn ist ein Perfektionist. Wahrnehmen, weiterleiten, analysieren, reagieren. Wenn die Informationen jedoch mangelhaft sind, wird dein System unruhig und … je unruhiger, desto schlechter, unangepasster und unentspannter ist die Antwort auf die Bedrohung. Einen Reiz, bei dem nicht 100%ig eingeordnet werden kann, woher er kommt und was er genau ist, nimmt dein System als gefährlicher wahr. Und drohende Gefahr wird so interpretiert, dass erhöhter Schutz nötig ist. Mehr Schutz schafft dein Körper über Schmerzsignale. Je unklarer die Repräsentanz eines Bereiches in deinem Gehirn also ist, desto bedrohlicher erscheinen ihm zugeordnete Reize und desto schneller und intensiver können diese mit Schmerz beantwortet werden.

Nehmen wir nochmals unser Beispiel mit Fred: Herr Fischer läuft öfter barfuß und hat dadurch seine Rezeptoren und das für seinen Fuß zuständige Gehirnareal über Jahre geschult. Fuß trifft auf Igel = Stachel im Fuß = Nozis melden dies ans Großhirn = Kontrolle an zentraler Stelle: Woher kommt der Reiz? Was genau geht da unten vor sich? Die Analyse: »Ah, im Bereich Mittelfuß, 2,3 cm seitlich der Innenkante und 4,6 cm von der Ferse nach vorne hat gerade ein Igelstachel es geschafft, auch noch Nozizeptoren in 0,8 cm Tiefe zu erreichen. Er hat dabei um 0,2 mm ein größeres Blutgefäß verpasst, also nicht verletzt, und es sind keine wichtigen Strukturen zu Schaden gekommen.«

Dies ist eine komplett andere Basis für die Entscheidung des Gehirns, wie viel Schutz Herr Fischer benötigt als bei einem »verschwommenen« Gehirnareal, welches eine unzureichende Reizverarbeitung hat. Hier wäre die Reaktion der Schaltzentrale eher: »Oh, irgendwo am Fuß ist irgendetwas irgendwie verletzt. Was genau? Weiß ich noch nicht!?! AAAHHH! Bedrohlich für mich? Lieber mal auf Nummer sicher gehen und alle Warnsysteme aktivieren, bis sämtliche Fragen geklärt sind.«

Für eine gute Repräsentanz deines Körpers in deinem Gehirn ist also die kontinuierliche Benutzung desselbigen nötig. Gelenke wollen bewegt, Rezeptoren adäquat gefordert werden. Gerade bei Beschwerden, wie z. B. Knie-, Hüft- oder Rückenschmerzen sollte dies berücksichtigt werden. Du schonst deinen Rücken, weil du Schmerzen ausweichen willst? Wird dieser doch einmal belastet, feuern deine Nozis; und dein Gehirn reagiert auf die nicht klar analysierbare »Bedrohung«, indem es eine erhöhte Warnstufe auslöst.

Wenn du einen Bereich deines Körpers aufgrund von

Schmerzen nicht forderst, kann dies zusätzlich die optimale Verarbeitung der Informationen von deinen Gelenk- und Muskelrezeptoren beeinträchtigen. Die Folgen sind schlechter koordinierte Gelenkbewegungen und unangepasste Muskelspannungen, welche wiederum die Belastung in deinen Gelenken erhöhen.

Fehl- und Überbelastungen interpretiert dein Körper als drohenden Schaden. Drohender Schaden? Das heißt, ein Arbeitsauftrag für deine Nozis, und in Folge können Schmerzen auftreten.

Die gute Nachricht ist: Jeder Mensch kann seine Körperwahrnehmung schulen und trainieren.

Easy to say! Die hat gut reden!

Was machst du aber, wenn Schmerzen deine Bewegungen einschränken? Dann ist es doch nicht förderlich, immer wieder den Schmerzimpuls auszulösen, oder? Das kann doch nicht die Lösung für das Erschaffen eines guten Homunkulus sein!

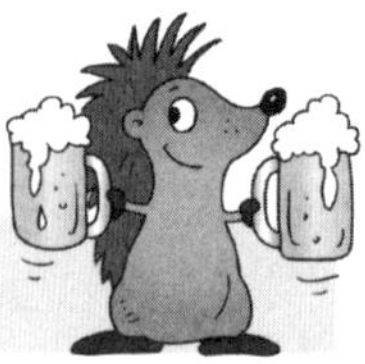

Alles in Maßen! Bestimmt hast du schon einmal gehört oder gelesen, dass es wichtig für dich ist, eine gewisse Flüssigkeitsmenge am Tag zu dir zu nehmen? Je nach Größe und Gewicht kann dies variieren, aber nehmen wir einfach als Beispiel 1,5 Liter am Tag. Es sollte nachvollziehbar sein, dass dies nicht heißt, morgens 1,5 Liter Wasser zu trinken und dann hättest du bis zum nächsten Tag dein Soll erfüllt. Ebenso wenig ist es ratsam zu denken: »Das sind dann 7 × 1,5 Liter in der Woche, also trinke ich einfach 10,5 Liter am Montag und muss mich die restliche

Woche nicht mehr darum kümmern.« Zu viel auf einmal ist auch bei überlebenswichtigen Dingen schädlich.

Auch einmal die Woche 35 Minuten am Stück Duschen hat nicht denselben Effekt wie fünf Minuten täglich. Genau das gleiche Prinzip gilt für das Bewegen schmerzhafter Areale. Anfangs lieber öfter und weniger intensiv oder sogar passiver, auch wenn es vielleicht dem eigenen Ehrgeiz als zu einfach und nicht effektiv erscheint. Rezeptoren schulen, Nozizeptoren beruhigen. Bei Zweifel zur Dosierung und Intensität – das Fachpersonal fragen.

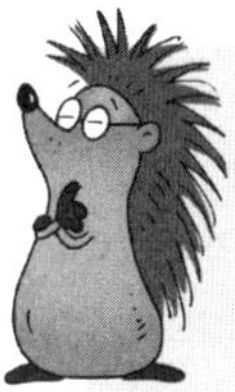

GOOD TO KNOW

Kurzer Einwurf an dieser Stelle: Für das komplette Verständnis, dass bei chronischen Schmerzen deine Nozis gar nicht mehr am Stammtisch sitzen müssen, damit du Schmerzen verspürst, fehlen dir noch einige Seiten in diesem Buch. Aber ich möchte hier schon erwähnen, dass bei dieser Schmerzform das aktive Bewegen immer den passiven Maßnahmen vorzuziehen ist! Die Empfehlung »anfangs lieber öfter und weniger intensiv oder sogar passiv« greift also vor allem bei einem akuterem Schmerzgeschehen. Bei chronischen Schmerzen zählt die Devise: Aktive Bewegung schlägt passive Bewegung.

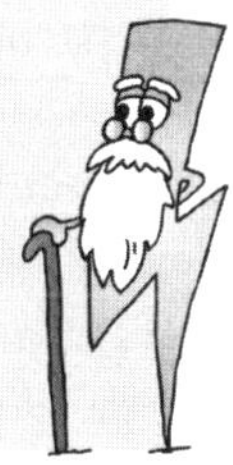

Schmerzfreies Bewegen ist schlichtweg kaum möglich? Auch dafür hat die Forschung etwas im Angebot: mentale Fitness. Mentale Fitness bedeutet nicht nur, dein Gehirn mit verschiedenen Denkaufgaben zu trainieren, um geistig fit zu bleiben. Drehen wir doch die Wörter einmal um und bringen »Fitness mental« ins Spiel. Körperliche Fitness mental? Genau das!

Hast du schon einmal Leistungssportler beobachtet, wie sie bei einem Wettkampf gedanklich die vor ihnen liegende körperliche Herausforderung mental durchspielen? Skiläufer stehen vor dem Start und fahren mental durch den Parkour des Abfahrtsrennens, Turner üben ihre Kür im Kopf, Formel-1-Fahrer rasen gedanklich durch den eingeprägten Kurvenverlauf. Sie lassen jede einzelne Bewegung intensiv und fokussiert vor dem inneren Auge ablaufen. Was soll man sagen? Nicht umsonst! Denn Forschungen haben gezeigt, dass bei einer konzentrierten detaillierten Vorstellung einer Bewegung die Gehirnanteile aktiviert werden, die dann schließlich bei der tatsächlichen Bewegung aktiv werden. Das führt zu weniger Verletzungsgefahr, weniger strapazierten Gelenken und körperlicher Schonung.

Also kannst du teilweise die Repräsentanz deines Homunculus mental unterstützen, wenn der Schmerz die Bewegung limitiert. Fitness mental halt. An alle Sofa-Surfer da draußen: Nein, sich nur vom Polster aus gedanklich zu bewegen, reicht dann doch nicht!

Fitness mental ist auch eine optimale Übung, sollte ein Bereich des Körpers tatsächlich einmal vorübergehend aus dem Verkehr gezogen worden sein, z. B. durch einen Gips oder eine Schiene, um bei Reaktivierung des Bereiches schnellere Fortschritte zu erzielen. Dies ermöglichen besondere Nervenzellen im Gehirn – die Spiegelneurone.

Man in the mirror – Spieglein, Spieglein an der Wand …

Das Feld der Spiegelneurone ist eine große Entdeckung in der medizinischen Forschung. Sie funktionieren nicht nur auf mechanischer, sondern auch auf emotionaler Ebene, aber dazu später mehr, wenn wir uns mit dem emotionalen Gehirn beschäftigen.

Spiegelneurone werden aktiviert, wenn du eine Bewegung ausführst, wenn du anderen bei Bewegungen zusiehst oder auch nur darüber nachdenkst, wie im letzten Absatz beschrieben. Babys und Kleinkinder lernen neue Bewegungen zum einen durch Ausprobieren, aber zum anderen auch, indem sie andere beobachten und dann versuchen, die Bewegungen zu »spiegeln«, also zu kopieren.

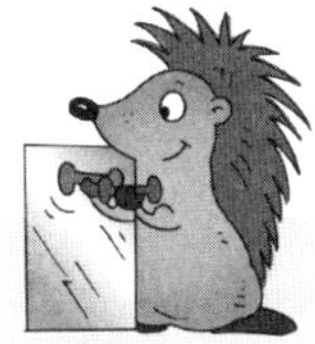

In meiner medizinischen Laufbahn sind mir Spiegelneurone als Erstes bei Schlaganfallpatienten über den Weg gelaufen. Ein Therapieansatz bestand darin, bei Lähmung einer Körperseite einen Spiegel so zwischen die beiden Arme oder Beine des Patienten zu stellen, dass dieser seine »gesunde« Seite und statt der betroffenen Seite die Spiegelung der gesunden sieht. So wurden Bewegungsmuster trainiert. Der Patient bewegte die gesunde Seite, der Spiegel vermittelt das Bild im Gehirn, dass sich beide Seiten gleichzeitig bewegen.

Während bei Schlaganfallpatienten primär die Spiegelung von Bewegungsabläufen im Vordergrund steht, wird dieselbe Technik auch eingesetzt, um dem Gehirn ein schmerzfreies Bewegen einer schmerzhaften Körperseite zu vermitteln. Das trainiert den Homunkulus und kann der Vorstellung im Gehirn, dass das Bewegen immer mit Schmerz einhergeht, entgegenwirken.

Damit sind wir schon in die Datenverarbeitung eingetaucht, bei dem es nicht mehr um den Dateneingang, sondern um die Analyse und Bewertung der gesammelten Informationen geht.

Datenverarbeitung: Kognitiv-analytische und emotionale Beurteilung

Die Informationen deiner Nozizeptoren haben ihr Ziel Gehirnrinde erreicht und wollen weiterverarbeitet werden. Da Schmerz eine Schutz- und Warnfunktion ist, wird in deinem Gehirn die Frage geklärt, wie bedrohlich die einlaufenden Informationen für dich sind. Um dies zu entscheiden, werden die Informationen auf zweierlei Art analysiert: Sie werden zum einen kognitiv-analytisch und zum anderen emotional beurteilt.

Kognitive Verarbeitung: Schmerzhaftigkeit

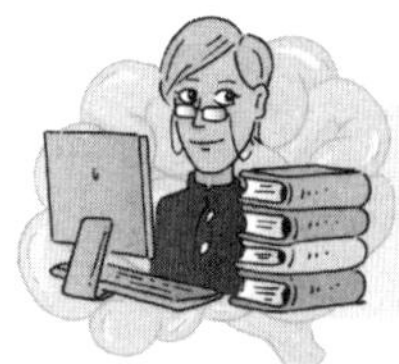

Deine kognitiven Gehirnareale, die eher im vorderen Bereich deines Gehirns liegen, erkennen und beurteilen die Faktenlage.

Mit welchem gesammelten Wissen kannst du abgleichen, welche Bedeutung die eingegangenen Daten für dich haben, um eine Bedrohlichkeit akkurat einzuschätzen? Welche Erfahrungen kannst du zu Rate ziehen?

Wenn dich jemand fragt, wie hoch du einen Schmerz auf einer Skala von 0 bis 10 (0 = kein Schmerz, 10 = unerträglich) bewerten würdest, dann geht es um die kognitive Verarbeitung, um die Schmerzhaftigkeit.

Emotionale Verarbeitung: Leidenskomponente

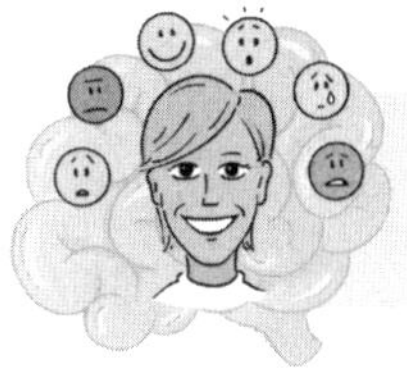

Zu der reinen Faktenanalyse kommt in anderen Gehirnbereichen die individuelle emotionale Beurteilung der Lage.

Eine Funktionseinheit aus verschiedenen Gehirnarealen setzt die Informationen in deinen individuellen, diesmal aber emotionalen Kontext. Als Ergebnis hat sie nicht so sehr die Intensität des Schmerzes, sondern *wie* du ihn empfindest: unangenehm, quälend, ermüdend, Leiden erzeugend, angsterregend etc.

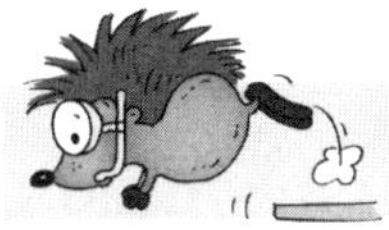

Machen wir zuerst einen Deep Dive in die Tiefe deiner *kognitiven* Verarbeitung von Schmerz.

Ich wiederhole: Die Fakten wo, wodurch und wie lange dein Körper einen vermeintlichen Schaden erlitten hat, sind durch die Analyse deines somatosensorischen Cortex erfasst. Diese Daten werden an verschiedene Bereiche des Gehirns weitergeleitet, die sich überwiegend im Frontallappen, also hinter deiner Stirn, befinden. Diese Regionen sind entscheidend für kognitive Fähigkeiten wie Denken, Wahrnehmen und Erkennen. Dort werden die erhaltenen Informationen in einen für dich relevanten Zusammenhang eingeordnet und in einen sinnvollen Kontext gestellt. Irgendwo in diesen Bereichen ist das gesamte Wissen gespeichert, welches du im Laufe deines Lebens erworben hast.

Wissenspool – wie du Informationen verarbeitest

Dein Gehirn kann diese Zeilen lesen, weil du irgendwann das Alphabet und die Zusammensetzung der Wörter gelernt und als Wissen in deinem Gehirn verankert hast. Siehst du die Buchstaben vor dir auf dem Papier oder hörst du eine

Lautfolge bei einem Hörbuch, verknüpft dein Gehirn diese zu einer Bedeutung für dich. Chinesische Schriftzeichen hingegen sehen für mich z. B. wie schöne Zeichnungen aus. Bezaubernd anzusehen, aber für mich nicht lesbar.

Es gibt unterschiedliche Wege, wie du Wissen zum Thema Schmerz aufnimmst und in deinem Gehirn abspeicherst. Du liest etwas, wie dieses Buch, und es werden hoffentlich viele neue Informationen in deinem Gehirn verknüpft. Du siehst eine Dokumentation, eine Nachrichtensendung, du studierst die Zeitung, hörst einen Podcast oder jemand lässt dich an seinem Wissen teilhaben. Egal ob es ein Lehrer, ein Nachbar, ein Arzt oder ein Therapeut ist, wenn eine Äußerung einen maximalen Grad an Gewissheit besitzt, sodass du sie als gültig bzw. wahr betrachtest, wird sie als Wissen bei dir im Gehirn gespeichert.

Der Anteil in deinem Gehirn, der all dieses irgendwann in deinem Leben nützliche Wissen gesammelt hat, nimmt auch Platz an deinem Stammtisch. Denn natürlich kann der Stammtisch besser entscheiden, wie viel Schutz- und Warnfunktion nötig ist, wenn er anhand von Wissen vergleichen und abwägen kann. Auch das verdeutlicht, wie individuell die Schmerzwahrnehmung eines jeden einzelnen Menschen ist, denn der Stammtischteilnehmer Wissen ist bei keinem Menschen gleich. Wie im Textbook of Pain steht: »Die Menschen sind *aktive Verarbeiter* von Informationen und keine passiven Reaktoren.«

Es gibt also keine komplett vorgefertigte Reaktion auf deine einlaufenden Informationen, sondern sie werden von deinem Gehirn aktiv bewertet und dann deinem individuellen Wissen entsprechend beantwortet. Dieser Abgleich läuft zum großen Teil in deinem Unterbewusstsein ab; und du bekommst von den Entscheidungen am Stammtisch erst etwas mit, wenn dieser über die Reaktionen entschieden hat.

Hier eine Liste bzw. Zusammenfassung möglicher zusätzlicher Wissensquellen, die die Beurteilung deiner Schmerzwahrnehmung beeinflussen können:

- Arztaussagen und Diagnosen
- Therapeutengespräche
- Beipackzettel mit Nebenwirkungen
- Bildgebende Diagnostik bzw. deren Berichte (Röntgen, MRT, CT etc.)
- Erfahrungsberichte anderer Betroffener
- Dr. Google
- Professor Yahoo
- Film & Fernsehen, Dokumentationen, Gesundheitssendungen
- Artikel, Zeitungen
- Wissen, welches dir von der Familie, Freunden usw. weitergegeben wird
- Bücher wie dieses hier

Dieses Buch gehört also auch zum Komplex Wissensaufnahme. Aber ich verspreche, ich habe nach bestem Wissen und Gewissen versucht, Ergebnisse und Informationen zu präsentieren, welche auf dem aktuellen Stand der Wissenschaft sind. Und was ist mit Dr. Google und Prof. Yahoo? Hier soll gerade auf dem Gebiet Gesundheit und Krankheit erwähnt werden, dass Suchmaschinen und Erfahrungsberichte von Betroffenen im Internet selten zur Beruhigung beitragen. Zum einen finden nur die ungünstigen Verläufe oder Schilderungen eines Krankheitsbildes ihren Weg in verschiedene Plattformen. Denn kaum jemand macht sich die Mühe über seine Erkrankung zu berichten, wenn diese symptomlos verlief. Zumindest nicht in schriftlichen Erfahrungsberichten.

Zum anderen gibt es im Internet Cookies und Algorithmen, sodass sich deine Suchmaschine merkt, wofür du dich interessierst und dir immer wieder gleiche oder ähnliche Informationen anbietet. Eine neutrale, ausgewogene Informationsaufnahme findet so nicht statt. Wähle also mit Bedacht, mit welchen Informationen aus dem World Wide Web du dein Gehirn fütterst, da dein Gehirn all die gelesenen und abgespeicherten Worst-Case-Szenarien als Wissen heranzieht, um zu entscheiden, wie viel Schmerz angemessen in deiner Situation ist.

Herr Fischer hatte im Love-is-in-the-air-Szenario kurz zuvor im Fernsehen erfahren: Igel sind ungefährlich und nützlich. Und frisch geputzt sah Fred auch noch aus. Also wird die Gefährlichkeit der Situation diesem Wissensstand entsprechend wohl eher unten auf der Skala angesiedelt. Es können also andere Stammtischbrüder entscheiden, ob eine Warnmeldung angezeigt ist und die tatsächliche Schädigung des Gewebes analysieren, um die Schmerzhöhe zu bestimmen.

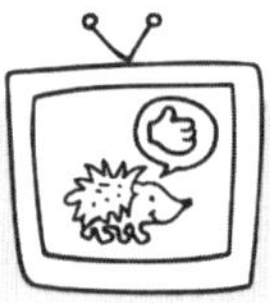

Im Worst-Case-Szenario stand heute in der Zeitung, dass Igel Tollwut übertragen. Eine Infektionskrankheit, die laut Kenntnisstand von Herrn Fischer äußerst schlechte Überlebenschancen bietet. Warnfunktion! Die Wunde sollte man sich definitiv genauer anschauen und deutlich mehr schonen. Dein System ist durch dieses Wissen sensibilisiert, und Sensibilisierung hieß bis jetzt doch immer höhere Schmerzwahrscheinlichkeit.

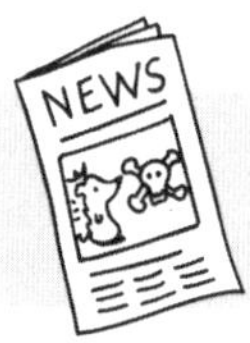

Stelle dir vor, du bist bei mir zu Besuch in München und wir spazieren barfuß an der Isar entlang. Plötzlich nimmst du einen Schmerz an der Fußsohle wahr. Deine Nozis sind also aktiv und geben dir Feedback. Aber nicht nur diese Information kommt in deinem Gehirn an. Zeitgleich melden dir deine Augen andere spitze Steine auf dem Weg. Die Lokalität wird als Deutschland, Bayern, München, Isarufer identifiziert, an dem giftige Tiere selten sind. Die Ursache für die Meldung der Nozis wird nach dieser kognitiven Verarbeitung also auf einen Stein zurückgeführt. Ein ungefährliches Erlebnis, welches du schon öfter in deinem Leben hattest, vor allem am Anfang des Sommers, wenn die Fußsohlen noch nicht wieder ans Barfußlaufen gewöhnt sind. Nach dem dritten oder vierten Mal wirst du nicht mehr bei jedem spitzen Stein, auf den du trittst, überprüfen, ob du dich tatsächlich verletzt hast.

Deine kognitive Bewertung ändert sich schlagartig, sobald deine Augen in der Nähe Glasscherben sehen, die unachtsame Isarbesucher zurückgelassen haben. Deine Situationsanalyse verändert sich, deine Achtsamkeit steigt, du kontrollierst den Weg genauer, und jede Meldung der Fußsohle wird auf eine eventuelle Schadenslage hin überprüft.

Es macht einen Unterschied, ob du an der Isar entlang auf einem wunderschönen sauberen Weg unterwegs bist, oder in Kroatien am Strand, mit dem in deinem Frontalhirn abgespeicherten Wissen, dass es dort Seeigel gibt. Oder in Australien im Wald, wo giftige Schlangen, Spinnen und Skorpione ihr Unwesen treiben und du dich sowieso fragen solltest, warum du immer noch barfuß unterwegs bist. Deine Wachsamkeit verändert sich, aber auch deine Einschätzung, ob die von deiner Fußsohle gemeldeten Informationen Gefahr für dich bedeuten könnten.

Lasst uns nun weitere Beispiele für die verschiedenen Arten der Wissensaufnahme betrachten und untersuchen, wie sie sich auf deine kognitive Analyse auswirken.

Nichtwissen macht manchmal auch nichts

Jeder Arzt und Therapeut, der schon länger im Dienst ist, wird mir folgende Behauptung unterschreiben: Die bildgebende Diagnostik wie Röntgen, MRT (Magnetresonanztomographie) oder CT (Computertomographie) ist wunderbar, um eine klarere Darstellung der tatsächlichen strukturellen Lage des Gelenkes, der Weichteile, der Bandscheiben, der Entzündungslage etc. zu erhalten.

Das klinische Bild, also die tatsächlichen Beschwerden und Symptome einer Person, lassen sich allerdings von der Bildgebung nicht 1 zu 1 ableiten. Ein schönes Beispiel ist eine Freundin von mir, die mit Rückenbeschwerden und ihren MRT-Bildern beim Arzt saß. Er fragte sie, wie sie denn in die Praxis gekommen sei. Meine Freundin war mehr als verwirrt, denn warum sollte es den Arzt interessieren, ob sie zu Fuß, per Fahrrad oder mit der U-Bahn gekommen sei? Der Arzt erklärte ihr, die MRT-Bilder ihres Rückens ließen eigentlich vermuten, dass sie sich nicht problemlos eigenständig und aufrecht zu Fuß fortbewegen könne. Laut der Analyse ihrer anatomischen Bilder hätte sie deutlich mehr Schmerzen und Bewegungseinschränkungen haben »*müssen*«. Doch nach dem Motto »Was ich nicht weiß, macht mich nicht heiß« war dieses Wissen nicht in ihrem Gehirn verankert – zumindest nicht vor dem Arztbesuch. Und sie war an diesem Morgen noch eineinhalb Stunden beim Yoga. Eigenständig und aufrecht.

Patienten empfinden nicht selten Unruhe und Verzweiflung, wenn niemand eine Diagnose stellen und sagen kann, warum sie gerade Schmerzen haben. Ganz ungünstig, wenn am Stammtisch keiner so genau einschätzen kann, wie viel Schutz gerade nötig ist, weil keiner weiß, was eigentlich geschützt werden soll. Im Gegensatz dazu fühlen sich Patienten oft erleichtert, wenn Beschwerden einer klaren Diagnose zugeordnet werden können. Wenn man weiß, welche Struktur oder welcher Umstand die Beschwerden verursacht, bringt dies oft eine große Befreiung mit sich; denn dann kann die Therapie angepasst werden und man bildet sich die Schmerzen nicht nur ein, sondern hat sie »zu Recht«.

Also bin ich natürlich Fan einer ordentlichen Diagnostik. Die Frage ist nur, wie dieses Wissen der betroffenen Person präsentiert wird, um vielleicht hier schon modulierend Einfluss nehmen zu können. Anatomische Bilder selbst, wie in Studien festgestellt worden ist, sind eher negativ für den

Umgang mit Schmerz. Je nachdem, was der Patient wünscht, reicht vielleicht die Erklärung der Diagnose, ohne dass sich zusätzlich die Bilder in das Gehirn einbrennen.

Die Entscheidung, wie viele Details und Bilder du in deinem Kopf haben möchtest und brauchst, triffst du selbst. Wähle mit Bedacht! Genug, um dich adäquat verhalten zu können, ohne durch ein Zuviel an Information deine kognitive Beurteilung zum eigenen Nachteil zu verändern.

Mein Aufruf an dich lautet daher: Reflektiere gut, aus welchen Quellen du deine kognitiven Gehirnanteile mit Wissen füllst.

Informationen aufzunehmen, ist gut! Sonst könnte ich mir ja auch das Schreiben dieses Buches sparen. Die Frage ist aber, welche, wie viele und wie selektiv du Informationen aufnimmst und filterst. Das immer noch beste Beispiel für eine einseitige Informationsaufnahme ist das Lesen von »ärztlichen« Diagnosen von Dr. Google oder Professor Yahoo. Frage dich: Liest du wirklich breit gefächert in alle möglichen Richtungen, oder suchst du nur Aussagen, die deine schlimmsten Befürchtungen bestätigen? Hast du deinen eigenen Filter auf positive und gute Nachrichten, oder ist er auf »Horrorszenarien« eingestellt?

Solltest du jemand sein, der wie ich im medizinischen Feld tätig ist: Das Wissen, dass meine Aussagen und Erklärungen einen Einfluss auf die Schmerzwahrnehmung meiner Patienten haben, bringt mich öfter dazu, meine Wortwahl zu überdenken. Ich versuche den Gedanken »Ui … das sieht aber nicht gut aus!« nicht laut, sondern modifiziert in einer durchdachten Form zu kommunizieren.

Ich behaupte mal, die meisten von uns haben schon einmal einen Blick in den Beipackzettel von Medikamenten geworfen. Einige beschäftigen sich sogar besonders emsig mit den Nebenwirkungen. Es ist absolut nachvollziehbar, dass dies eine wichtige Informationsquelle ist. So können wir herausfinden, ob es Wechselwirkungen mit anderen Medikamenten oder bestehenden Erkrankungen gibt und welche Nebenwirkungen möglicherweise auftreten können.

Wie immer gilt aber auch hier: Das ist ein zweischneidiges Schwert. Blind einfach etwas zu schlucken, ohne sich vorher über die möglichen Auswirkungen zu informieren, ist nicht sinnvoll. Aber: Selbst wenn eine Nebenwirkung nur in 0,01 % der Fälle auftritt, aber diese von dir als gefährlich, bedrohlich und nicht wünschenswert eingestuft wird, verändert dies deine Einstellung zum Medikament. Deine Angst vor den möglichen Folgen einer Einnahme steigt, womit sich dein Stresslevel erhöht. Mit dem Lesen der Beipackzettel veränderst du bewusst oder unbewusst dein Wissensprofil in deinem Großhirn.

Während ich diese Zeilen schreibe, dachte ich mir: Vielleicht sollte ich in die Rolle von Herrn Fischer schlüpfen und einmal Dr. Google befragen, welches Wissen denn über den Kontakt mit einem Igelstachel zu finden ist. Meine feste Überzeugung war, nicht viel wahrscheinlich, denn ich habe ja gerade bewusst ein Beispiel gewählt, das in der Realität als Schmerzauslöser eher abstrakt ist. Tja, was soll ich sagen, soeben gegoogelt. Suchbegriff: Verletzung durch Igelstachel. Mein Wissensgebiet im Gehirn hat doch sofort neue Informationen bekommen.

Die erste Seite der Suchergebnisse war von www.wissenschaft.de, und ich zitiere gerne kurz aus den Ergebnissen: »Vorsicht bei Igel-Kontakt! Igel sind häufige und nützliche Gäste in unseren Gärten und Parks. Doch wie sich nun zeigt, können die stacheligen Gesellen für Menschen ansteckende Krankheitserreger in sich tragen. Forscher berichten aktuell von vier Nachweisen des Corynebacterium ulcerans, eines engen Verwandten des Diphterie-Erregers, bei vier deutschen Igeln. Dieses Bakterium kann beim Menschen Hautabszesse, neurologische Schäden und Herzentzündungen verursachen.« Fred wurde von mir natürlich auf Herz und Nieren überprüft und ist selbstverständlich frei von Bakterien, aber ich muss zugeben, dass ich das nächste Mal, wenn ich einen Igel treffe, wohl eher etwas vorsichtiger mit ihm umgehe. Wissen in meinem Gehirn verankert.

Und was ist mit Studien, Gesundheitssendungen oder -artikeln? Auch hier ist es angesagt, Vorsicht walten zu lassen und nicht gleich alles für bare Münze zu nehmen. Das trifft auch auf wohlgemeinte Ratschläge aus der Familie oder dem Bekanntenkreis zu. Wissen, welches andere Menschen an dich herantragen, ist vor allem eines: von deren persönlichen Erfahrungen und eigenen Wissensquellen beeinflusst. Damit meine ich jetzt nicht deine Mathelehrerin, die dir erklärt hat, dass 1 + 1 = 2 ist. Ich rede hier nicht von wissenschaftlichen Fakten, sondern von Informationen Anderer, die von deren individuellen Wissens- und Erfahrungshorizonten geprägt sind. »Das hatte ich auch schon einmal«, »Bei mir hilft da immer«, »Damit wirst du lange zu kämpfen haben« und so weiter und so fort.

Ich liebe es, dass z. B. das Wissen über alte Hausmittel und pflanzliche Wirkstoffe von Generation zu Generation weitergetragen wird. Aber das Wissen über den Verlauf einer schmerzhaften Problematik ist nicht auf andere Menschen übertragbar. Es gibt kein Schema F. Jeder ist individuell, bringt eigene Voraussetzungen mit und hat unzählige Einflüsse, die das Bild verändern können. Je nachdem, ob du Herrn Fischer nach Szenario 1 oder 2 über den Weg läufst, gibt er dir unterschiedliche Informationen aufgrund *seiner* Erfahrung weiter. Entweder erzählt er von einer Antibiotika-Behandlung mit tagelangen Schmerzen, oder er beschreibt es als eine Kleinigkeit, die kaum wehgetan hat. (»Keine große Sache, tat kaum weh.«) Wenn du also danach selbst auf Fred treten solltest, bezieht dein Gehirn das von

Herrn Fischer stammende Wissen in seine Analyse ein. Bedeutet: Die Gefahrenanalyse ist unterschiedlich und damit das Bedürfnis deines Gehirns nach Schmerzwahrnehmung als Schutz.

Mein Vorschlag: Wähle mit Bedacht die menschliche Wissensquelle und reflektiere das Gehörte. Auch die Art und Weise, *wie* dir die menschliche Quelle ihr Wissen präsentiert, hat einen Einfluss. Erzählt dir die dramatisch veranlagte Nachbarin ihre Horrorszenarien und untermalt diese mit einer Stimmvariation, die ihr einen Oscar für schauspielerische Leistung einbringen würde, und vergisst sie dabei den Teil, in dem sich alles zum Guten wendet? Oder berichtet der wortkarge Nachbar, der mit monotoner Stimme nur sagt: »Alles wieder in Ordnung. Ging gut aus am Ende.« Vergiss nicht zu hinterfragen.

Aus Erfahrung wird man klug

Erfahrung setzt Informationen (und Wissen) in einen individuellen Erkenntniszusammenhang. Maßgeschneidert auf dich, da du sie selbst erlebt hast.

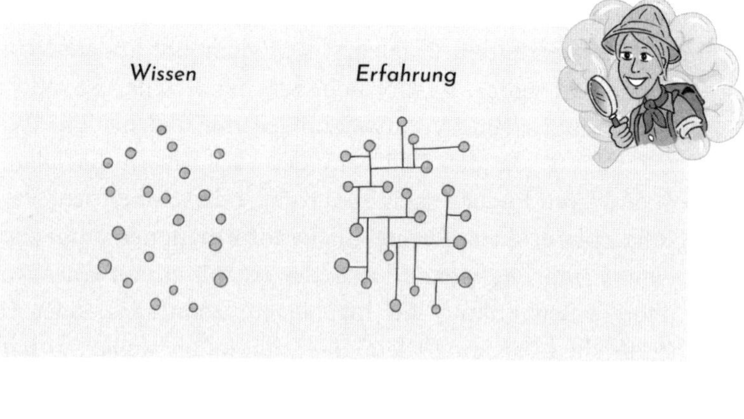

Du sammelst dein Leben lang unzählige Erfahrungen und Erlebnisse, die du je nach Wichtigkeit kurz- oder langfristig in deinem Gehirn abspeicherst. Diese selbst erlebten Informationen werden im Falle einer Bedrohung genutzt, um die passende Reaktion in deinem System abzurufen. Wie viel Stress löst es aus, wie viel motorische Reaktion benötigst du – und eben auch, wie viel Schmerz kommt in dein Bewusstsein, um dir die Relevanz des Reizes deutlich zu machen? Wie interpretiert dein Gehirn die Notwendigkeit der Schutz- und Warnfunktion Schmerz.

Von den Urinstinkten und Reflexen einmal abgesehen, die uns im Laufe der Evolution mitgegeben wurden, sind es vor allem die Erfahrungen, die uns auf Dauer überlebensfähiger machen.

- Einmal heiße Herdplatte – Erfahrung »Brandblasen« verbucht.
- Einmal auf die Biene getreten – Erfahrung »schmerzhafte Schwellung« verbucht.
- Einmal cholerischen Chef gehabt – Erfahrung »ungesunde Stressreaktion« verbucht.
- Einmal unachtsam mit dem neuen, scharfen Messer gewesen – Erfahrung »Schnittwunde« verbucht.

Dass die Herdplatte oder die Kerze heiß ist, wurde dir als Kind wahrscheinlich mehrmals erzählt, bevor du dann vielleicht doch dachtest, dieses Wissen selbst überprüfen zu müssen, um es nachhaltiger und wirkungsvoller als Erfahrung abzuspeichern.

Du hast das Erlebnis und seine Konsequenzen selbst durchlebt und verankerst diese Informationen in deinem Gehirn, um sie später in ähnlichen Sachverhalten zurate zu ziehen. Neues Messer gekauft? Vorsicht beim Benutzen. Heißes Getränk? Lieber vorsichtig mit den Lippen erst die Temperatur überprüfen, bevor du dir wieder die Zunge verbrennst.

Das von schmerzhaften Brandblasen begleitete Erlebnis, dass eine heiße Herdplatte keine gute Kontaktstelle für deine Finger ist, wird anders abgespeichert und hat einen anderen Einfluss als das bloße Wissen darüber, dass der Kontakt wehtun könnte.

Kommen wir zu einer Mischform aus Wissen und Erfahrung. An meinen 13. Geburtstag erinnere ich mich deshalb so gut, weil meine Oma an diesem Tag mit ihrer kompletten Handfläche überprüft hat, ob die Herdplatte noch heiß ist. Unvergessen ist das Bild ihrer dick verbundenen Hand nach dem darauffolgenden Arztbesuch. Es war nicht meine Hand, die zu Schaden kam, aber ich habe die schmerzhaften Auswirkungen »hautnah« miterlebt.

In meinem Beruf bin ich tagtäglich in Kontakt mit Menschen, die sich mit den unterschiedlichsten, fast immer Schmerz involvierenden Thematiken auseinandersetzen. Bedeutet: Ich lese nicht nur über Krankheiten, Verletzungen und ihre Verläufe, sondern ich erlebe den Umgang damit direkt. All dies sind Erfahrungen, die mein Gehirn abspeichert und heranzieht, sollte ich in eine ähnliche Situation kommen. Was ich dir definitiv nach über 20 Jahren in diesem Beruf sagen kann: Für dieselbe Diagnose oder scheinbar dieselbe Problematik ist das Spektrum, welche Folgen, Einschränkungen und Schmerzen zu erwarten sind, breit gefächert.

Nehmen wir Patienten, die mir erzählen: »Das liegt bei uns in der Familie.« »Das Problem hatte mein Vater oder meine Mutter auch schon.« Hüftschmerzen sind ein gängiges Beispiel. Wenn also eine Patientin zu mir in die Behandlung kommt mit der Aussage, dass eine schmerzhafte Problematik mit ihrem Hüftgelenk besteht und dass das wohl genetisch sei, denn ihre Mutter und Oma haben ebenso damit gekämpft, dann beeinflusst dies ihre Interpretation am Stammtisch Schmerz. Denn ihr wurde nicht nur beschrieben, nein, sie hat selbst erlebt, wie eine solche Problematik Einfluss auf ein Leben nehmen kann. Je nachdem, wie der Verlauf bei den Familienmitgliedern war, erinnert sich das Gehirnareal Erleben unterschiedlich an das Verhalten, die Äußerungen und die Folgen, die die Hüftschmerzen für diese hatten.

Die Vorfahren haben irgendwann einen Gelenkersatz bekommen und leben nach wie vor mit dem Ersatzteil glücklich und ohne Einschränkungen? Die 80-jährige Oma geht immer noch mit ihrer künstlichen Hüfte allein die drei Stockwerke in ihre Wohnung? Dann wird die Gefahr, anhand der Meldungen der Nozis aus dem Hüftbereich der Patientin ganz anders eingeschätzt, als wenn die »vererbten« Hüftprobleme zu chronischen Problemen, starken Einschränkungen des Alltags und einem stetigen Äußern der Schmerzen geführt haben. Seit Jahren kann sich die Oma nur mühsam mit dem Rollator fortbewegen? Ist dauerhaft auf Hilfe angewiesen? Mit diesen Bildern im Kopf, einer solchen Beweislage also, fällt der Stammtisch eher das Urteil, dass eine erhöhte Schmerzsensibilität nötig ist.

Doch Vorsicht. Du bist nicht die anderen. Nimm alles Hilfreiche mit, was dir diese Erfahrungen bringen, und lerne daraus, dein Verhalten zu adaptieren, aber sei dir stets bewusst, dass deine persönliche Geschichte individuell geschrieben wird, genetische Vordisposition hin oder her. Sie erhöht zum Teil die Chance, dass es ähnlich verläuft … *es muss aber nicht so sein.*

Es wird deutlich persönlicher, wenn du selbst vor fünf Jahren vielleicht auf der rechten Seite Schmerzen im Bereich des Hüftgelenkes hattest. Abhängig davon, welchen Weg diese eingeschlagen haben, wird jetzt, wo dir die gleiche Stelle auf der anderen Seite wehtut, ein anderes Resultat in Bezug auf Gefährlichkeit und nötige Schutz- und Schonfunktion präsentiert. Und auch dazu kann ich dir sagen: Deine rechte Hüfte ist schlichtweg nicht deine linke Hüfte. Es kann gleich verlaufen … *oder eben nicht.*

Dein Stammtisch trifft also Vorhersagen, die eintreffen könnten oder eben nicht, richtet aber seine darauffolgenden Regulierungen der anderen Stammtischbrüder deines Körpers nach seinen Erfahrungen aus. Auch die empfundene Schmerzhöhe.

Kommen wir doch zum Worst-Case-Szenario mit Fred zurück, denn bei diesem Beispiel hatte Herr Fischer ja nicht das erste Mal Kontakt mit einem Zeitgenossen wie Fred. So konnte Herr Fischer die 0,8 mm tiefe Verletzung durch Freds Stachel in seinem Gehirn mit einer Erfahrung vergleichen. Und diese wurde natürlich abgespeichert.

Kurzer Abgleich also: Das Zusammentreffen hatte einige unschöne Folgen. Die Verletzung durch den Stachel hat eine Entzündung ausgelöst, die nicht nur mit Antibiotika behandelt werden musste, sondern zusätzlich dazu geführt hat, dass Herr Fischer tagelang den deutlich schmerzhafteren Fuß nicht belasten konnte und seinen Urlaub absagen musste.

Also wurde neben den Informationen »Fuß traf Stachel, Verletzung Fuß« zusätzlich noch abgespeichert, dass am Stachel Bakterien waren, die eine medikamentöse Behandlung nach sich zogen, tagelange Einschränkungen des Alltags mit sich brachten und zudem noch schmerzhaft waren. In dem Moment, in dem Herrn Fischers Fuß auf Fred trifft, werden all diese Informationen über das bereits Erlebte im Gehirn reaktiviert, verglichen und zur Bewertung herangezogen.

Am Stammtisch hat nicht nur der Gehirnanteil »Erfahrungen« dafür gesorgt, dass das Zusammentreffen mit Fred nicht auf die leichte Schulter genommen werden sollte, sondern es hat gleich noch seinen Kollegen »Immunsystem« dazu gebracht, schon mal in Habachtstellung zu gehen, um eventuellen Eindringlingen schnell den Garaus zu machen. War ja beim letzten Mal auch nötig! So senden nicht nur die zerstörten Zellen und die Nozizeptoren im Fuß über ihre Neurotransmitter Signale an die Immunzellen, um die Wundheilung einzuleiten. Auch von der Zentrale kann nach einer sorgfältigen Bewertung der Situation der Auftrag kommen: »Immunsystem, ab an die Arbeit, es *könnte* gefährlich werden.« Es sind also mehr Immunzellen aktiv, die mehr schmerzmodulierende Substanzen ausschütten. Die Alarmanlage Großhirn wird scharf gestellt, und so hat die Erfahrung von Herrn Fischer schon jetzt seine Schmerzwahrnehmung moduliert.

Stelle dir vor, Herrn Fischers erstes Zusammentreffen mit einem stacheligen Fred ist das »Love-is-in-the-air«-Szenario. Auch hier erlebt Herr Fischer eine Situation, welche er abspeichert. (Wobei vielleicht die Augenfarbe der Dame mehr Speicherplatz einnimmt als Fred selbst.) Sollte Herr Fischer in seinem weiteren Leben nochmals auf einen Fred treffen und sich nur daran erinnern, dass die kleine 0,8 mm große Verletzung gut abgeheilt ist und kaum Beschwerden verursacht hat, läuft der Beitrag des Gehirnanteils »Erfahrungen« am Stammtisch anders ab. Ergebnis der Schmerzwahrnehmung? Geringer.

Wie kann dir dieses Wissen helfen, deinen Schmerz zu modulieren? Du bist Herr deiner eigenen Informationsaufnahme und Wissensansammlung und kannst zudem all die Erfahrungen, die abgespeichert sind, immer wieder kritisch begutachten und hinterfragen. Versuche sie neutral zu sehen und zu überprüfen, ob sie mit der aktuellen Situation wirklich vergleichbar sind.

Okay, ich denke also etwas und verändere so meinen Schmerz? Bilde ich mir dann nur ein, dass ich weniger oder mehr Schmerzen habe? Ich hoffe, die letzten Seiten haben verdeutlicht, dass es keine »Einbildung« ist, wenn sich dein Schmerz durch deine Gedanken verändert. Die Aktivität deiner Stammtischbrüder wird durch deine kognitive Verarbeitung und Bewertung einer Situation modelliert und ruft dadurch eine tatsächliche und reale Veränderung der Schmerzhaftigkeit hervor.

Wenn deine Datenbank mit all den Informationen über Wissen und Erfahrungen ein Teil der »Gefährdungsanalyse« ist, die mit beeinflusst, wie viel Warnung du über das Medium Schmerz benötigst, ist es wichtig für dich, was dort gespeichert ist.

Wie deine Modellierungsmöglichkeiten für den Stammtischteilnehmer kognitiver Anteil Großhirn sind? Nach der Faktenanalyse findest du zu hierzu ein paar Vorschläge.

Faktenanalyse

1. Auch zentral finden Sensibilisierungsprozesse im Bereich der nozizeptiven Reizweiterleitung statt.
2. Wie gut die einlaufenden Informationen verarbeitet werden können, hängt von der Repräsentanz der Körperareale in deiner Gehirnrinde ab.
3. Spiegelneurone können genutzt werden, um ein schmerzfreies Bewegen zu simulieren.
4. Abgespeichertes Wissen und gemachte Erfahrungen verändern die kognitive Analyse der eingegangenen Informationen.
5. Das Ergebnis der kognitiven Analyse modifiziert körperliche Reaktionen und das Schmerzempfinden.

Und nun? Was kannst du tun?

Information

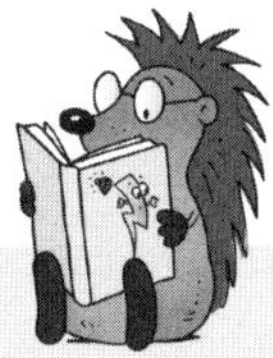

Nach den vielen Seiten, in denen ich beschrieben habe, wie jeder Reiz mit dem in deinem Gehirn gespeicherten Wissen abgeglichen wird, hoffe ich, dass diese Informationen einen günstigen Effekt auf deine zukünftige Schmerzverarbeitung haben.

Die Erklärungen zum tageszeitlichen Rhythmus, zum Immunsystem, zu Stressreaktionen und zur kognitiven Schmerzverarbeitung verändern die Interpretation von Schmerz hoffentlich positiv. Vor allem die Erkenntnis, dass Schmerz nicht automatisch mit einer neuen oder erneuten Gewebsverletzung einhergehen muss, sollte einen Einfluss auf deine Schmerzwahrnehmung haben. Lustige Comics, die in deinem Gehirn aufpoppen in diesem Zusammenhang? Hoffentlich auch hilfreich. Vor allem aber das Wissen, dass du dir auf unterschiedlichsten Ebenen Hilfe holen kannst, die du vielleicht vorher nicht in Betracht gezogen hast.

Wissen schafft Möglichkeiten. Daher ist es mir ein Anliegen, dir für den Fall einer schmerzhaften Wahrnehmung mehr Wissen mitzugeben, damit du, wie ich es am Anfang formuliert habe, deine »Problemlösungskompetenz« in Bezug auf das spannende Projekt Schmerzreduzierung verbesserst. Vielleicht findest du hier einige Impulse, um Neues auszuprobieren. Den Mut, die Therapie auf allen Ebenen anzugehen – vom Gewebe über Ernährung bis hin zur Zuhilfenahme von Therapieformen, die deine synaptischen Verbindungen in deinem Gehirn verändern.

In deinem Kopf finden nicht nur die Analyse und der Abgleich eingehender Daten statt, um sie in einen sinnvollen Kontext zu setzten, sondern auch Lösungsansätze und

Möglichkeiten sind dort verankert. Diese können entweder aus eigenen Erfahrungen stammen, die du bereits gemacht hast, oder aus neuen Vorschlägen, die du in diesem Buch entdeckt hast. Ich ermuntere dich, diese Ideen in praktische Erfahrungen umzuwandeln, damit du besser einschätzen kannst, ob sie zu dir passen.

Gut geführte Selbsthilfegruppen eignen sich übrigens hervorragend als Wissensquelle. Sie können dir neue Ideen, andere Sichtweisen, Austausch über Behandlungsansätze, Ärzte und Therapeuten bieten.

Coaching/Psychotherapie

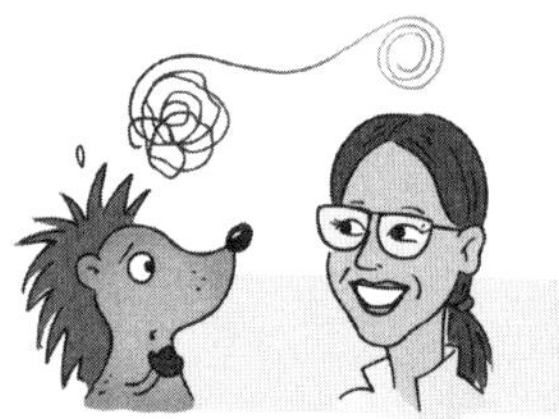

Um schnell und effektiv zu arbeiten, ist es super, dass unser Gehirn die sogenannten Daten-Autobahnen kreiert. Bekannter Reiz = abgespeicherte Analyse und schnelles Ergebnis.

Während meines Schreibaufenthalts in Irland habe ich irgendwann aufgehört zu zählen, wie oft ich die linke Vordertür meines Leihautos geöffnet habe, um dann festzustellen, dass sich dort lediglich ein Beifahrersitz befindet und kein Lenkrad. Autofahren ist für mich so automatisiert, dass ich unbewusst immer auf der »falschen« Seite gelandet bin. Was dir diese kleine Episode verdeutlichen soll, ist, dass deine Gehirnabläufe zum größten Teil automatisch ablaufen und es für eine neue Bewertung oft ein Innehalten und Informationen von außen bedarf. Und Wiederholung! Nach ein paar Tagen irritierten Blickes auf den Beifahrersitz auf der linken Autoseite habe ich meinen Gehweg zur »richtigen« Fahrerseite geändert – und das immer früher. Eingefahrene Gedankengänge und Handlungen im Umgang mit Schmerz zu verändern, ist ebenso ein Prozess.

Ein Perspektivwechsel auf das aktuelle Geschehen ist

mit einem Psychologen oder Coach viel einfacher zu erreichen. Das Schöne daran ist, das ein gut ausgebildeter Therapeut dir keine Ratschläge oder neue Denkoptionen anbietet, sondern dich mit guter Gesprächsführung und gezielten Fragen dazu bringt, selbst eine neue Sichtweise zu finden oder eine andere Bewertung von Situationen vorzunehmen. Warum dies einen Unterschied macht im Vergleich zu den guten Ratschlägen von Freunden? Die Tatsache, dass dein Gehirn von allein auf eine Änderung kommt, ist eine ganz andere Bahnung und bleibt nachhaltiger verhaftet als die reinen Tipps von außen. Es wird also nicht das Knäuel in deinem Gehirn für dich entwirrt, sondern du entwirrst es selbst und bahnst neue Gedankengänge und Synapsen, die dir so komplett entsprechen und zu dir passen. Dies erhöht die Chance, dass sie im weiteren Verlauf genutzt und weiter ausgebaut werden.

Arzt

Woher stammt dein Wissen? Suche dir einen Fachmann oder eine Fachfrau, der/die ein gewisses Händchen für Kommunikation und Wissensvermittlung hat und sich der Auswirkung derselben bewusst ist.

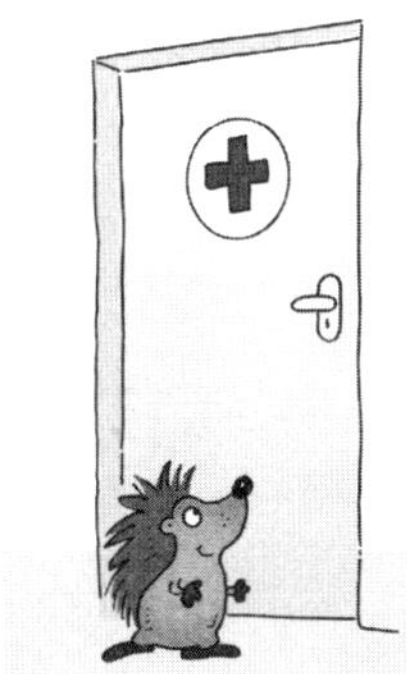

Der Fachbereich, der sich mit dem Ablauf deiner Gedankengänge im Gehirn beschäftigt, gehört zum Arbeitsfeld der Psychologen und Psychotherapeuten. Sie können Licht ins Dunkel bringen und erklären, warum bestimmte Autobahnen bei dir gebildet wurden, und sie helfen dir dabei, wenn nötig, diese zu verändern.

Therapie

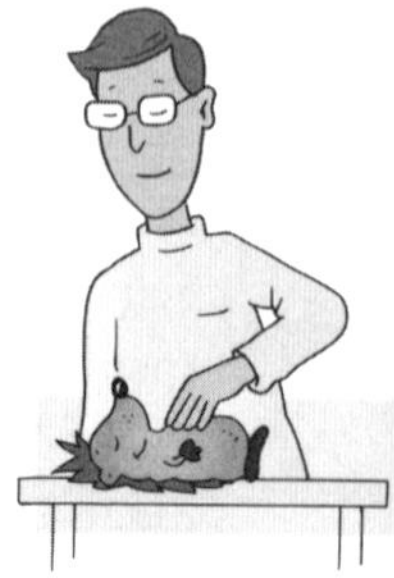

Auch hier findet eine Wissensvermittlung statt, die ebenso bewusst seitens des Therapeuten eingesetzt werden sollte. Ich bediene mich hier wieder eines Beispiels aus der eigenen Praxis: Mehrmals im Jahr kommen Patienten zu uns, die mit stechenden Schmerzen im Brustbereich Hilfe suchen. Vorausgegangen ist oft schon eine ärztliche Diagnostik beim Kardiologen, denn die Beschwerden werden bei Belastung schlimmer. Großhirnaktivität? Stechende Schmerzen? Vielleicht auch noch links? Vorne im Brustbereich? Eines der Hauptsymptome bei Herzproblemen. Herzprobleme? Sobald dein Großhirn diesen möglichen Zusammenhang festgestellt hat, kannst du dir sicher sein, dass Adrenalin durch deine Adern rauscht, denn Herzprobleme werden von deinem System als sehr bedrohlich eingestuft.

Jetzt hat der Kardiologe aber ein völlig gesundes Herz festgestellt? Ich bin mir bewusst, dass ein Therapeut ohne genaue Untersuchung keine Diagnose stellen sollte. Wenn aber das Aufnahmegespräch diese Informationen beinhaltet, würde ich bereits vor dem Gang zur Behandlungsbank einiges darauf verwetten, dass die Ursache für die stechenden Schmerzen eine Problematik des Wirbel-Rippengelenkes ist – auf Höhe des Herzens eben. Denn auch diese verursacht einen ausstrahlenden Schmerz in die Brustgegend oder am Ansatz der Rippe vorne am Brustbein und muss im Rücken selbst keine Beschwerden verursachen. Warum die Probleme dann aber mit Belastung schlimmer werden? Weil sich die Atmung erhöht und damit die Bewegung in den eingeschränkten Gelenken.

Erkläre ich diesen Zusammenhang nach bestätigter Diagnose nach der Untersuchung, läuft die Analyse im Großhirn zu den bestehenden Schmerzen deutlich entspannter ab: Aus bedrohlichen Herzproblemen mit ungewissen Folgen ist eine häufig einfach korrigierbare Gelenkproblematik in den Wirbel-Rippengelenken geworden.

Aber einmal weg von der Wissensaufnahme zum Bereich Erfahrungen. Ein großes Anliegen der Therapie ist es, der betroffenen Person die Erfahrung mit auf den Weg zu geben, dass Bewegungen schmerzfrei sein können, dass etwa ein Anheben des Arms nicht eingeschränkt sein muss, wenn man die Ausführung leicht verändert. Dass mit der Hilfe von Tapes, Bandagen, Schuheinlagen etc. andere Kräfte auf die betroffene Region wirken, die mit weniger Belastung einhergehen.

Die deiner Problematik angepasste Therapie hilft dir dabei, deinen Homunkulus ausgewogen zu trainieren und für eine gesunde Repräsentanz der betroffenen Region zu sorgen. Auch mentales Training und Visualisierung können dazu beitragen, dass sich die festgefahrenen Erwartungshaltungen deines Gehirns verändern.

Schmerz und emotionales Gehirn

Wir Menschen sind keine Computer, sondern komplexe Lebewesen, die zusätzlich zu ihrem analytischen Verstand Emotionen haben, die einen entscheidenden Anteil an der Urteilsfindung deines Gehirns in Bezug auf die nötige Schutz- und Warnfunktion Schmerz haben.

Weshalb ich an dieser Stelle das nächste Stammtischmitglied aus deiner Schaltzentrale auf die Bühne bitte: dein emotionales Gehirn. Falls du dich nicht mehr im Detail an den ersten Satz im Einführungskapitel erinnern kannst, hier noch einmal eine Wiederholung: Laut Weltschmerzorganisation IASP (International Association for the Study of Pain) ist Schmerz definiert als:

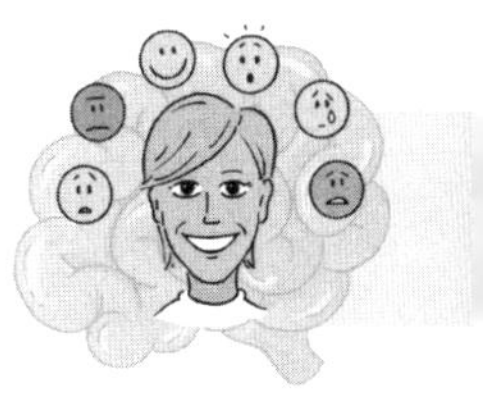

»unangenehmes Sinnes- und Gefühlserlebnis«

Schmerz ist also nicht nur ein Sinneserlebnis (Registrierung und Verarbeitung der Verletzung durch Nozizeptoren und die nüchterne Beurteilung deines Gehirns), sondern auch ein Gefühlserlebnis.

Willkommen im limbischen System

Das System in deiner Schaltzentrale, welches für die Steuerung deiner Emotionen und Gefühle zuständig ist, ist nicht eine einzelne Struktur, sondern setzt sich als Netzwerk aus vielen Anteilen unter dem Überbegriff limbisches System zusammen.

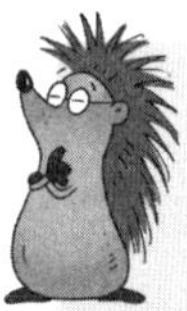

GOOD TO KNOW

Dein limbisches System ist eine funktionale Einheit mehrerer Gehirnregionen: Amygdala, Hippocampus, Hypothalamus, Teile des Thalamus und viele mehr.

Eine Verwertung der Informationen in diesen Anteilen deines Gehirns führt dazu, *wie* du die Schmerzen wahrnimmst, ob als unangenehm, quälend, ermüdend, Leiden erzeugend, angsterregend etc. Im Austausch miteinander werden diesem Netzwerk auch Funktionen wie Antrieb, Lernen und Gedächtnis zugeschrieben. Bleiben wir aber vorerst bei der

Funktion Emotion. Was sind denn die wichtigsten Emotionen, die dein Gehirn dich empfinden lässt?

Der Psychologe Paul Ekman beschreibt sechs kulturübergreifende Basisemotionen: Angst, Ärger/Wut, Freude, Überraschung, Trauer und Ekel. Manchmal wird als siebte Emotion noch Verachtung hinzugefügt. Welchen emotionalen Kontext generieren z. B. die zum Gehirn gelangenden Informationen im Worst-Case-Szenario von Herrn Fischer? Die kurze Beschreibung des Zusammentreffens bringt bei näherer Betrachtung so einige Emotionen zum Vorschein:

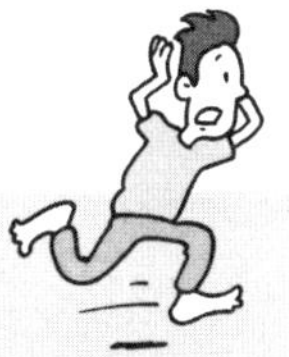

Angst davor, zu spät zu kommen.

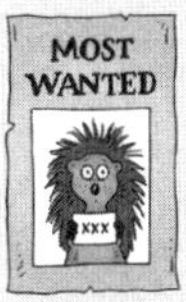

Ärger und Wut auf Fred, denn hätte er die Straßenverkehrsordnung befolgt, würde Herr Fischer jetzt nicht in diesem Dilemma stecken.

Angst vor der der Reaktion des Chefs und der Auswirkung auf die Beförderung.

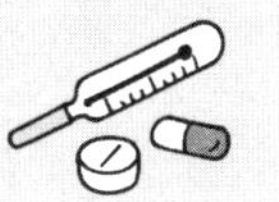

Angst davor, dass es wieder verläuft wie das letzte Mal.

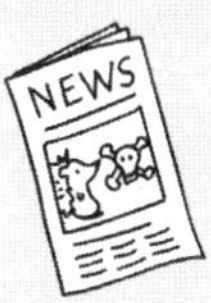

Angst, dass der Artikel über Tollwut wahr sein könnte und Fred ein Überträger von Viren ist.

Das andere Szenario emotional beleuchtet? Love-is-in-the-air ?

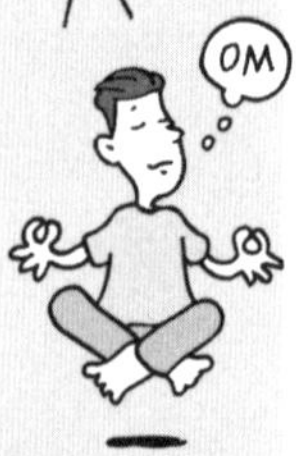

Herr Fischer startet schon mit freudigen Emotionen in seinen Tag. Er freut sich über das sonnige Wetter und die Tatsache, dass Urlaub und Yoga perfekt für sein emotionales Gleichgewicht sind.

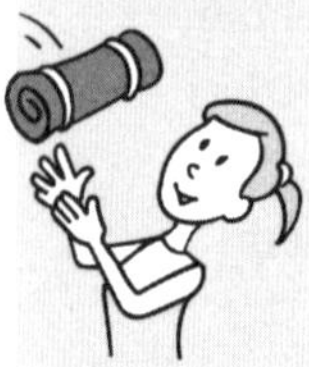

Freude über die Hilfsbereitschaft der netten Dame und nicht weniger Freude über das gemeinsame Kaffeetrinken. Dass die »Herzchen in den Augen« ein Ausdruck positiver Emotionen sind, erklärt sich von selbst.

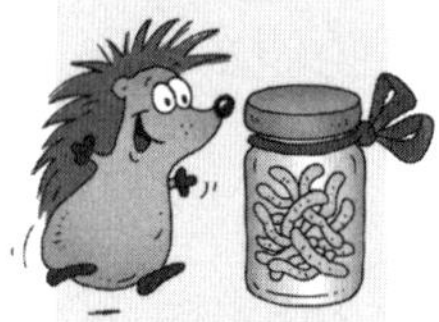

Jemanden zu beschenken, kann genauso viel Freude auslösen, wie selbst beschenkt zu werden. Das kleine Dankeschön an Fred trägt also zur guten Stimmung von Herrn Fischer bei.

Du siehst, dass sich die kognitive Bewertung der abgespeicherten Informationen und Erlebnisse nicht von der emotionalen trennen lässt. All die Zahlen – Daten – Fakten – Gedankengänge bekommen jetzt eine affektive, emotionale Komponente. Abhängig davon, welches Szenario Herr Fischer erlebt, gibt sein limbisches System an seinem Stammtisch ein anderes Plädoyer ab und beeinflusst dadurch auch die Höhe der Schmerzwahrnehmung.

Inwiefern die Funktion und der Einfluss deiner limbischen Datenverarbeitung problematisch oder eine echte Chance für dich sein kann, klären wir auf den folgenden Seiten.

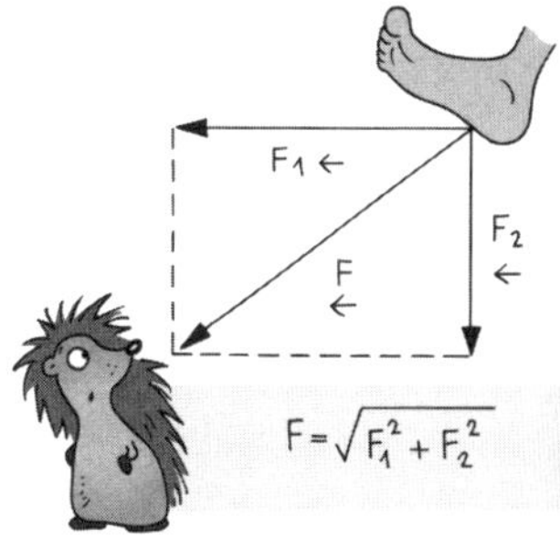

Ich erinnere gerne noch einmal daran, dass in beiden Fällen eine 0,8 mm tiefe Verletzung stattfand, sich also weder an dem auslösenden Reiz noch elementar an der sensorisch-diskriminativen Analyse etwas verändert hat.

Betrachten wir diese neue Information aus verschiedenen Blickwinkeln: Nehmen wir erneut ein Beispiel aus meinem persönlichen Erfahrungsschatz, das verdeutlicht, dass auch für mich neben der faktischen Analyse auf der kognitiven Verarbeitungsebene limbische, emotionale Komponenten eine deutliche Rolle spielen können. Obwohl Therapeuten über umfassendes Wissen zu den Zusammenhängen von Schmerzentstehung und den Einflüssen der eigenen Wahrnehmung verfügen, bleibt nicht aus, dass der Bereich von Wissen, Schmerz und Emotion ein Eigenleben entwickelt, wenn sie selbst betroffen sind.

Es ist glücklicherweise schon einige Jahre her, aber ich verletzte mir einmal beim Klettern die Hüfte. Mein Hirnareal Wissen ist sofort in Aktion gesprungen. Aha, Schmerz im Bereich des Hüftgelenks, innere Leiste. Wird wahrscheinlich eine Reizung der Ansatzstelle der Adduktoren (Muskelgruppe) sein. Obendrauf noch ein bisschen kreative Differentialdiagnostik, und mein Körper und Geist waren zwar nicht glücklich über die aktuelle Verletzungslage, aber nun ja, passiert eben. Ein Erklärungsmodell für die Schmerzen bestand. Kognitive Verarbeitung unter Zuhilfenahme meiner medizinischen Kenntnisse abgeschlossen.

Emotionale Beurteilung der Lage? Solch eine Reizung des Muskelansatzes ist kein Drama und wird mit ein bisschen Pflege ohne Folgeschäden wieder ausheilen. So wurde die Verletzung als störend, aber vorübergehend eingeordnet. Der Zeiger in meinem emotionalen Gehirn stand immer noch auf »lächelnd«.

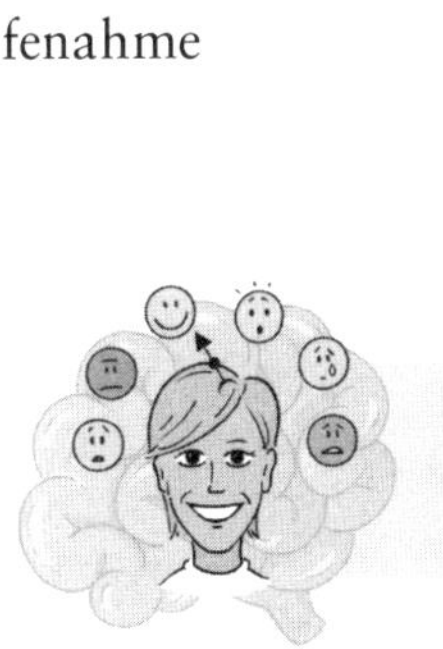

Einige Wochen später hat ein anderer Anteil meines zerebralen Wissensspeichers ins Bewusstsein gebracht, dass laut Fahrplan das abgespeicherte normale Wundheilungsschema nicht mehr dem Standard folgte. Ich konnte die Hüfte nach längerer Zeit immer noch nicht mit dem kompletten Körpergewicht belasten, Sitzen war nicht angenehm und mein Bewegungsverhalten definitiv gestört. Da die Eigentherapie nicht erfolgreich war, habe ich mich zu einem befreundeten Orthopäden begeben, der mich zum MRT (Kernspin) überwies. Ich warf optimistisch meine Sportsachen ins Auto, denn neben dem MRT-Zentrum befand sich direkt eine Kletterhalle, und ich war überzeugt, dass ein bisschen lockeres entspanntes Bouldern an der Wand der Heilung meiner Muskelproblematik nur zuträglich sein könnte.

Der Wissensanteil meines Gehirnes hat dies mit den anderen Anteilen abgestimmt und für durchaus sinnvoll und nicht übermütig (okay, nur leicht übermütig) eingestuft. Bis eben genannter Gehirnanteil bei der Nachbesprechung der MRT-Untersuchung im Arztzimmer des Radiologen selbst einen Blick auf die MRT-Bilder werfen konnte.

Du erinnerst dich noch daran, was wir zu anatomischen Bildern, Wissen und Schmerzwahrnehmung gelernt haben? Die Stimme des kognitiven Gehirnanteils am Stammtisch Schmerz wurde nach einem Blick auf die bildgebende Diagnostik/MRT-Aufnahmen deutlich aufgeregter, lauter und dringlicher. Er hat nämlich sofort einen fetten, unübersehbaren Erguss in meinem Hüftgelenk erfasst. Also nicht nur eine Reizung eines Muskelansatzes, sondern das Gelenk selbst hat Stress. Kapselanriss, eventuelle Mitverletzung der Gelenkstrukturen und Schwellung im Gelenk war die offizielle Diagnose.

Hätte ich mich früher schon so ausführlich mit dem Einfluss der unterschiedlichen Stammtischbrüder ausgekannt, hätte ich bei der Art und Weise, wie ich nach dieser veränderten Wissenslage vorsichtig ins Auto gestiegen bin, über mich selbst und meine internen Stammtischgespräche gelächelt. An ein flüssiges Bewegungsverhalten war nicht mehr zu denken, geschweige denn an Klettern. Die Kletterausrüstung wurde wieder aus dem Auto entfernt und tatsächlich erst ein Jahr nach Verletzung wieder hervorgeholt.

Ich möchte noch einmal betonen, dass die Verletzung vorher und nachher genau gleich war. Ich kann dir aber versichern, dass sich die Schmerzwahrnehmung nach dem Verlassen der Praxis deutlich verändert hat. Nicht nur mein Gehirnanteil der kognitiven Verarbeitung sprach sich nach neu verarbeiteter Diagnose für eine erhöhte Schutzfunktion Schmerz aus. Vor allem ein Stammtischmitglied bekam eine deutlich höhere Autorität.

Emotionale Relevanz

Während es bei der selbst gestellten Diagnose Muskelansatzreizung noch gelassen, lächelnd den Gesprächen beiwohnte, übernahm es nach der Diagnose Hüftgelenksverletzung einen dominanten Redeanteil. Denn die Verletzung und die Schmerzmeldung traf mich in Bereichen, die eine hohe *emotionale* Relevanz für mein Leben haben.

Ich konnte meinen Beruf, den ich liebe, nicht störungsfrei ausüben. Dauernd musste ich meine Haltung anpassen, weil die Hüfte zu viel Druck bekam. Stehen ging nur auf dem linken Bein, sitzen nur kurzzeitig oder unbequem auf der Stuhlkante. Während einer Behandlung liegt mein kompletter Fokus normalerweise auf der verbalen und nonverbalen Kommunikation zwischen dem Patienten und mir und meinen Fingern. Die wurde aber immer wieder unterbrochen, weil mein Stammtisch beschlossen hatte, mir zwischendurch wiederholt Schmerzen zukommen zu lassen. Jetzt kannst du sagen, dass ich ja vor der Diagnoseänderung schon Schmerzen verspürt hatte, aber ich kann dir versichern, diese waren deutlich weniger intensiv und präsent. Ich rühme mich immer, ein sehr optimistischer Mensch zu sein. Tja, anscheinend gilt dieser Optimismus nicht für jede Lebenssituation, denn in diesem Fall sind meine Gedanken mit mir durchgegangen und ich habe den Termin für einen Gelenkersatz in ein paar Jahren schon gedanklich in meinen Kalender eingetragen.

Das stresste mich ungemein, und mein Hauptausgleichsmechanismus zum Stressabbau ging ja auch nicht! Ich konnte Monate nach der Verletzung die Hüfte nicht ausreichend frei bewegen, um Fahrrad fahren zu können. Dann eben meditieren? Ja, sitzen ging ja auch nicht gut! Und die Gedanken ins Zen versetzten ... Sorry, so weit war meine innere Stärke noch nicht.

Während ich mit der Diagnose Muskelverletzung noch dachte, dass die Problematik nach einiger Zeit folgenlos ausheilt, schien jetzt die Zukunft meines Hüftgelenks unsicher. Weshalb ich, als mein Kollege Florian das erste Mal seine osteopathischen Finger genau auf die Verletzungsstelle gesetzt hat, sofort in Tränen ausgebrochen bin. Wer Florian kennt, weiß, dass dies durchaus auch an seiner effektiven, aber zeitweise intensiven Behandlung liegen kann, aber in meinem Fall wohl eher an der emotionalen Komponente, die diese Verletzung für mich besaß. Denn die Schmerzintensität war zwar nicht besonders hoch, aber die Unsicherheit über den weiteren Verlauf – nicht nur der Verletzung, sondern auch der Auswirkungen für meinen Beruf, meine Hobbys, meine sozialen Aktivitäten ... all dies veränderte, wie ich die Verletzung für mich individuell bewertete und wie viel Schmerz als Schutz- und Warnfunktion schließlich in meinem Bewusstsein landete.

Mein emotionales Gehirn hat in seiner Panik lautstark die kognitiven Bereiche übertönt, die die Hüftgelenksverletzung rational nicht als Ende der Welt und heilbar gesehen haben.

Welche Relevanz hat Schmerz?

Welche Relevanz hat der Schmerz für die betroffene Person? Denn je nach Lebenswandel kann hier ein großer Unterschied bestehen. Nicht nur der Abgleich mit deinem Wissensstand und deinen eigenen Erfahrungen sorgt für eine veränderte Schmerzwahrnehmung, sondern auch der Abgleich dahingehend, welche Bedeutung der drohende oder tatsächliche Schaden für dich als Individuum hat. Was bedeutet die schmerzauslösende Problematik emotional für *dich* als Person?

Unterschiedliche Verletzungen haben unterschiedliche Auswirkungen auf deinen individuellen Alltag und dein Leben. Wird dein alltägliches Leben durch die bestehende Schmerzsymptomatik relevant für dich verändert? Ein Konzertpianist selbst misst der Verletzung eines Fingers sicherlich eine ganz andere Bedeutung zu als eine Sängerin.

Pain Catastrophizing – Schwarzmalerei

Nachdem ich die Abläufe deiner kognitiven und emotionalen Areale in deiner Schaltzentrale Großhirn zu beschreiben versucht habe, ist es an der Zeit, über einen gaaaaanz großen Unterschied unserer Gehirnaktivität zu sprechen, der uns zwar in der Nahrungskette deutlich nach oben bringt, aber im Falle der Schmerzverarbeitung ein echter Nachteil sein kann. Wir sind denkende – *reflektierende* – Wesen.

Die Quintessenz aus dieser Aussage ist die folgende: Während sich Gefahrenanalyse und Stressreaktion bei unseren Vorfahren und bei anderen Lebewesen auf aktuelle, sich im jeweiligen Moment stattfindende Reize und Stressoren beziehen, hat sich im Laufe unserer Evolution eine Fähigkeit in unseren Gehirnen entwickelt, die wir Denken nennen. Für die Analyse der aktuellen Situation und der angepassten Reaktion ist dies eine grandiose Entwicklung. Wir sind somit auch fähig, rückblickend Vergangenes zu rekapitulieren und vor allem vorrausschauend in die Zukunft zu blicken. Dies hebt uns von anderen Lebewesen deutlich ab – wenn das Wörtchen »wenn« nicht wäre.

Fluch und Segen Großhirnkapazität

Robert M. Sapolsky, Professor für Biologie und Neurologie an der Universität Stanford, hat mit seinem Buch »Why Zebras Don't Get Ulcers« (mit Ulcers sind hier Magengeschwüre gemeint) den Nagel auf den Kopf getroffen. Auch die deutsche, angepasste Übersetzung »Warum Zebras keine Migräne kriegen« bringt es auf den Punkt.

Wir denken nicht nur im Hier und Jetzt, sondern »zerbrechen uns den Kopf« mit Gedanken über Vergangenheit und Zukunft – und handeln uns dabei eben manchmal ein Magengeschwür ein. Ich denke – also bin ich, sagte schon René Descartes. Kann ergänzt werden mit: Ich denke – also bin ich gestresster als so manch anderes Lebewesen. Wir neigen zu einem Phänomen, das im Englischen den schönen Titel »Pain Catastrophizing« hat und im Deutschen am besten mit Schwarzmalerei zu übersetzen ist.

Sicher kennst du die »Was-wäre-wenn«-Szenarien, die in deinen hoch entwickelten Gehirnwindungen stattfinden können. Ich selbst bin im Grunde, wie erwähnt, ein ziemlich optimistischer Mensch. Meine »Was-wäre-wenn?«-Analyse fällt meist recht kurz und bündig aus. Eine klare Analyse der Fakten und der möglichen Auswirkungen, um vorbereitet zu sein, dann aber wieder zurück in die Gegenwart und erst einmal schauen, was wirklich auf mich zukommt. Nicht blauäugig sein, aber auch nicht verrückt machen lassen, lautet meine Devise. Meistens! (Siehe Hüftgelenksersatz-Szenario.)

Dass wir in unserer Vielzahl immer noch diesen Planeten bevölkern, hat mit Sicherheit etwas damit zu tun, dass wir reflektierende Wesen sind. Wir lernen nicht nur aus dem Erlebten und analysieren Gewesenes, um uns zu optimieren, sondern sind echte Meister im gedanklichen Konstruieren von möglichen Szenarien, die sich aus einer Situation in der Zukunft ergeben könnten. So gehen wir im Positiven betrachtet vielen Gefahren aus dem Weg und sparen uns Einiges an »Ausprobieren«. Primär ein Vorteil, der uns vor manch einer schmerzhaften Erfahrung bewahrt.

Aber je nachdem, wo du dich im Kontinuum Optimist-Pessimist befindest, dauert dein Kreieren von Zukunftsszenarien nur wenige Sekunden, oder du grübelst tagelang und findest immer neue Aspekte, die definitiv mit einbezogen werden müssen! Auch dies ist eine Form der Kreativität, allerdings keine, die dich beim Thema Schmerzminimierung voranbringt. Wie sagte der Schriftsteller Ernst Festl? »Der Unterschied zwischen einem Optimisten und einem Pessimisten besteht darin, dass beide alles für möglich halten.« Beispiel? Natürlich Herr Fischer versus Fred. Um mit einer gleichen Faktenlage nach dem Zusammentreffen mit Fred zu starten, nehmen wir für die beiden folgenden Gedankengänge das Worst-Case-Szenario an.

Herr Fischer ist trotz all der heute aufgetretenen Widrigkeiten im Grunde seines Wesens Optimist. Willkommen in Herrn Fischers optimistischem Gehirn: Oh, ich habe mir den Fuß verletzt. Was, wenn sich die Wunde noch mal entzündet wie beim letzten Mal? Ach, noch einmal? Das ist doch eher unwahrscheinlich! Und wenn doch? Na ja, schlimmstenfalls gibt es ja die Antibiotika, welche mir schon mal geholfen haben. Ich warte ab, beobachte es und entscheide dann. Ich kann ja jederzeit zum Arzt gehen. Und Tollwut? In unseren Breitengraden? Noch nie von einem Fall gehört und schon gar nicht wegen eines Igels. Fred sieht nicht aggressiv aus, und Schaum vor dem Mund hatte er auch nicht. Die Wahrscheinlichkeit, in Deutschland an Tollwut zu erkranken, verläuft statistisch gesehen gegen null. Kein Grund, mir darüber also weiter den Kopf zu zerbrechen. Ab nach Hause, Unterlagen erneut drucken und dann ins Büro. Der verbundene Fuß ist Erklärung genug, warum ich zu spät komme. Kurz noch ein Foto von Fred als Beweis, und dann kann ich die Geschichte meinen Kollegen erzählen. Das wird der Lacher in der Mittagspause.

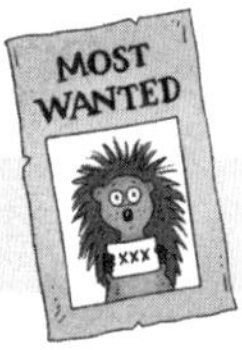

Faktenanalyse ... Mögliche Lösungen ... Check ... ✓
Denkvorgang beendet ...

Was aber, wenn Herr Fischer nach dem Zusammentreffen mit Fred seine Schwarzmalerei-Region des Gehirns auf volle Energie stellt? Dann könnten folgende Gedanken aufkommen (ich zelebriere mal diese den Menschen sehr eigene Kunst):

Oh nein! Igelstachel im Fuß! Warum denn gerade ich? Was, wenn sich die Wunde wieder entzündet? Oh nein, hat das damals wehgetan! An Freds Stachel sind ganz sicher Bakterien, die bereits in diesem Moment ihr Unwesen treiben und sich schon fleißig vermehren. Und dann wieder Antibiotika? Die vielleicht ein zweites Mal gar nicht mehr helfen! Baut der Körper bei wiederholter Antibiotikaeinnahme nicht Resistenzen auf? Was wird der Chef wütend sein, wenn ich jetzt in der Arbeit ausfalle! Und wenn Fred jetzt wirklich Tollwut hat? Irgendwie sieht er schon etwas anders aus, oder? Wie komme ich jetzt schnellstmöglich ins Krankenhaus? Und ist es dann noch rechtzeitig, um dagegen anzukämpfen? Gibt es für Tollwut ein Gegenmittel? Oder kommt es durch die Verunreinigung von Freds Stachel zu einer Blutvergiftung? Und wenn die eskaliert, sodass vielleicht sogar am Ende mein Fuß amputiert werden muss? Ich kenne doch einen Kollegen, dessen Schwester eine Freundin hatte, die jemanden kannte, dem es ähnlich ging. In Gedanken ist Herr Fischer schon beinahe arbeits- und fußlos ...

Das Schlimme ist nicht, dass wir vorausschauend oder reflektierend denken, denn dies kann in vielen Situationen *äußerst* hilfreich sein, um Gefahren aus dem Weg zu gehen. Der Punkt ist, dass manchmal die Pferde mit uns durchgehen und wir uns stressen lassen von Sachen, die noch nicht einmal eingetreten sind und gar nicht eintreten müssen oder werden.

Der Titel des Buches »Warum Zebras keine Migräne bekommen« ist also übertragen durchaus sinnhaft, denn wir zerbrechen uns im wahrsten Sinne des Wortes über »ungelegte Eier« den Kopf. Natürlich sollst du nicht mit rosaroter Brille durchs Leben gehen und dir gar keine Gedanken darüber machen, welche Auswirkungen verschiedene Situationen auf dich haben. Ein adäquater Realitätscheck der aktuellen Lage und Situation ist wichtig, denn dauerhaftes Verdrängen und Schönreden von Schmerzen ist auch keine Lösung.

Denn der blauäugige Optimist, der viel zu übermütig beim Klettern sagt: »Ach, das schaffe ich problemlos, wird schon nichts passieren«, kann genauso mit verletzungsbedingten Schmerzen vom Berg kommen wie der Pessimist, der angstbedingt unkoordiniert den gleichen Kletterpfad bestreitet. Der überängstliche Pessimist, der von vornherein solchen Belastungen aus dem Weg geht, ist vor Schmerzen aber auch nicht gefeit! Sofa-Surfen hinterlässt genauso seine Probleme auf Dauer.

An dieser Stelle empfehle ich dir, kurz innezuhalten und abzugleichen, wo auf dem Spektrum du dich selbst einord-

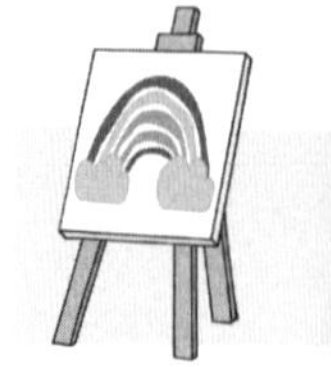

nen würdest. Wie bunt, rosarot oder schwarz ist deine Farbpalette? In welchen Farben malst du dir die Welt?

Ob jemand eher zu Optimismus oder Pessimismus neigt, ist durch viele Faktoren wie Persönlichkeit, Erziehung, Erfahrungen und Glaubenssätze bzw. Denkgewohnheiten beeinflusst. Solltest du erkennen, dass ein bisschen mehr Optimismus gut für dein Leben wäre, kannst du Coaching oder Psychotherapie zu Hilfe nehmen, um dies zu verändern.

Dass sich die Farbpalette verändert, wenn du mit chronischen Schmerzen konfrontiert bist, ist nachvollziehbar. Wenn du immer wieder die Erfahrung machst, dass bestimmte Tätigkeiten oder Verhaltensweisen Schmerz auslösen oder er auch ohne diese einfach dauerhaft da ist, ist es schwierig, optimistisch in den Tag zu gehen. Mein Anliegen ist es, dass dir der Einfluss bewusst wird, den ein solcher Kontext auf das Resultat deines Stammtischs hat und du dir bewusst Therapieansätze suchst, die dir helfen, alteingefahrene Gedankenmuster zu verändern.

Es ist von großer Bedeutung, eine kurze Eigenanalyse durchzuführen, um zu überprüfen, ob die mit Schmerzen verbundene Traumata nicht nur auf körperlicher, sondern auch auf emotionaler Ebene verarbeitet wurden. Dies hilft zu vermeiden, dass bei jeder emotionalen Erinnerung an diese Erlebnisse die Schmerzmatrix erneut zum Aufleuchten gebracht wird.

Denke dran, die Erinnerungen in deinem Gehirn sind nicht in Stein gemeißelt. Jedes Mal, wenn du sie abrufst, werden sie leicht verändert wieder abgespeichert. So wie der Fisch, den dein Nachbar beim letzten Angelausflug gefangen hat, mit jeder Erzählung seines erfolgreichen Fangs immer größer wird. Deshalb findet sich in Diskussionen über die unterschiedliche Wahrnehmung gemeinsamer

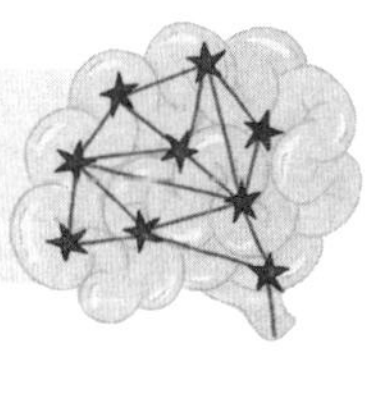

Erlebnisse manchmal schlichtweg kein gemeinsamer Nenner. Nicht nur, weil jeder seine Realität durch seinen eigenen Filter wahrnimmt, sondern auch, weil sich die eigene Realität mit jedem Erinnern verändern kann. Dies bedeutet, dass sich auch die Erinnerung an einen Schmerz wandeln kann. Zum einen kann sich die Erinnerung an die Schmerzhöhe oder schmerzbedingten Belastungen in ihrer Dramatik mit der Zeit je nach Mindset abschwächen oder verstärken. Zum anderen kann dein stetiges Erinnern dazu führen, dass du den »Ausbau einer Autobahn« in deinem Gehirn unterstützt, die den Schmerz schneller abrufbar macht.

Schwarzmalerei hat letztendlich auf so viele der bereits genannten Bereiche einen Einfluss. Denn nicht nur die aktuellen Fakten fließen in deine kognitive und emotionale Bewertung ein, sondern auch deine Gedanken zu möglichen zukünftigen Auswirkungen. Und alle sind für das Plädoyer an deinem Stammtisch entscheidend.

Veränderte Gedanken – veränderte Reaktionen

Pessimistische Horrorszenarien machen zudem Stress. Entsprechend verändert deine Gedankenwelt auch die Aktivität und das Plädoyer deines Stammtischmitglieds Stress in der jeweils aktuellen Stammtischrunde. Wurde durch Stress nicht deine muskuläre Grundspannung erhöht? Und hatten sich dadurch nicht die Versorgung und die physiologische Beweglichkeit der Gelenke, Organe etc. verschlechtert? Nicht zu vergessen, die ausgeschütteten Stresshormone hatten Einfluss auf das Immunsystem!

Zudem beschreiben einige Studien, dass dein Immunsystem weniger entzündungsfördernde Stoffe ausschüttet, wenn du Optimist bist. Noch ein Teilnehmer, der sich also je nach Farbpalette deiner Gedanken verändern kann. Wissenschaftler haben herausgefunden, dass sich bei Personen mit einer Tendenz zur Schwarzmalerei die Verknüpfungen im Gehirn strukturell verändern. Denn dein Gehirn modifiziert sein Netzwerk je nach Bedarf. Ein überaus wichtiger Punkt, denn Studien belegen auch, dass bei Menschen, die gern schwarzmalen, die Aktivität der absteigenden schmerzhemmenden Systeme im Großhirn abnimmt.

Und damit haben wir eine perfekte Überleitung zum nächsten Punkt unseres Kapitels Großhirn: Wie genau können Gedanken den Schmerz modulieren? Entscheidet das Gehirn einfach, dass weniger Warnung und Schutz nötig ist, und schwups ist der Schmerz geringer oder gar weg?

Schmerzmodulierende Mechanismen

Unabhängig davon, zu welchen Ergebnissen deine einzelnen Gehirnanteile in ihrer Analyse kommen, sie sind alle mit einer wichtigen Struktur in deinem Gehirn verbunden, die hauptverantwortlich für die zentrale Regulation der nozizeptiven Signale ist: dem Thalamus.

Im Zwischenhirn gelegen ist es der Ort, an dem fast alle sensorischen und sensiblen Reize einlaufen und deine nozizeptiven Informationen vom zweiten an das dritte Neuron weitergegeben werden. Als Übertragungsstelle deines nozizeptiven Dateneingangs habe ich ihn bereits erwähnt, ohne näher auf ihn einzugehen, weil die Erklärungen zu seiner Funktionsweise erst Sinn machen, wenn dir die kognitive und emotionale Informationsverarbeitung bekannt ist.

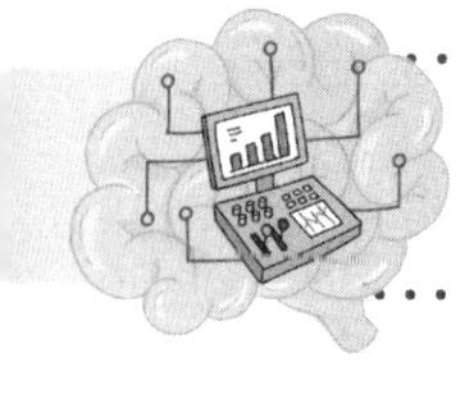

Aber nun:
Willkommen am Stammtisch, Thalamus!

Würden alle Reize, welche du tagtäglich aufnimmst, direkt in der Chefetage zum ausführlichen Bearbeiten einlaufen, wärst du definitiv reizüberflutet.

Um zu verhindern, dass die Vielzahl der eingehenden Informationen chaotisch in deinem Kopf umherwirbeln (auch wenn es manchmal so erscheinen mag), gelangen nahezu alle eintreffenden Nachrichten zunächst zum Thalamus, der als »Filterstation« oder »Schaltzentrale« deines Gehirns fungiert. Dort werden wichtige von unwichtigen Informationen getrennt. Tatsächlich schaffen es nur wenige Prozent aller einlaufenden Informationen, diese Schaltzentrale zu passieren. Der Fokus bleibt gezielt auf den wichtigen Dingen.

Oder bist du dir in diesem Moment all der Kontaktstellen, die deine Kleidung mit deiner Haut hat, bewusst? Wie sieht es mit der Uhr oder dem Ring aus, den du trägst? Im Alltag nehmen deine Rezeptoren Reize, die deinem Körper bekannt sind und als nicht bedrohlich oder gefährlich eingeschätzt werden, zwar wahr, aber sie erreichen nicht dein Bewusstsein. Warum? Deine Filterstation Thalamus mit ihren Rückversicherungsverbindungen zu den anderen Gehirnarealen ist aktiv.

Denn der Thalamus ist kein Diktator, der willkürlich einfach selbst entscheidet, welche eingehenden Informationen er wie weiter im Gehirn verteilt, sondern er lässt sich zum Abwägen der Wichtigkeit und Relevanz der Informationen von anderen Gehirnanteilen »beraten«. Wie immer finden solche »Gespräche« durch das Ausschütten von Botenstoffen über synaptische Verbindungen statt, auf die die Neurone des Thalamus reagieren können. Verändert sich das Feedback aus deiner kognitiven und emotionalen Analyse, verändert sich auch die Tätigkeit deines Thalamus.

Wurde z. B. bei Herrn Fischer die Information, dass seine Fußrezeptoren von Freds Stachel aktiviert wurden, als wichtig eingestuft, wird diese an das dritte Neuron weitergegeben, welches bekanntermaßen zum somatosensorischen Cortex zieht. Die Schmerzwahrnehmung ist aktiv. Kommen zugleich aber Informationen über einen angreifenden Säbelzahntiger an, verliert die nozizeptive Information aus Herrn Fischers Fuß ihre Dringlichkeit.

Er ist also eine Umschaltstation im Bereich der nozizeptiven Reizverarbeitung, die Informationen *verstärken*, *filtern* oder auch *unterdrücken* kann. Damit bekommt unser Thalamus einen Platz in unserer Liste der schmerzmodulierenden Möglichkeiten. Wie genau er diese Entscheidung trifft, hängt von den Informationen (Botenstoffen) ab, die er von seinen vielen Kommunikationspartnern in stetigem Austausch erhält.

Kommen wir zu einer weiteren Struktur in deinem Mittelhirn, welche eine Hemmung oder Verstärkung der eingehenden nozizeptiven Reize auslösen kann. Eine Struktur, die eng mit deinem Thalamus zusammenarbeitet: PAG.

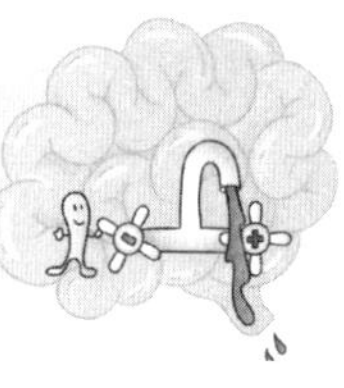

Darf ich vorstellen: dein PAG – dein *p*eri*a*quäduktales Grau oder dein *p*erfekt *a*usgetüftelter Gehirnanteil zur effektiven, absteigenden Schmerzhemmung. Dein PAG ist ein Areal in deinem Mittelhirn, welches Informationen aus einlaufenden nozizeptiven Signalen und von verschiedenen Hirnregionen bekommt. Es hat ein offenes Ohr für viele. Für Informationen aus deiner Hirnrinde, deinem limbischen System, deinem Hypothalamus, deinem Thalamus, deinem Rückenmark. Ein Teamplayer eben.

Mit immerwährenden Feedbackschleifen über die aktuelle Lage und die Höhe der ein- und auslaufenden Impulse ist es ein wichtiges Zentrum für deine zentral gesteuerte dynamische Schmerzverarbeitung. Die Summe all dieser Interaktionen mit deinen verschiedenen Gehirnarealen und die in diesem Rahmen ausgeschütteten Neurotransmitter veranlassen dein PAG, aktiv zu werden. Es ist nicht allein, aber im weitesten Sinne deine Schaltzentrale für deine *absteigende* Schmerzhemmung.

Wenn dein PAG aktiviert wird und es aufgrund der vorgetragenen Informationen aus allen wichtigen Bereichen nötig ist, den Schmerz auf *Rückenmarksebene* zu hemmen oder zu fördern, geschieht dies über vom Gehirn (PAG) aus *absteigenden* Nervenbahnen. Diese ziehen entweder direkt zu Nervenzellen auf Rückenmarksebene oder es werden dort zusätzlich kleine Helfer dazwischengeschaltet.

Kannst du dich noch an die netten, kleinen Interneurone erinnern? Diese waren bereits beim Gate-Control-Mechanismus auf Rückenmarksebene involviert und helfen bei Bedarf auch bei der absteigenden Schmerzregulation. Es kommt also von deinem Gehirn aus zu einer Regulation der einlaufenden nozizeptiven Signale auf der Ebene des Rückenmarks.

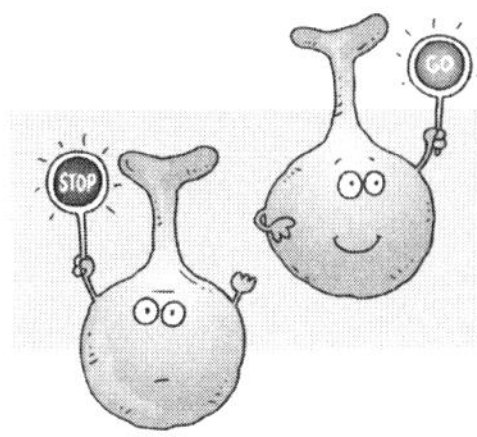

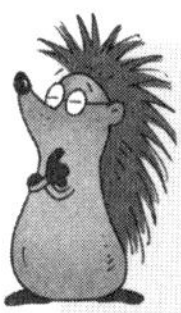

GOOD TO KNOW

In deinem PAG selbst haben Neurotransmitter wie Opioide, Glutamat und GABA (γ-Amminobuttersäure) eine führende Rolle, wenn es um die Aktivierung hemmender Neurone geht.

Zwei Neurotransmitter bzw. Botenstoffe, die eine vorrangige Rolle im Bereich der absteigenden Schmerzmodulation spielen, sind *Serotonin* und *Noradrenalin*. Ich führe sie an dieser Stelle bewusst namentlich ein, weil sie später noch eine elementare Rolle bei den Glückshormonen spielen werden!

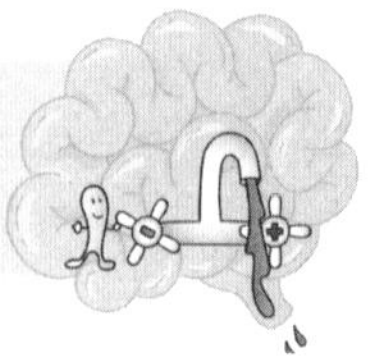

Das System aus absteigenden Bahnen vom Gehirn in dein Rückenmark, welches von deinem PAG gesteuert wird, *hemmt* also vor allem über Serotonin und Noradrenalin direkt die Weiterleitung der nozizeptiven Impulse, die aus deinem Körper ihren Weg nach zentral suchen. Zeigt wieder einmal, dass du deine eigene Schmerzhemmung nicht nur durch eine Reduzierung der Reize steuern kannst, sondern auch über die faktische und emotionale Bewertung.

Je nachdem, welche Mitteilungen dein PAG von seinen Kollegen bekommt, kann es entscheiden, über die absteigenden Bahnen eine nozizeptive Aktivität nicht nur zu hemmen, sondern bei Bedarf auch *zu fördern*.

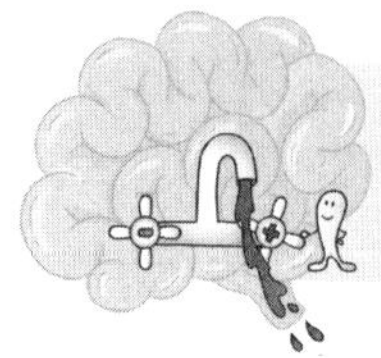

Angst oder Stress lösen solch eine Entscheidung aus, weshalb dir hier die gleichen Maßnahmen zur Schmerzreduzierung helfen, die du bereits im Kapitel des Stammtischmitglieds Stress kennengelernt hast.

Damit habe ich hoffentlich erklärt, wie gespeichertes Wissen, Erfahrungen und deine emotionale Bewertung biochemische Reaktionen auslösen können, die deine Verarbeitung und damit auch das Resultat deiner Stammtischdiskussion verändern. Z. B. eben über ihre Wirkung auf die Aktivität deines Thalamus und deines *p*erfekt *a*usgetüftelten Gehirnanteils PAG. Nicht eingebildet, sondern real. Merke dir diese Art der Schmerzhemmung gut im weiteren Leseverlauf, denn sie wird durch die unterschiedlichsten Prozesse in deinem Gehirn aktiviert.

Damit sind die drei wichtigsten Bereiche deiner zentralen Verarbeitung im Falle eines drohenden oder tatsächlichen Schadens erklärt.

- aufsteigende Bahnen
- Beurteilung & Kontext (kognitiv & emotional)
- absteigende Bahnen

Jetzt betrachten wir bestimmte Einflüsse auf dieses System näher. Erweitern wir also das Wissen und reichern deinen Kopf mit noch mehr neuen Verknüpfungen an, die eine positive Auswirkung auf dein weiteres Leben haben können. Du kannst in vielen anderen Lebensbereichen von diesem Wissen profitieren. Dazu brauchst du also glücklicherweise nicht erst Schmerzen zu haben.

Gefährdungsanalyse: Relevanz des Schmerzes für dich

Zur Erinnerung: Meine Hüftschmerzen hatten durch ihre Bedeutung für meine berufliche und sportliche Zufriedenheit an Relevanz gewonnen. Für Herrn Fischer war es zusätzlich zum stillgelegten Fuß der lang ersehnte Urlaub, den er nicht antreten konnte. Die Beispiele lassen sich leicht auf andere Situationen übertragen.

- Tennisellenbogen, und du arbeitest mit der Maus am Computer und musst ein wichtiges Projekt fertigstellen?
- Rückenschmerzen, und der Umzug in eine neue Wohnung steht bevor?
- Knieschmerzen, aber du wohnst im dritten Stock ohne Aufzug?
- Hüftgelenksschmerzen, und Joggen ist dein Ausgleichssport, bei dem du den Kopf frei bekommst und dich danach wohlfühlst?

Wie sehr dich die schmerzhafte Situation in deiner aktuellen Lebensführung behindert und welche wichtigen Bereiche deines Alltags durch diese limitiert werden, hat definitiv einen Einfluss auf deine Wahrnehmung der Schmerzen. Gerade bei chronischen Schmerzpatienten ist eines der wichtigsten Therapieziele, die oft eingeschränkte Lebensqualität der Betroffenen wieder zu verbessern, soziale Interaktionen wieder zu ermöglichen und zu erreichen, dass sie ihren Hobbys wieder nachgehen können.

Kleiner Einschub an dieser Stelle, um Schmerzen nicht immer nur von einer Seite aus zu betrachten. Interpretation ist alles. In manchen Situationen können Schmerzen vielleicht sogar ein bisschen willkommen sein. Kopfschmerzen, und du hast einen Grund, den Pflichtbesuch bei der Schwiegermutter abzusagen, zu dem du sowieso keine Lust hattest? Lieber hinlegen und schonen? Ein freier Sonntag auf dem Sofa in Sicht? Wenn die Schmerzen vorübergehender Natur sind, sind sie nicht angenehm, doch in diesem Moment eher Freund statt Feind? Wie gesagt: Interpretation ist alles.

Erwartung und Therapieerfolg

Herr Fischer hat in unserem obigen Beispiel je nach optimistischer oder pessimistischer Grundeinstellung die Erwartung: »Ich *erwarte* nicht, dass es wieder so schlecht verläuft, denn das wäre ja wirklich unrealistisch. Wird schon werden« oder »Ich bin bestimmt bald arbeitslos und fußlos.«

Die Erwartungen, mit denen du an einen Therapieansatz herangehst, beeinflussen letztendlich den Erfolg desselben (du kennst sicher die selbst erfüllende Prophezeiung?). Wenn du aus der »Und nun? Was kannst du tun?«-Liste etwas auswählst, macht deine Grundeinstellung zur Therapie einen Unterschied. Wähle also Ansätze, mit denen du dich wohlfühlst.

Dein Körper ist emsig bemüht, der Meister an Effizienz zu sein. Immer bereit, gut vorbereitet und schnell in seinen Reaktionen. Vor allem gut vorbereitet ist von Bedeutung. Wie wir bereits gelernt haben, lösen bereits Gedanken Prozesse in deinem Gehirn aus. So können Immunsystem und Stresshormone aktiviert und in den Arbeitsmodus versetzt werden, wenn du und damit dein Gehirn nur *erwarten*, dass sie bald gebraucht werden. Der vage Verdacht, ein Säbelzahntiger könnte in der Nähe sein, startet bereits deine Stressreaktion und anfangs auch dein Immunsystem. Sie fahren ihre Tätigkeit also hoch, bevor sie überhaupt zum Einsatz kommen, nur weil dein Gehirn in der Analyse der Gesamtlage zum Ergebnis kommt, dass ihre Arbeit nötig sein könnte.

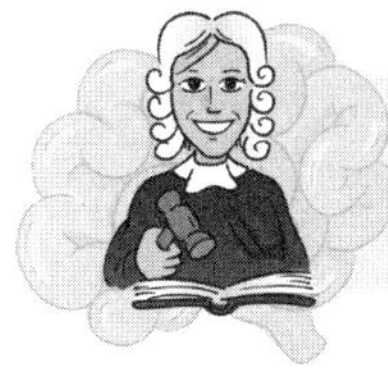

Werden sie nach Überprüfung oder einiger Zeit doch nicht gebraucht, werden sie wieder auf Basismodus reguliert. Sollte aber ihr Einsatz nötig werden, dann sind sie schnell verfügbar und gut vorbereitet.

Das gängigste und oft zitierte Beispiel zur körperlichen Reaktion auf eine Erwartung, wenn auch aus einem anderen Bereich als der Schmerzwahrnehmung, ist Folgendes: Stelle dir gedanklich eine saftige Zitrone vor, in die du jetzt hineinbeißt, sodass der saure Zitronensaft deinen Mund flutet. Du wärst eine Ausnahme, wenn sich nicht parallel zu diesen Gedanken der Speichelfluss in deinem Mund verstärkt hätte.

Ein anderes Beispiel: Ich habe die leidige Angewohnheit, manchmal mit Patienten über Essen zu reden. Unsere Vorlieben oder das großartige Restaurant, welches sie gestern entdeckt haben. Da ich sehr gerne esse, für mich immer ein beliebtes, leichtes Thema, um im Notfall Patienten von der ein oder anderen nicht ganz schmerzfreien Technik abzulenken. Aber irgendwann fängt dann immer mein Magen an zu knurren. Denn ich habe ein sehr gutes Vorstellungsvermögen und schmecke die einzelnen Gänge schon gedanklich mit. Mein System reagiert also real auf das imaginäre Festmahl und bereitet sich darauf vor.

Du hast ab morgen Urlaub und fliegst in die Sonne? Du triffst morgen nach langer Zeit eine gute Freundin oder einen guten Freund wieder? Du darfst bald nach Irland reisen, um ungestört in einem Cottage deinen Lebenstraum zu verwirklichen und dort an deinem Buch zu schreiben? Okay, das Beispiel kommt jetzt um die Ecke, weil ich es gerade lebe. Aber die Wochen vorher? Wann immer ich davon erzählt habe?: *Vorfreude pur*! Vorfreude, die dein Herz schneller schlagen lässt, die die glücklich macht, bei der dein Energielevel steigt. Das alles sind Beispiele dafür, wie dein Körper auf Erwartungen bestimmter Ereignisse mit tatsächlichen Veränderungen deiner Körperfunktionen reagiert, obwohl sie noch nicht eingetroffen sind. Dann ist es jetzt ein Leichtes, eine Brücke zu schlagen zu den Auswirkungen, die deine Erwartungen an einen Therapieansatz und dessen Erfolg haben.

Dafür gäbe es 2 Varianten:

Placebo und Nocebo

Placebo – mehr Schein als Sein?

Placebo kommt aus dem Lateinischen und heißt so viel wie »ich werde gefallen«. Placeboeffekte umfassen alle positiven psychischen und körperlichen Reaktionen auf eine Behandlung, die maßgeblich durch den Glauben an deren Wirksamkeit und eine positive Erwartungshaltung gesteuert werden.

Der Klassiker eines Placeboeffekts ist, dass dir ein Medikament verabreicht wird, von dem du *glaubst*, es habe eine bestimmte Wirkung (z. B. Schmerzmittel), und es tritt tatsächlich daraufhin eine Schmerzlinderung ein, obwohl keinerlei Wirkstoffe in der Tablette stecken. Die Erwartung an einen Heilprozess löst bereits Reaktionen in deinem Körper aus, die dem erwarteten Ergebnis der Medikation entsprechen. Studien im Bereich der Schmerzforschung zeigen, dass verschiedene Gehirnzentren bei Placebo-Schein-Medikamenten aktiviert werden, sodass diese schmerzstillende Substanzen ausschütten.

Hier sind wir wieder bei der Macht der Gedanken. Richtig, die Annahme, eine schmerzmildernde Medikation eingenommen zu haben, kann Vorgänge in deinem Körper anstoßen, die tatsächlich deine Schmerzen reduzieren. Die Wirkung ist also nicht nur eingebildet, sondern wird real durch körpereigene Mechanismen hervorgerufen: Placeboeffekt.

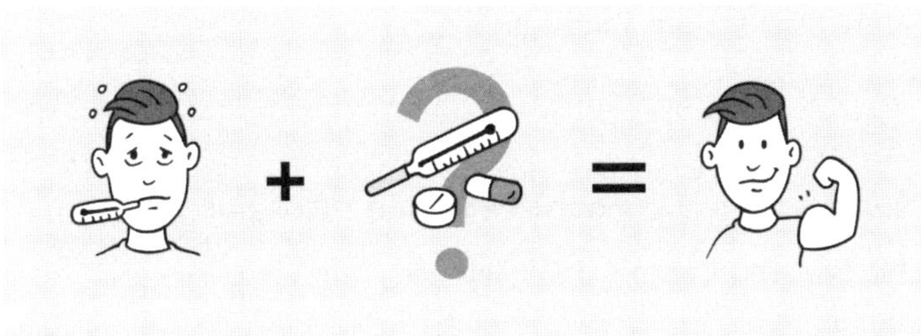

Am liebsten ist mir, wenn Patienten zu mir in die Praxis auf persönliche Empfehlung kommen. Wenn die Freundin erzählt, dass ich ihr super mit ihren Problemen helfen konnte, oder der Sportkollege sagt, dass er wieder schmerzfrei trainieren kann, entsteht in den Köpfen der Neupatienten bereits ein positives Bild von meinen Fähigkeiten, bevor wir überhaupt in den direkten Kontakt kommen. Das bedeutet, dass die Erwartung an die Wirksamkeit meiner Therapie möglicherweise bereits im Vorfeld Systeme aktiviert hat, die mich unterstützen.

Ich gebe zu, dass allein hilft nicht, aber es ist definitiv positiv für den Behandlungsverlauf, wenn ein Patient an meine Kompetenz und den Erfolg der Behandlung glaubt. Ich muss dann nur noch unter Beweis stellen, dass die Empfehlung eine gute war und dass ich die richtige Person sowie der richtige Therapieansatz für ihre Problematik bin. Den Aussagen eines Prof. Dr. Dr. med. phil. wird mehr vertraut als den Aussagen von jemanden ohne dieses Titelsammelsurium? Wir haben gelernt, dass für jeden dieser Titel studiert werden muss, und deshalb wird diesen Personen oft mehr Wissen und eine präzisere Analyse unserer Probleme zugetraut (meist zu Recht).

Es werden bei Placebo also passende Reaktionen aktiviert, nur weil dein Gehirn einen Effekt erwartet und als Streber Vorarbeit leistet, bevor dieser überhaupt zustande kommt. An schmerzlindernde Medikamente oder an den Therapieerfolg zu »glauben«, kann also allein schon einen schmerzstillenden Effekt haben.

Nocebo oder: Das geht bestimmt nicht gut aus

Ha! Nocebo kommt doch wieder vom Verb »nocere«, was wie bei den kleinen Nozis »schaden« heißt. Nocebo bedeutet also »ich werde schaden«.

Während Placebo eine *positive* Wirkung auf eine »Scheinbehandlung« beschreibt, steht Nocebo für das genaue Gegenteil. Nocebo bedeutet, dass wir eine *negative* Wirkung auf einen scheinbaren (in der Realität nicht existenten) Auslöser haben. Es bedeutet, dass unser Körper Vorgänge und interne Systeme aktiviert, weil er *glaubt*, es gebe einen Auslöser dafür, *ohne* dass dieser jemals vorhanden war. Wir haben also eine Wirkung ohne Auslöser – ähnlich wie beim Placebo, nur dieses Mal mit negativen Folgen.

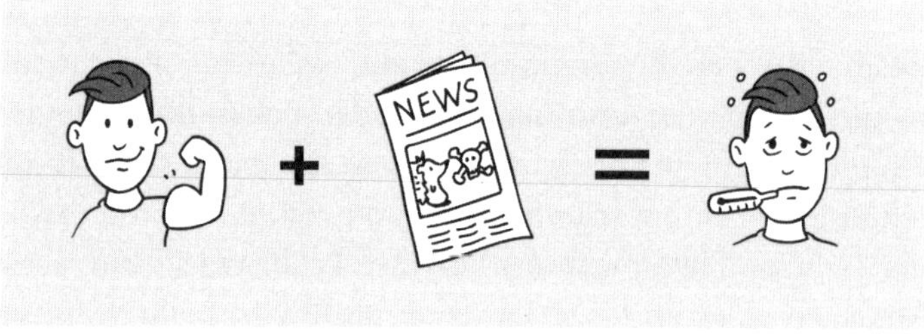

Ich komme an dieser Stelle nicht umhin, nochmals auf die bedachte Auswahl deiner Quellen zu Wissensaufnahme zu verweisen. Vor allem in Hinblick auf Beipackzettel mit ihren Nebenwirkungen oder die eigene Internetrecherche. Die Gedanken: »Bestimmt bin ich bei denjenigen, die von diesen Nebenwirkungen betroffen sind!« »Bei mir verläuft die Erkrankung bestimmt genauso wie im Internet beschrieben« oder »Ich bekomme bestimmt alle Nebenwirkungen zu spüren« sind somit nicht förderlich für dich.

Eine Studie zum Thema Erwartungen und Schmerzempfinden ist folgende: Es wurden Personen getestet, indem ihnen ein Hitzereiz auf die Haut übermittelt wurde. Dabei wurde ihnen die Höhe des Reizes grafisch am Ausschlag des Zeigers angezeigt.

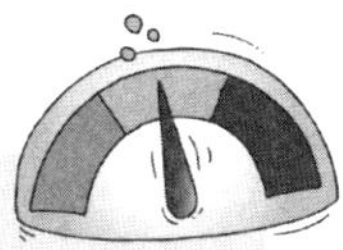

Milder Hitzereiz	=	grüne Skala
Mittlerer Hitzereiz	=	orangene Skala
Hoher Hitzereiz	=	rote Skala

Nachdem das Experiment einige Male wiederholt worden war und der Proband ein Verständnis dafür entwickeln konnte, wie sich die unterschiedlichen Bereiche anfühlten und wie schmerzhaft diese sind, wurde die Durchführung ohne sein Wissen verändert. Anstelle von drei variierenden Hitzereizen – mild, mittel und hoch – wurde fortan stets der gleiche, mittlere Hitzereiz übermittelt. Der Zeigerausschlag hingegen wurde unabhängig davon angezeigt und wechselte weiterhin zwischen den Bereichen grün, orange und rot.

Die neue Abfolge war also folgende:

Mittlerer Hitzereiz	=	grüne Skala
Mittlerer Hitzereiz	=	orangene Skala
Mittlerer Hitzereiz	=	rote Skala

Ohne Zeigerausschlag hätte man erwartet, dass bei gleichen Hitzereizen auch die gleiche Schmerzhöhe angegeben wird. Wie du dir schon denken kannst, war dies nicht der Fall. Die Kombination grün + mittlerer Reiz wurde als weniger schmerzhaft angegeben als die Kombination rot + mittlerer Reiz. »Alles im grünen Bereich?« Wenn sich der Zeiger noch im grünen Feld befindet, erwarte ich, dass es ein noch unbedenklicher Reiz ist. Das würde für mein Großhirn eine entspannte Lage bedeuten.

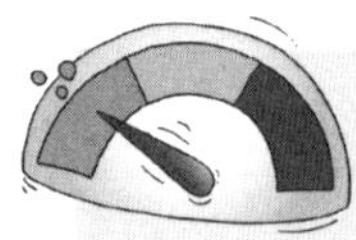

Rot steht in unserer Kultur für Gefahr und Warnung. Allein dadurch, dass sich der Zeiger in den roten Bereich bewegt, würde ich persönlich erwarten, dass es gefährlich wird und ans Limit geht, also stellt sich mein System auf »Habachtstellung«, ist sensibilisiert und eine höhere Schmerzwahrnehmung ist die Folge, bei gleicher Reizintensität. Der Nocebo-Effekt tritt ein.

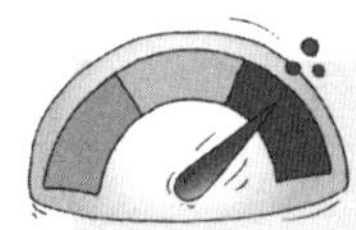

Deine Erwartungen an die Auswirkungen einer Therapie kann sowohl einen Placebo- als auch einen Noceboeffekt hervorrufen. Die Medizin ist sich dieser Wirkungen durchaus bewusst, und es wird zunehmend versucht, Placebo als Hilfsmittel in Behandlungsschemata zu integrieren und Noceboeffekte so gut es geht zu minimieren.

Ausweich- und Schutzmechanismen im Bewegungsverhalten

Kannst du dich noch daran erinnern, dass sich deine muskuläre Anspannung verändert, sobald du Gefahr witterst? Und daran, dass nicht nur der Säbelzahntiger diese Reaktion auslöst, sondern deine muskuläre Grundanspannung sich erhöht, sobald du etwas als bedrohlich für dich interpretierst?

Nehmen wir also an, du hast die Erfahrung gemacht, dass es schmerzt, wenn du ein bestimmtes Gelenk in eine Richtung bewegst. Deine Nozizeptoren haben registriert, dass diese Bewegung eine Be- oder Überlastung des Gelenkes ist und möchten dich warnen, sodass du dich nicht weiter verletzt. Mit dem ausgelösten Schmerz soll dir die Gefahr aufgezeigt werden, die den betroffenen Strukturen durch die Bewegung droht.

Zusätzlich zum Schmerz findet dein Körper Schutz- oder Schonhaltungen, um den bedrohlichen Belastungen auszuweichen. Perfekt, denn es ist noch besser, die Bewegung durch gezielte Veränderungen der Muskelaktivität von vornherein zu verhindern, als Schmerz als Hinweis auf eine Überlastung zu nutzen. Du hast also eine Biomechanik und eine Steuerung deiner Muskulatur, welche vom normalen Bewegungsablauf abweicht.

»Eingefahrene« Ausweich- und Schutzmechanismen sollten regelmäßig auf den Prüfstand kommen, ob sie wirklich noch eine Daseinsberechtigung haben oder nur zur Gewohnheit wurden. Die betroffene Region, aber auch die Nachbarregionen wären dir sehr dankbar dafür. Wenn ich Patienten mit Schulterproblemen bitte, mir die schmerzhaften Bewegungen zu zeigen, kann ich oft schon, bevor sie überhaupt die Bewegung starten, sehen, dass sich ihre muskuläre Spannung im Körper und vor allem um die betroffene Struktur verändert. Alle Muskeln gehen in Habachtstellung, immer mit der Angst im Nacken, es könnte gleich der Punkt erreicht sein, an dem der Schmerz wieder auftritt.

Wie soll man sich da entscheiden? Soll man jetzt dem Körper und seiner Warnfunktion zuhören und die Belastung vermeiden? Sicherlich, außer es wird zum Selbstläufer, und die muskuläre Spannung hat mehr negative Effekte auf das Gelenk als eine Belastung. Es kann sein, dass die Erwartung von Schmerz nicht mehr ganz zur Realität passt, in der sich die betroffenen Strukturen befinden.

Beim Ausziehen des T-Shirts für die anschließende Untersuchung lässt sich manchmal feststellen, dass der Patient dabei ohne Schmerzen Bewegungsamplituden erreicht, die danach beim gezielten, bewussten Bewegen nicht schmerzfrei möglich sind. Das muss nicht zwangsläufig mit dem Fokus des Patienten auf die Schulter zusammenhängen. Vielmehr kann die veränderte muskuläre Spannung, die durch die Erwartung von Schmerzen entsteht, die Biomechanik, den Druck im Gelenk, die Belastung aller beteiligten Strukturen sowie die Bewegungsbahn beeinflussen. Es lohnt sich also, mit fachlicher Hilfe die Erfahrung zu machen, dass die Bewegung in einem gewissen Ausmaß gar nicht schmerzhaft sein muss, z. B. unter Wegnahme der Schwerkraft oder durch Veränderung der Bewegungsausführung. Also:

- Neue Erfahrungen machen
- Gegenerfahrungen machen und abspeichern
- Neue Glaubenssätze formulieren
- Autobahnen abbauen und die muskuläre Schutzhaltung durch Neuprogrammieren der Erwartungen verändern

Natürlich nicht immer möglich, aber wer (den Versuch) nicht wagt, der nicht gewinnt.

Gerade bei chronischen Schmerzen dominieren die dauerhaft schmerzhaften Erfahrungen und brennen sich ins Gehirn ein. Es ist nachvollziehbar, dass die Antizipation von Schmerz mit der Zeit ansteigt. Bleiben wir beim Beispiel Schulterbeschwerden. Dein Gehirn hat über eine lange Zeit – wir sprechen ja ab drei bis sechs Monaten von chronischem Schmerz – eine klare Verknüpfung zwischen »Arm heben« und »Schmerz wird ausgelöst« aufgebaut. Daher kann es aufgrund dieser aufgebauten Verknüpfung sein, dass bereits die Bewegung deines Armes ausreicht, damit es zum Schmerz kommt, ohne dass Nozizeptoren gereizt werden und dafür den Auftrag geben. Die Bewegung ist einfach bereits so fest in deinem Gehirn mit Schmerz verankert, dass die Meldung automatisiert kommt, sobald Reize einlaufen, die der Bewegung entsprechen. Gelernt ist eben gelernt. Dies ist ein wichtiger Aspekt des Schmerzgedächtnisses und ein Erklärungsansatz, warum chronische Schmerzen weiter bestehen können, selbst wenn der auslösende Reiz nicht mehr vorhanden ist.

Ablenkung vom Schmerz oder Fokus auf den Schmerz

Als Leseratte bin ich selbst oft so gefesselt von meiner Lektüre, dass ich ausschließlich darauf fokussiert bin. Sollte meine Mutter dieses Buch lesen, dann wird sie sich sicherlich daran erinnern, dass es früher gar nicht so einfach war, meine Aufmerksamkeit zu bekommen, wenn ich wieder in ein Buch vertieft war. Ich weiß nicht, wie oft sie in meiner Kindheit folgenden Satz zu mir gesagt hat: »Hallo, hörst du mir überhaupt zu!?«

Was auch der erste Satz ihrerseits war, der von mir wahrgenommen wurde. Wahrscheinlich, weil sie diesen in erhöhter Lautstärke äußerte. Sie hat vorher sicherlich in einer für meine Ohren durchaus wahrnehmbaren Lautstärke ein Anliegen an mich formuliert, aber mein Fokus lag schlichtweg nicht auf meinem Hörsinn. Ich kann nur hoffen, es geht dir gerade ähnlich und dein Gehirn widmet seine Hauptverarbeitungskapazität diesen Zeilen und nicht den einlaufenden akustischen Reizen um dich herum. Gut so. Fokussieren ist angesagt.

Erinnere dich an Herrn Fischer, der hypnotisiert von den schönen Augen der Dame, die ihm half, seinen Schmerz komplett vergaß. Ablenkung ist ein äußerst wirksames Mittel, wenn die Schmerzen nicht so überwältigend stark sind, dass sie sich nicht aus dem Bewusstsein wegdenken lassen. Aber selbst, wenn man sie nicht völlig ausblenden kann, hilft Ablenkung oft, diese zumindest für den Moment zu reduzieren. Dies funktioniert übrigens auch bei zu erwartendem, noch nicht eingetretenem Schmerz. Ich habe den Tipp eines Zahnarztes im Kopf und passe ihn in ganz anderen Lebenssituationen an, sodass er mir hilft, verschiedene (akute) Schmerzszenarien zu überstehen. Natürlich teile ich den Tipp gerne mit dir: Ich benötigte beim Zahnarzt eine Spritze, und er bat mich, mich darauf zu konzentrieren, die zweite Zehe über die Großzehe meines Fußes zu kreuzen. Zu 1000 % habe ich den Einstich der Spritze in diesem Moment deutlich weniger wahrgenommen.

Es würde mich brennend interessieren, wie viele Leser jetzt gerade versucht haben, ihren zweiten Zeh über die Großzehe zu kreuzen oder wie viele es beim nächsten Zahnarztbesuch versuchen werden. Meiner großen Schwester würde diese Technik schon beim Telefonat zur Terminvereinbarung helfen, denn für sie ist allein der Gedanke an ihre Zahnärztin schon schmerzhaft. Die Säbel-Zahn-Tigerin ihres Alltags.

Je mehr du deine Gehirnanteile anderweitig beschäftigst, desto weniger aktiv kann deine Schmerzmatrix im Gehirn sein. Der eigenen Kreativität sind hier wirklich keine Grenzen gesetzt. Was bringt dich persönlich dazu, deinen Fokus auf etwas anderes als deine Schmerzen zu lenken? Ablenkung ist Trumpf, wenn möglich, sollte diese natürlich positiv sein. Welches Hobby, welche Musik, welche Menschen, welche Aufgaben, welche Orte, welche Filme, welches Essen, welche Bücher, welche Aktivitäten – allein oder mit anderen? Oft fehlt die Lust zu einer Aktivität, wenn Schmerz die Stimmung und Motivation trübt. Dann denke an die positiven Auswirkungen und überwinde die erste Hemmschwelle, um von den Vorteilen der Ablenkung zu profitieren.

Wäre nach der Verletzung von Herrn Fischer ein Säbelzahntiger aufgetaucht, dann hätte auch in diesem Fall sein Gehirn entschieden, dass es Prioritäten setzen muss. Während Herr Fischer also seine Beine (und, wenn er nett ist, auch gleich noch Fred) in die Hände nimmt und vor dem Säbelzahntiger flüchtet, wird er seinen Fuß nicht spüren. Denn der Fokus liegt auf dem haarigen Ungeheuer hinter ihm und dem Ziel zu überleben.

Einen Teil davon übernimmt in diesem Fall sicherlich das ausgeschüttete Noradrenalin und Endorphin (Kapitel Glückshormone), aber wenn wir unser analytisches Gehirn von der schmerzhaften Region ablenken und anderweitig beschäftigen, hat dies Erfolg.

Das Gegenteil von Ablenkung besteht darin, dem Schmerz deine volle Aufmerksamkeit zu widmen. Stelle dir vor, der Zahnarzt hätte mich nicht mit der Zehen-Überkreuz-Technik abgelenkt, sondern gesagt: Konzentrieren Sie sich bitte einmal genau auf ihr Zahnfleisch, welches ich, Achtung, jetzt durchbohre! Wenn dein Fokus auf die Stelle gerichtet ist, an der du Schmerz erwartest, stellst du unbewusst schon alle Rezeptoren und Systeme auf Empfang – wie bei einer selbst erfüllenden Prophezeiung.

Erhöhte Aktivierung der Schmerzmatrix

Ich bin mir sicher, du kennst das: Sobald sich dein Fokus auf ein bestimmtes Thema ausrichtet, hast du das Gefühl, du siehst oder hörst deutlich mehr darüber als vor dieser Fokussierung. Du möchtest dir ein neues Auto kaufen und hast dich bereits auf ein gewisses Modell eingeschossen, und plötzlich siehst du mehr Autos diesen Modells, wenn du auf der Straße unterwegs bist. Du beschäftigst dich mit einem spezifischen Thema und bist verwundert, dass gerade jetzt Zeitungsartikel und Fernsehbeiträge erscheinen, oder sich in deinem Umfeld scheinbar ganz viele andere Personen damit beschäftigen?

Alles eine Sache des Fokus und davon, was du bewusst oder unbewusst aus den Informationen und Reizen filterst, die dir die Umwelt präsentiert. Unsere Filterstation Thalamus kommt wieder zum Einsatz und lässt Informationen passieren, die zu deinen aktuellen Interessen passen. Dazu eine einfache Übung: Lasse einmal die Augen schweifen und schaue dir neutral deine Umgebung an. Fertig damit? Dann schließe doch einmal für einen Moment die Augen und stelle dir die Farbe Weiß vor. Nimm dir die Zeit und lasse sie vor deinem inneren Auge erscheinen. Dein Fokus ist jetzt auf die Farbe Weiß gerichtet. Dann öffne die Augen wieder und schau dich genauso um, wie du es vorher getan hast. Bleibt dein Blick kurz bei den weißen Gegenständen hängen? Du kannst gerne die Übung wiederholen mit der Farbe Rot, Grün, Blau oder Schwarz, und du wirst vielleicht Gegenstände entdecken, die gerade noch nicht in dein Blickfeld gerieten. Das Gleiche funktioniert übrigens auch mit der Form von Gegenständen. Rund und kreisförmig oder eckig programmieren und den Selbstversuch wiederholen.

Spannend ist, dass die Wissenschaft genau dieses Phänomen bereits zum Thema Schmerz nachgewiesen hat. In Studien zeigt sich eine erhöhte Aktivierung der unterschiedlichen Gehirnanteile (Schmerzmatrix) beim Fokus auf den Schmerzreiz. Ebenso lässt sich bei Ablenkung eine niedrigere Aktivierung feststellen. Damit ist nicht nur deine Schmerzwahrnehmung verändert, sondern über die verminderte Aktivierung deines Gehirns auch die Reaktionen all deiner anderen Stammtischbrüder.

Geringere Aktivierung der Schmerzmatrix

Bei Kindern nutzen wir unbewusst die Ablenkung. Sie fallen auf die Knie? Dann versuchen wir deren Aufmerksamkeit bewusst auf etwas anderes zu lenken. Auf ein Spielzeug, ein Tier, wir machen Grimassen oder zeigen auf den Eisverkäufer um die Ecke. Nicht, weil wir die Emotionen des Kindes ignorieren, diese sollten immer beachtet werden, sondern um das Erlebnis durch Ablenkung weniger schmerzhaft zu machen. An dieser Stelle möchte ich noch auf einen kleinen Unterschied hinweisen, der bedeutend ist im Umgang mit akutem und chronischem Schmerz.

Bei akutem Schmerz gilt Folgendes: Ablenken sollte nicht mit Ignorieren auf eine Stufe gestellt werden, denn sonst hätte der Schmerz ja seine Warnfunktion verloren und würde sich über kurz oder lang lauter und eindringlicher zu Wort melden. Mit Ablenkung meine ich die Möglichkeit, deinen Fokus zu verschieben und deine Filterstation Thalamus so zu justieren, dass diese die schmerzhaften Informationen herausfiltert. Würdest du in dieser Situation Gefahr laufen, dich weiter zu verletzen, würden die Nozizeptoren deinen Fokus wieder zurück auf das bedrohte Gewebe lenken, und du könntest dein Verhalten anpassen.

Ignoranz bedeutet, dass du die schmerzhaften Meldungen sehr wohl wahrnimmst, dich aber entscheidest, sie zu missachten. Während dies kurzfristig in der ein oder anderen Situation vielleicht noch zu rechtfertigen ist, ist Ignoranz auf Dauer gesehen kein Konzept, welches ich dir empfehlen würde, da dadurch die Gefahr einer weiteren Verschlechterung ansteigt.

Bei chronischem Schmerz hingegen darfst du gerne sowohl Ablenkung als auch Ignorieren nutzen; dein Ziel besteht ja darin, ein gelerntes Muster zu »verlernen«. Das Deutsche Kinderschmerzzentrum hat dies bildhaft beschrieben: Betrachte Schmerz als einen Störenfried. Dieser ist einfach lästig durch sein Verhalten und sein dauerndes Buhlen um deine Aufmerksamkeit. Sein einziges Ziel besteht darin, im Mittelpunkt deiner Wahrnehmung zu stehen. Wenn du ihm aber dauerhaft die kalte Schulter zeigen kannst und seine Faxen ignorierst, verliert er nach und nach die Motivation. Auch hier können dir Fachleute bei der Entscheidung helfen, ob du das Schmerzsignal tatsächlich ignorieren darfst, und unterstützen dich dabei, passende Techniken zu finden, um dies zu erlernen und in deinem Alltag umzusetzen.

Eine weitere Komponente der »Gefährdungsanalyse« ist neben deinen Erwartungen und deinem Fokus die Antwort auf folgende Frage: Welche Kontrolle hast du über die Situation? Wie viel Einfluss hast du also tatsächlich darauf, etwas gegen deine Schmerzen zu unternehmen oder sie zu vermeiden? Machtlosigkeit ist kein unterstützendes Gefühl in diesem Zusammenhang.

Kontrollierender Einfluss auf Schmerz

Interessant ist, dass Studien wie z. B. die Studie: Neurokognitive Aspekte der Schmerzwahrnehmung (Wiech, K. et al.) zeigen, dass bereits der Glaube, einen kontrollierenden Einfluss auf den Schmerz zu haben, die Art und Weise, wie wir diesen wahrnehmen, beeinflussen kann. Bist du dem Schmerz ausgeliefert, oder verfügst du über einen Werkzeugkasten, aus dem du je nach Situation das Passende aussuchen kannst? Eine gewisse Kontrolle über die Situation zu besitzen, verändert viel. Es vermittelt dir Sicherheit und reduziert Angst, Stress oder negative Emotionen.

Besteht die Möglichkeit, dem Schmerz auszuweichen oder ihn zu vermeiden? Wie groß ist die Kontrolle, die du über deine Situation hast? Kannst du den Faktoren, die deine Nozizeptoren »aufregen«, aus dem Weg gehen? Genau das fordert dein Körper: Dass du dein Verhalten änderst, weil es dich vor Schmerzen warnt, egal, ob in Bezug auf Bewegungen oder sonstige körperliche und mentale Belastungen. Nicht nur deine Stimmung wird unweigerlich besser, wenn du dem Schmerz nicht hilflos ausgesetzt bist, auch dein Stresslevel und, nicht zu vergessen, der Input deiner aufsteigenden Bahnen verändert sich zu deinen Gunsten. Eine gewisse Kontrolle über Schmerzen zu haben, indem du die Auslöser vermeidest, ist also durchaus positiv.

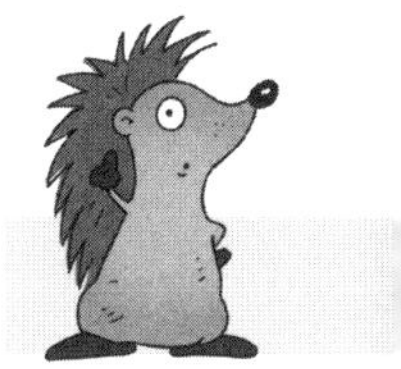

Schmerzhafte Bewegungen oder Belastungen jedoch konsequent zu vermeiden, ist nicht sinnvoll, denn dies hat die schon beschriebenen Nebenwirkungen, die durch Immobilisation oder Schonhaltungen entstehen, zur Folge. Es ist wichtig, sich bewusst zu machen, dass Vermeidung oft den Eindruck verstärkt, die Kontrolle über den Schmerz verloren zu haben. Statt zu versuchen, den Schmerz zu umgehen, kann es hilfreicher sein, aktiv zu überlegen, wie man mit ihm umgehen möchte. Achte darauf, Vermeidungsverhalten nicht als dauerhafte Strategie zu nutzen. Überlege dir gut, in welchen Situationen es sinnvoll ist und wann und wie lange du das tun möchtest. Vor allem wenn es dein soziales Leben einschränkt, weil du Tätigkeiten, Hobbys und Treffen aufgibst, was wiederum Einfluss auf deine Emotionen hat.

Wenn eine geliebte Aktivität dein Warnsystem Schmerz aktiviert, diese Aktivität aber gleichzeitig einen positiven Effekt auf dein emotionales Gleichgewicht hat, dein Sozialleben bereichert, Stress abbaut, deinen Stoffwechsel aktiviert oder Glückshormone ausschüttet, ist es dann sinnvoll, sie zu vermeiden, nur weil sie Schmerzen hervorruft? Es muss ja nicht gleich zu neuen Schädigungen kommen. Sei hier achtsam, die richtige Balance zu finden und wäge positive und negative Auswirkungen deines Verhaltens sorgfältig gegeneinander ab.

Kontrolle mit Hilfe von außen

Wenn du in ein Netzwerk an medizinischen Disziplinen eingebettet bist, von denen du weißt, dass sie dir in der einen oder anderen Form helfen können, ist dies viel wert. Wenn du einen Arzt des Vertrauens, der dich bei körperlichen und psychologischen Anliegen unterstützt, hast, steigert sich dein Gefühl der Kontrolle. Gleiches gilt, wenn du bei Bedarf einen Termin bei einem Therapeuten vereinbaren kannst. Ob Massage, Physiotherapie, Osteopathie, Ergotherapie, Akupunktur etc. – alles, was dir hilft, vermittelt dir zusätzliche Sicherheit. Auch, wenn du bei Bedarf auf ein Schmerzmittel zurückgreifen kannst, das der Arzt dir verschrieben hat.

Erinnerst du dich noch an meine Halswirbelsäule? Ich hatte gleich mehrere Optionen, die mir eine Kontrolle über den Verlauf gegeben haben: Orthopäde und Therapeut auf meiner Schnellwahltaste, Medikament, Wärme, Veränderung der Haltung, Vermeidung der Kopfdrehung, Übungen und natürlich noch ein entspanntes Mindset, da ich bereits gelernt hatte, mit dieser Art von Schmerz umzugehen.

Das alles sind sehr gute und oft nötige Kontrollmöglichkeiten, die aber eines gemeinsam haben: Du brauchst für diese die Hilfe von außen. Nicht immer lassen sich allerdings die Terminpläne der hilfreichen Interventionen von externen Helfer mit deinen eigenen vereinbaren.

Also zweite Option: Du selbst – was kannst du für dich allein ohne Hilfe von außen tun?

Selbstwirksamkeit – do it yourself

Es geht nicht immer ohne die oben genannten Personen und Hilfsmittel. Ich habe dich ja im Bereich »Und nun? Was kannst du tun?« schon des Öfteren dazu aufgefordert, dir die unterschiedlichen Therapieformen näher anzuschauen, aber jede Einflussmöglichkeit, welche du ohne externe Unterstützung erlernen und ausführen kannst, hat einen gigantischen Vorteil: Du selbst bist für dich immer und überall und sofort verfügbar.

Kannst du also direkt selbst etwas tun, womit du deine Schmerzen beeinflussen kannst? Nutzt du Strategien wie Ruhe, Übungen, unterschiedliche Haltungen, Lagerungen? Musst du einfach deine Pausen während einer Belastung anders planen? Deine Ausgangsstellungen verändern? Schaffst du es, dich mit bestimmten Sachen abzulenken? Es ist von Vorteil, mithilfe von Ernährung, Training, Bewegung etc. gegenzusteuern.

Gibt es etwas, was du direkt im Moment des Schmerzes, auch bei chronischen Schmerzen, tun kannst? Hast du die vielleicht weniger offensichtliche Bewältigungsstrategien gelernt, die mehr mentalen Fokus fordern? Coping-Mechanismen, Gedanken umprogrammieren, tiefes Durchatmen, Autosuggestion, Meditation, Achtsamkeit, Imaginationsübungen etc. Es gibt eine Vielzahl von Möglichkeiten, die dir helfen können, besser mit dem Schmerz umzugehen. Für die Varianten Wärmepflaster, Kühlpack, Kinesio-Tape oder TENS-Gerät benötigst du zwar die Materialen oder das Gerät, aber du brauchst zumindest keine weitere Person.

Der kanadische Psychologe Albert Bandura hat den Begriff *Selbstwirksamkeitserwartung* geprägt. Diese beschreibt deinen Glauben daran, dass du deine Fähigkeiten und Kompetenzen effektiv und erfolgreich einsetzen kannst, um eine Situation selbst zu bewältigen.

Für deine Gefährdungsanalyse und für dein Stresslevel

macht dies einen entscheidenden Unterschied. Je selbstwirksamer du bist, desto entspannter, motivierter, positiver und optimistischer kannst du sein. Das Wissen, dass du eigenständig eine modulierende Wirkung auf den Schmerz haben kannst, sobald du mit einer Schmerzsituation konfrontiert bist, ist unbezahlbar.

Auch bei chronischen Schmerzzuständen, die auf körperliche Übungen vielleicht nicht reagieren, haben wir die Werkzeugkiste mittlerweile mit vielen weiteren Optionen auf mentaler Ebene gefüllt. Sie zu lernen und zu nutzen, lohnt sich. Auch Ablenkung oder Fokusverschiebung fällt in diesen Bereich.

Allerdings erfordert Selbstwirksamkeit manchmal etwas mehr Disziplin und Einsatz, als wenn man andere für sich wirksam sein lässt. Gerade wenn der Schmerz nicht so dominant ist, dass er einen zum Aktivwerden nahezu zwingt. Meine Kollegin Sonja und ich haben aufgehört zu zählen, wie oft wir zu Patienten gesagt haben: »Nicht, dass wir uns nicht freuen, wenn Sie zu uns kommen, aber Sie wissen schon, dass wir uns deutlich seltener sehen müssten, würden Sie regelmäßiger Ihre Übungen machen?«

Es ist gerade bei chronischen Schmerzen oft ein steiniger Weg, passende und hilfreiche Therapieansätze zu finden. Das lässt sich nicht schönreden. Je stärker der eigene Glaube daran ist, dass man selbst einen Einfluss nehmen kann, desto länger bleibt man am Ball, selbst wenn der eine oder andere Rückschlag kommen sollte. Wie immer werden meine Behauptungen von Studien gestützt, die dies untersucht und bewiesen haben. Die meisten davon sind nachzulesen im 1.153 Seiten starken Textbook of Pain, welches du in der Literaturliste findest.

Das Fazit? Es lohnt sich, intensiv nach Methoden zu suchen, die *selbstwirksam* sind. Denn wie gesagt: Dich selbst hast du immer und überall dabei.

Zusätzlich darfst du dir immer wieder aufs Neue die Fragen stellen:

- Was hilft *dir* am besten?
- Was hilft dir *heute* am besten?

Deine von dir selbst gewählten Strategien sind nicht nur individuell, sondern können sich auch je nach deiner aktuellen Ausgangslage verändern. Wir haben aber noch nicht alle Faktoren (der Schmerzanalyse) betrachtet, die deine Gehirnprozesse beeinflussen können.

Selbst- oder fremdverursachter Schmerz: Oha ... ganz brandheißes Thema ... Erinnere dich an Fred und die beiden dezent überzogenen Szenarien. Es ist dir vielleicht aufgefallen, dass die Schuldfrage in den beiden Szenen unterschiedlich geschildert worden ist. Worst-Case-Szenario? Die Schuld am Zusammentreffen trägt eindeutig Fred. Er hätte laut Verbotsschild keine Aufenthaltserlaubnis in der betroffenen Straße.

Love-is-in-the-air-Version? Herr Fischer ist ausschließlich selbst für die Fußverletzung verantwortlich, denn er hätte dem »Achtung! Igel!«-Schilde ein bisschen mehr Aufmerksamkeit schenken müssen.

Fred hatte im ersten Szenario nichts in der Straße verloren, geht also als Schuldiger aus dem Vorfall hervor, während Herr Fischer aber mit den Konsequenzen leben muss? Mit all den schrecklichen Folgen? Da ist es doch besser, Fred sucht schnell das Weite. Die Stimmung von Herrn Fischer ist nicht positiv, und wie allein diese emotionale Grundstimmung Schmerz beeinflusst, haben wir bereits ausführlich besprochen. Aber nicht nur im Moment des Zusammentreffens driften die Gedanken von Herrn Fischer ärgerlich in Freds Richtung. Jeder schmerzhafte Moment erinnert ihn daran, dass *er* ihn erleiden muss – und dass Fred daran schuld ist. Ärger ist eine Emotion, die einfach keinen positiven Einfluss auf deine Schmerzwahrnehmung hat. Ebenso wenig ist es natürlich möglich, eine gewisse Akzeptanz dem Schmerz gegenüber aufzubauen, wenn der Schmerz einen fremdverschuldeten Auslöser hat.

Love-is-in-the-air-Szenario? Herr Fischer ist selbst verantwortlich für das Zusammentreffen seines Fußes mit Freds Stachel? Dann ist sein erster Gedanke gar nicht: »Oh, habe ich mich verletzt?«, sondern eher: »Oh nein, geht es Fred gut? Meine Unachtsamkeit hat ihm einen Stachel gekostet? Wie kann ich das wiedergutmachen?« Das hat nicht nur zur Folge, dass er froh und erleichtert ist und sich mit Fred freut, dass diesem nichts Schlimmeres passiert ist, sondern auch, dass sein Fokus (da haben wir es wieder) von seiner eigenen Schmerzwahrnehmung abgelenkt ist, weil er sich gedanklich damit beschäftigt, wie es Fred geht.

Gut, ich gebe zu, auch in einem selbstverschuldeten Szenario ist es möglich, sich aufzuregen – über sich selbst, weil man vielleicht wieder unachtsam, übermütig oder unbelehrbar war. Ich kann zu fremdverschuldetem Schmerz und dem Umgang damit unzählige Beispiele aus der täglichen Praxis aufzählen. Wer war schuld an der Verletzung? Wer hatte Vorfahrt? Waren Gefahren nicht ausgeschildert? Befindet man sich seitdem in einem Rechtsstreit, in dem die Tatsachen verbogen werden und man von der Gegenpartei angegriffen wird?

Ich denke, niemand möchte Schmerzen erleiden, die aus einem Vorfall resultieren, für den man selbst nicht verantwortlich ist, und dann mit den schmerzhaften Folgen umgehen müssen. Und selbst wenn ein Unfall fremdverschuldet war, dann kommt auch hier noch ein »In-den-Kontext-setzen« dazu: Ist der Fahrradfahrer, der einen gerade unsanft auf dem Po landen ließ, einem Kind ausgewichen, welches auf die Fahrbahn lief, oder schaute er zu dem Zeitpunkt gerade auf sein Handy? Bist du wütend auf die Aktion des Ge-

genübers, oder fällt dir ein, dass dir Ähnliches auch schon passiert ist. Hat jemand aus Versehen etwas auf deinen Fuß fallen lassen oder aus purer Absicht?

Es ist vielleicht meine subjektive Wahrnehmung, aber viele Patienten, bei denen die Ursache für die bestehende Problematik fremdverschuldet ist, gehen anders mit den Resultaten um. Es kommt während der Behandlung öfter zur Sprache und führt zu Emotionen, die meist für einen Heilungsprozess nicht förderlich sind. Zu Recht kannst du sagen: Man darf doch wohl wütend sein, wenn man mit Schmerzen konfrontiert ist, den andere verursacht haben. Ich stimme dir vollends zu, aber du solltest dabei nicht vergessen, dass du dir damit selbst schlechtere Voraussetzungen schaffst, um den Schmerz loszuwerden.

Faktenanalyse

1. Auch die Gehirnanteile, welche die eingegangenen Informationen emotional verarbeiten, haben Einfluss auf die Schmerzwahrnehmung.
2. Der emotionale Kontext bestimmt vor allem die Schmerzqualität.
3. Der Thalamus fungiert als »Filterstation« und kann die nozizeptive Weiterleitung fördern oder hemmen.
4. Das PAG ist das Zentrum, welches von zentral eine Schmerzhemmung auf Rückenmarksebene auslösen kann. Erreicht wird dies über absteigende Bahnen.
5. Das Ergebnis der kognitiven und emotionalen Auswertung ist abhängig von Faktoren wie: Relevanz, Erwartung, Ablenkung/Fokus, Kontrolle, Selbstwirksamkeit und ob der Auslöser selbst- oder fremdverursacht ist.

Und nun? Was kannst du tun?

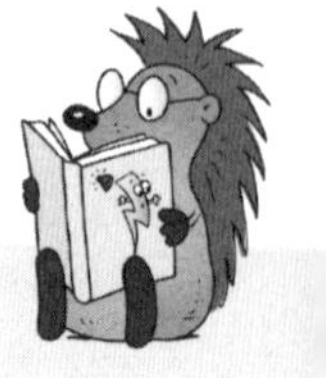

Informationen

Stimmungskiller Schmerz? Dass Schmerz einen wütend, aggressiv, traurig, verzweifelt etc. machen kann, ist zutiefst menschlich. Er stört unsere Leistungsfähigkeit, unseren Alltag und wirkt sich auf unsere Stimmung aus. Dass er nur hilfreich sein möchte, überzeugt auf Dauer dabei auch nur mäßig.

Gerade hier möchte ich zwischen akutem Schmerz und chronischen Schmerz unterscheiden. Denn im Falle des akuten Schmerzes ist deine Schmerzwahrnehmung wirklich dein bester Freund, um dir den Weg zu zeigen, wie du bestmöglich und mit den geringsten Dauerschäden aus einer Verletzung hervorgehst. Er zeigt dir durch seine Intensität oft, wann du dir von außen Hilfe holen solltest. Egal, ob wir hierbei von körperlichem oder auch seelischem Schmerz sprechen, der nicht vergessen werden sollte. Wir erwarten oft, dass der eigene Körper tadellos funktioniert und immer zu Höchstleistungen bereit ist. Wenn er dies aber auf lange Zeit tun soll, empfiehlt es sich, immer ein offenes Ohr für auftretende Warnmeldungen zu haben und diese nicht zu ignorieren.

Chronischer Schmerz lässt das Ganze schon anders aussehen. Denn bei diesem verlieren viele »Und nun? Was kannst du tun?«-Möglichkeiten ihre Effektivität. Viele – aber nicht alle. Dass der Schmerz in diesem Fall keine greifbare Ursache mehr hat, kann die Zukunft trübe erscheinen lassen – oder hoffnungsvoll, denn dann kristallisieren sich hilfreiche Therapieansätze auf anderen Ebenen heraus. Deshalb hole dir Informationen über multimodale Schmerzzentren, die kompetent jede Facette deiner individuellen Schmerzproblematik beleuchten und ein passendes

Konzept für dich suchen. Auf körperlicher, aber auch mentaler Ebene. Oft ist die Hürde immer noch hoch, sich in diesem Bereich Hilfe zu holen. Meine Hoffnung ist, dass dieses Buch dich unterstützt in dieser Entscheidung. Eine Auflistung aller Facetten findest du in Kompaktform hier in diesem Buch im Zusatzkapitel Psychosomatik. Dort sind nochmals alle Faktoren, die eine Schmerzentstehung beeinflussen können, zusammengefasst.

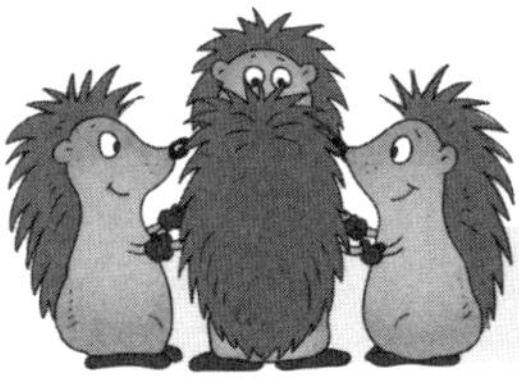

Soziale Interaktion

Emotionen verändern – geht allein – mit Hilfe aber besser. Erst kürzlich war ich auf einem Vortrag über chronische Schmerzen, an dem vor allem Betroffene teilnahmen. Auf die Frage, wie sich die Umwelt verhält, wenn jemand eine Verletzung mit akuten Schmerzen hat, war die einstimmige Antwort: »Das Umfeld versucht zu helfen und zu unterstützen!« Dann kam die Frage, wie sich das Umfeld verhält, wenn jemand chronische Schmerzen hat, und eine Teilnehmerin antwortete mit einem emotionalen, verzweifelten Unterton: »Es ist genervt!«

Es war kein schöner Moment zu erleben, wie zermürbend es sein kann, mit chronischen Schmerzen zu leben, aber was ebenso auffiel, war die Stimmung, die in diesem Moment im Raum herrschte. Bestätigendes Gemurmel, die Erleichterung in manchem Blick, dass man nicht allein mit den gleichen Problemen kämpft. Selbsthilfegruppen sind sehr hilfreich, um das Gefühl von Verständnis und Zugehörigkeit zu bekommen. Man verfolgt gemeinsam ein Ziel, ist sich gegenseitig der Anker für den Weg. Ein Grund, warum im Rahmen von multimodaler Schmerztherapie neben der Einzeltherapie auch in Gruppen gearbeitet wird, die nach dem Abschluss der Therapie regelmäßige gemeinsame Check-ins haben.

Spiegelneuronen

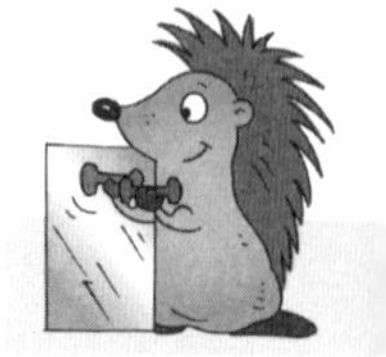

Wir ahmen automatisch nach, was um uns herum passiert. Umgib dich mit positiv gestimmten Personen, besuche motivierende Seminare, lerne und beobachte, wie andere Betroffene mit dem Thema umgehen. Wie verhalten sie sich, motivieren sie sich, holen sich aus Tiefs heraus? Welche Tools nutzen sie im Alltag? Ich weiß, ich habe immer wieder betont, dass jeder individuell ist, aber dies bedeutet nicht, dass du dir nicht Infos und Ideen von anderen holen kannst, um dann auszuprobieren, ob und wie sie zu dir passen. Vielleicht genauso wie gesehen oder leicht moduliert – oder aus unterschiedlichen Beobachtungen kombiniert. Selbst die Beobachtung, dass der eine oder andere Weg im Moment nicht zu dir passt, ist eine Erkenntnis, die dich voranbringt. Vergiss dabei nur nicht, dass es nicht bedeutet, dass er nicht zu einem späteren Zeitpunkt passend sein könnte, und überprüfe dies immer wieder neu.

Coaching/Psychotherapie

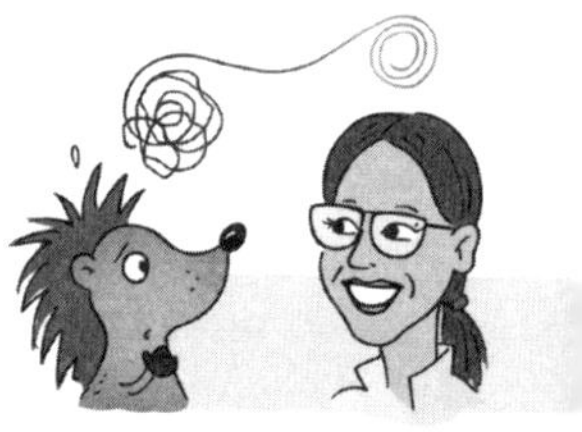

Ich habe dir beschrieben, dass es in deinem Gehirn so etwas wie eine neuronale und synaptische Plastizität gibt und es einen Ausbau bestimmter Verbindungen zu Autobahnen gibt, sollten die Wege immer wieder genutzt werden. Dies ist nicht nur bei motorischen Abläufen der Fall oder in der Reizweiterleitung deiner Nozizeptoren, sondern auch im Bereich deiner Gedanken. Um diese in deinem Gehirn zu analysieren, zu reflektieren und passende Ansätze zu finden, diese zu verändern oder umzuprogrammieren, ist es hilfreich, wenn du mit einer fachlich kompetenten Person zusammenarbeitest. Denn um eingefahrene Gedankengänge zu verändern, hilft es zum einen zu erkennen, warum sich diese gebildet haben, zum anderen ist es manchmal nötig, dass dir jemand Abzweigungen und neue Gedankenwege aufzeigt, die du selbst beim automatisierten Rauschen auf deinen neuronalen Bahnen mit Tunnelblick nicht mehr bemerkst.

Coping, also den Umgang mit Schmerz zu erlernen, gehört ebenfalls in den Fachbereich der Psychotherapie. Denn dazu, so lesen wir im Textbook of Pain Seite 261, gehört nicht nur, *»dass du damit den Schmerz in seiner Intensität beeinflussen kannst, sondern […] auch, den Schmerz zu managen und die Schmerztoleranz zu verändern und dein Alltagsleben so normal als möglich zu gestalten.«*

Dein Gehirn bzw. dein limbisches System hat noch eine Geheimwaffe, die dir ein breites Feld im »Und nun? Was kannst du tun?«-Bereich eröffnet. Nicht nur in Bezug auf deine Stimmung, sondern auch in Bezug auf deine Schmerzwahrnehmung und -intensität. Da ich der Meinung bin, dass diese Geheimwaffe ein eigenes Kapitel verdient, habe ich sie bis jetzt unterschlagen. Die Basisemotionen, die ich bereits erwähnt habe, waren Angst, Ärger/Wut, Freude, Überraschung, Trauer und Ekel. Das nächste Kapitel soll sich der Emotion zuwenden, die dich glücklich macht. Der Emotion Freude. Mit ihr kommen nämlich viele Gefühle, die du auf der sonnigen Seite des Lebens verspürst: Liebe, Harmonie, Glück, Zufriedenheit, Begeisterung, Leichtigkeit, Heiterkeit …

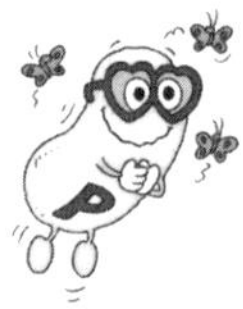

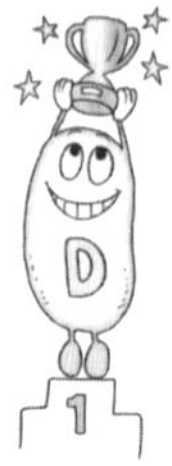

Glückshormone:

Biochemische Botenstoffe mit großer Wirkung

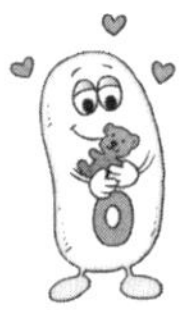

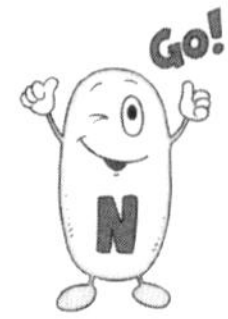

Willkommen in der Welt deiner eigenen Glückshormone. Mich persönlich freut schon ihr Anblick. Wenn es dir ebenso geht, erhältst du hiermit die offizielle Erlaubnis der Autorin, ausnahmsweise einmal eine Seite aus einem Buch zu reißen. Platziere dir die kleinen Glücklichmacher gerne als Reminder, an deinen Spiegel, Computer oder auf den Nachttisch. Ein Foto davon geht natürlich ebenso, wenn du das Buch intakt lassen möchtest.

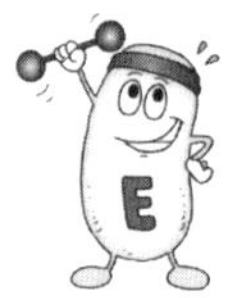

Happy Chemicals

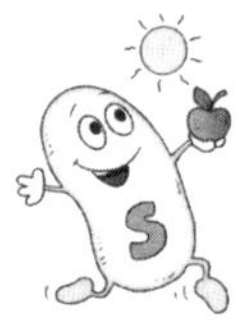

Was macht dich glücklich? Wo, wann und durch wen oder aus welchem Anlass schüttet dein Gehirn Glückshormone aus? Das Spannende an Glück ist, dass es ein äußerst individuell empfundenes Gefühl ist. Menschen meinen ganz unterschiedliche Dinge, wenn sie von Glück reden. Was mich glücklich macht, wie z. B. mit dem Fahrrad einen Berg zu bezwingen, kann dich schon beim Gedanken daran erschöpfen und stressen. Während deine Glückshormone vielleicht Samba tanzen, wenn du an weiße Sandstrände und Palmen denkst, heben meine Glückshormone nur müde die Augenlider und beschließen, dass es sich dafür nicht lohnt, aktiv zu werden.

Glück, das ist für mich

- die Tatsache, dass ich die Möglichkeit hatte, dieses Buch zu schreiben. Getoppt wird mein Glück noch dadurch, dass du diese Zeilen liest, denn dann war das Buch bis hierher spannend für dich.
- Zeit mit meiner Familie und meinen Freunden
- nach erfolgreicher Bewältigung der Höhenmeter mit meinem Fahrrad auf einem Berggipfel zu stehen
- auch ein Stück Marmorkuchen
- Zufriedenheit, Dankbarkeit, Ausgeglichenheit

Deine Glückshormone werden also durch andere Situationen oder Gedanken aktiviert als meine. Klären wir zuerst also die Frage, wer und was diese kleinen Glücklichmacher überhaupt sind: Eine hoch wissenschaftliche Definition des Begriffes Glückshormon kann ich dir nicht bieten, denn der Begriff selbst ist kein wissenschaftlicher Ausdruck. Als Glückshormone werden umgangssprachlich Botenstoffe – genauer: Neurotransmitter der emotionsverarbeitenden Gehirnareale – bezeichnet, die Wohlbefinden oder Glücksgefühle hervorrufen können.

Für dein Glückserleben sind deine kleinen Helfer vorrangig als Botenstoffe in deinem Gehirn und deinem Nervensystem unterwegs und weniger dominant als Hormone. Ich verwende trotzdem weiter den Begriff Glückshormon, weil ich finde, er macht einfach gute Laune.

Erinnerst du dich? Im Kapitel, in dem es um Stress ging, habe ich gesagt: Das einzige Ziel deines Körpers ist es zu jeder Sekunde, sich so anzupassen und zu regulieren, dass »dein bestmögliches Leben und Überleben« gesichert wird. Mit dem Einsatz und der Freisetzung der kleinen Helfer verfolgt dein Gehirn also »höhere Beweggründe«. »Sneaky« ist das englische Wort dafür, und es lässt sich wohl am besten mit »schlitzohrig« (im positivsten Sinne) und »raffiniert« übersetzen.

Mit den Glückshormonen verfügt dein Gehirn über ein eigenes intrinsisches Belohnungssystem.

Was heißt das? Wenden wir uns erst einmal dem Gegenteil zu, dem extrinsischen. Das kennt jeder, der in die Schule gegangen ist: Noten, ein von außen kommendes Belohnungssystem. Besser wäre ein intrinsisches – ein von innen kommendes – Belohnungssystem, das in allen von uns steckt. Das Problem ist allerdings meist, dass das zu Lernende vorher eine gewisse Neugier oder Motivation hervorrufen muss, damit das intrinsische Motivationspaket anspringt und einen Schüler animiert.

Vielleicht erging es dir ähnlich: Wenn ich als Kind ermutigt werden sollte, bestimmte Verhaltensweisen an den Tag zu legen, wurde dies häufig mit einer Belohnung verknüpft, wenn ich die gewünschten Handlungen erfolgreich absolvierte. »Wenn du jetzt brav bist, gehen wir noch auf den Spielplatz, darfst du heute Abend noch eine Stunde fernsehen, bringt dir der Nikolaus etwas.« Lernst du fleißig und machst deine Hausaufgaben, gibt es ein Sternchen, einen Smiley-Stempel, eine gute Note, eine Umarmung mit dem Lob »toll gemacht« und bei einem guten Zeugnis ab und zu ein Aufbessern der Spardose.

Im Erwachsenenalter ist dies genauso. Ist die extrinsische, also die von außen kommende Belohnung, reizvoll für dich, animiert sie dich zu einem bestimmten Handeln. Die Werbeindustrie ist das beste Beispiel dafür. Dein Körper und dein Gehirn verlassen sich jedoch bei deiner Weiterentwicklung nicht darauf, dass dir von außen die buchstäbliche »Karotte« vor die Nase gehalten wird. Hier kommt das intrinsische Belohnungssystem ins Spiel. Eine Aufgabe bewältigt, die deine Schaltzentrale als wertvoll und hilfreich für dein Leben bewertet? Bravo! Dann schüttet dein Gehirn

Glückshormone aus, um sicherzustellen, dass du Lust hast, genau dies wieder zu tun. Zusätzlich pushen sie deine Konzentration und deinen Fokus, um das positive Erlebnis im Detail in deinem Gehirn abzuspeichern und zu verankern. Du sollst dich am Ende möglichst genau und leicht an das erinnern, was gut für dich ist.

Durch die Wirkung der »glücklich« machenden Hormone wird also dein Bedürfnis erhöht, Handlungen oder Situationen, die sich förderlich auf dein geistiges und körperliches Wohlbefinden auswirken, möglichst oft zu wiederholen. Ein erster Hinweis darauf, dass der »Und nun? Was kannst du tun?«-Abschnitt intensiv von dir studiert werden sollte und wieder eine kleine Selbstanalyse-Einheit fällig wird.

Die sechs Hauptvertreter deiner körpereigenen Fröhlichmacher verdienen es, hier einzeln vorgestellt zu werden. Sie haben die Hoffnung, dass du dein Leben so ausrichtest, dass sie häufig und in großer Anzahl durch dein Gehirn und deinen Körper rauschen können. Nach kurzer mentaler Diskussion in meinem eigenen Gehirnnetzwerk hat sich folgendes Glückshormon durchgesetzt bei der Entscheidung, welches anfangen darf:

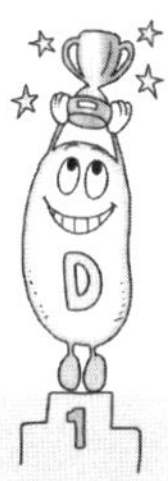

Dopamin – das Erwartungs-, Belohnungs- und Motivationshormon

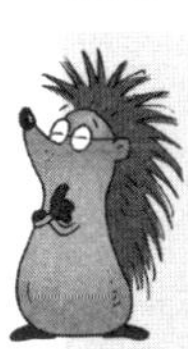

GOOD TO KNOW

Dopamin als Neurotransmitter hat zudem einen elementaren Einfluss auf unsere automatisierten Bewegungen. Ein Krankheitsbild, welches mit einem Untergang Dopamin produzierender Zellen im dazugehörigen Gehirnabschnitt in Verbindung steht, ist Morbus Parkinson.

Ob die Neurone, die für die Freisetzung von Dopamin zuständig sind, aktiviert werden, entscheidet dein Gehirn, indem es sich ein Gesamtbild über deine kognitive und emotionale Situation macht. Dabei berücksichtigt es auch deine Erfahrungen, Erwartungen und die aktuellen Bedürfnisse deines Körpers.

Du siehst oder denkst an etwas, das du mit einer Belohnung in Verbindung bringst, und schwups, ist Dopamin zur Stelle und löst in dir die Sehnsucht und das Verlangen aus, die Handlung auszuführen. Ist die Aufgabe oder die Handlung bewältigt, sorgt Dopamin als Belohnungshormon für ein Glücksgefühl. Es wird auch Erwartungshormon genannt, denn es wird bereits ausgeschüttet, wenn du eine Belohnung visualisierst.

Es gehört zu den Glückhormonen, die deine Aufmerksamkeit und Konzentration steigern, sodass das positive Erlebnis in deinem Gehirn effektiv und detailliert abgespeichert wird. Wenn du das Erlebte erneut erlebst, erfüllt es gewissenhaft seine Aufgabe als motivierendes Erwartungshormon und regt dich dazu an, entsprechend zu handeln.

Nimm dir kurz die Zeit und überlege, ob du dich spontan an ein besonders erfolgreiches, glückliches Erlebnis erinnern kannst? Welcher Moment in deinem Leben hat dich rundum glücklich gemacht, ja, vielleicht sogar einen echten Freudentaumel ausgelöst? Allein wenn du dir intensiv all die Details aus Bildern, Geräuschen, Düften etc. vorstellst, geht Dopamin bereits in den Arbeitsmodus. Das Glücksgefühl ist ein wundervolles Nebenprodukt deines Lernprozesses.

Die besten Möglichkeiten, deine Dopamin-Produktion (eigenverantwortlich) zu steigern sind:

- Ziele stecken und Erfolge feiern (und nimm dabei jedes Zwischenziel mit)
- Aufgaben erledigen

- Dinge tun, die dich glücklich machen wie Hobbys, Musik, Sex, Sport etc.
- soziale Interaktion
- Schlemmen und genießen

Serotonin – das Stimmungshormon

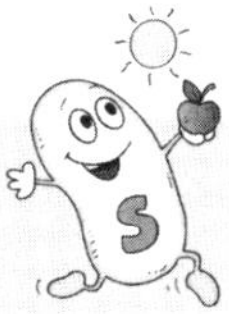

Die Sonne scheint, die Vögel zwitschern und du grinst über dein ganzes Gesicht? Dann ist Serotonin wohl die Hauptursache für deine aktuelle Stimmungslage.

Serotonin ist ebenso wie Dopamin ein Motivator-Botenstoff, der dich dazu veranlasst, bestimmte Handlungen zu wiederholen, und es wird bei den unterschiedlichsten positiven Erlebnissen ausgeschüttet. Während für die Dopaminaktivierung die Faktoren Belohnung, Herausforderung und das Erreichen eines Ziels im Mittelpunkt stehen, entscheidet sich dein Gehirn für Serotonin, wenn Zufriedenheit, soziale Bindung und Entspannung im Vordergrund stehen. Auch bei kreativen Aufgaben und Ideen hat es einen großen Anteil an den Abläufen in deinem Gehirn. Es trägt nicht umsonst den Namen Stimmungshormon, weil es dich zufriedener, ruhiger und gelassener macht. Ein perfekter Gegenspieler zu deinem Stresssystem, deinen Ängsten und der Schwarzmalerei. Außerdem hat es einen positiven Einfluss auf deinen Schlaf-wach-Rhythmus und wirkt im Körper regulierend auf deinen Blutdruck.

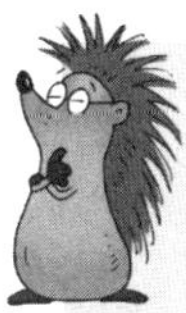

GOOD TO KNOW

Serotonin wird zu 95 % im Darm hergestellt und steuert dort das Nervensystem. Über Nahrung aufgenommenes Serotonin kann die Blut-Hirn-Schran-

ke nicht überwinden. Das bedeutet, für die Vorgänge hier musst du dich auf die Prozente verlassen, die dein Gehirn selbst produziert.

Serotonin? Der Begriff ist dir bereits als Neurotransmitter über den Weg gelaufen: Als wichtiger Botenstoff für die zentral gesteuerte absteigende Schmerzhemmung auf Rückenmarksebene. Mehr Serotonin zur Verfügung durch positive Erlebnisse? Mehr Chance auf eine absteigende Schmerzhemmung! Hier schlummert ungeahntes Potenzial!

Neben den Möglichkeiten, die ich bereits beim Dopamin aufgezählt habe, sind echte Unterstützer für deinen ausgeglichenen Serotoninspiegel:

- Meditation
- Sonne tanken – egal, ob liegend oder noch besser in Bewegung (die Produktion von Serotonin braucht Vitamin D)
- Bewegung allgemein
- Schlafen
- Sport treiben
- passende Ernährung

Oxytocin – das Kuschel- oder Bindungshormon

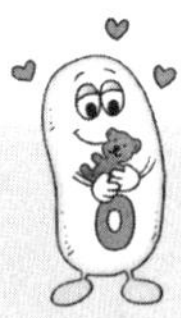

Allein beim Lesen des Begriffs Kuschelhormon und Anblick der niedlichen Grafik fühlst du dich hoffentlich wohlig warm umarmt, und dein Gehirn startet die Ausschüttung von Oxytocin. Hast du zufällig eine liebe Person oder dein Haustier in der Nähe? Dann einmal kurz umarmen oder an diese denken, um dir genau jetzt eine extra Dosis Oxytocin zu holen.

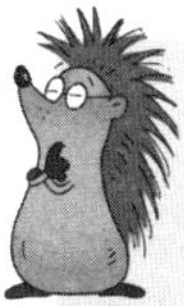

GOOD TO KNOW

Oxytocin ist ein direkter Gegenspieler von Cortisol, da es deine Stressachse beeinflusst, das parasympathische Nervensystem aktiviert und dadurch dein Cortisol-Spiegel gesenkt wird.

Das Kuschelhormon baut Ängste und Stress ab und moduliert so die Schmerzantwort im Gehirn. Weniger Ängste und Stress bedeutet – die Bedrohlichkeit wird in deinen kognitiven und emotionalen Gehirnanteilen anders bewertet.

Es wird oft als Bindungshormon bezeichnet, weil es bei und nach der Geburt eines Kindes den Körper der Mutter durchflutet. So wird sichergestellt, dass die zwar sehr niedlichen, aber auch den Schlaf raubenden kleinen Wesen liebevoll umsorgt werden – dank einer Überdosis Oxytocin.

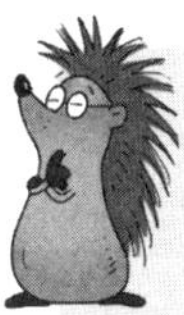

GOOD TO KNOW

In den frühen Lebensphasen hat Oxytocin einen Einfluss auf die Ausbildung deiner späteren Stress- und Schmerzanfälligkeit.

Du wirst übrigens vor allem für Handlungen mit einem Oxytocin-Schub belohnt, welche andere Personen oder Lebewesen einbeziehen. Wenn du in einem harmonischen Miteinander lebst und soziale Kompetenz dein Eigen nennen kannst, fördert dies schlichtweg die Wahrscheinlichkeit deines Überlebens. Im Rudel ist es sicherer, als wenn du dich komplett allein ohne soziale Kontakte durchs Leben schlägst. Deshalb motiviert dich Oxytocin, soziale Bindungen zu suchen.

Die auslösenden Faktoren für seine Freisetzung sind also Bindung, Vertrauen, Zuneigung und soziale Interaktionen – und genau so holst du dir eine Ladung Oxytocin:

- Umarmungen
- soziale Interaktion
- Berührungen, Kuscheln und Sex
- Massage
- Tiere streicheln
- Komplimente oder Geschenke verschenken
- empathisch sein
- Meditation
- anderen etwas Gutes tun …

Endorphin – der Schmerzkiller

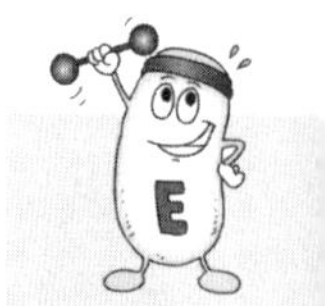

Dein Gehirn reagiert mit einer Ausschüttung von Endorphinen auf Schmerz, körperliche Anstrengung, Stress, Lachen und soziale Interaktionen.

Sportmuffel betrachten dieses Glückshormon wohl eher skeptisch. Das gute Gefühl nach einem erfolgreich absolvierten Training ist zum großen Teil diesem Vertreter der Glückshormone zuzuschreiben. Die gute Nachricht für Sportmuffel ist, dass es nicht *nur* bei Sport produziert wird, die schlechte, dass es aber gerade dadurch in Mengen ausgeschüttet wird.

Es ist zudem der direkteste Botenstoff, wenn es um die schmerzlindernde Wirkung geht. Als körpereigene Opioide haben sie einen direkten Einfluss auf die Dämpfung von Schmerzreizen – und zwar sowohl im Gehirn, über absteigende Bahnen im Rückenmark (Neurotransmitterwirkung), als auch durch die Freisetzung aus Nervenendigungen im gesamten Körper.

Endorphin wird nicht selten als körpereigene Droge bezeichnet.

Es lindert etwa die Erschöpfungssymptome bei intensivem Sport. Das sogenannte Runner's High, das ab einer gewissen Dauer und Intensität des Laufens ein Hochgefühl erzeugt und so die Anstrengung weniger intensiv wirken lässt, ist darauf zurückführbar. Es tritt aber nicht nur beim Joggen auf; du kannst für einen Endorphin-Flash auch einfach wild durch deine Wohnung tanzen.

Warum Endorphine gerade bei extremeren Anstrengungen oder körperlichem Stress beim Sport ausgeschüttet werden? Erinnere dich an die Fight-or-Flight-Reaktion. Was dein Körper in diesen Momenten nicht gebrauchen kann, sind Schmerzen, die seine optimale Leistungsfähigkeit beschränken. Also macht das Anwerfen der körpereigenen Schmerzstillanlage in diesen Situationen Sinn. Das erreichst du durch:

- Sport und Auspowern
- viel Lachen
- Akupunktur
- Sonne

Auch wenn sie in den meisten Aufzählungen vernachlässigt werden, gehören die beiden folgenden Neurotransmitter für mich ebenfalls zu den Glückshormonen.

Noradrenalin – das Muthormon

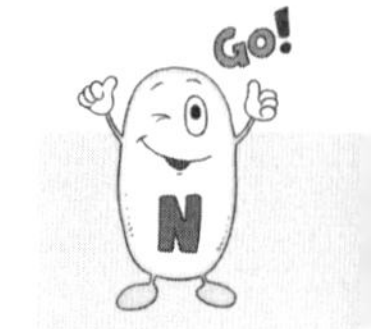

Noradrenalin ist kein »Glückshormon« im klassischen Sinne, weshalb es in den meisten Aufzählungen fehlt. Produziert wird Noradrenalin hauptsächlich in körperlichen und mentalen Stressmomenten. Seine Rolle als Motivationshormon und die positiven Effekte nach der erfolgreichen Bewältigung von Herausforderungen rechtfertigen seine Erwähnung an dieser Stelle. Es fördert deine Leistungsbereitschaft und bewirkt, dass du dich konzentrieren kannst und deine Wahrnehmung geschärft ist. Alles gut für deine Fight-or-Flight-Reaktion.

Zudem möchte ich noch mal betonen, dass es, ähnlich wie Serotonin, ein Neurotransmitter für die absteigende Schmerzkontrolle ist.

Phenethylamin – das Lusthormon

Dieser Botenstoff ist neben deinem Glücksempfinden auch für deine Lustempfindung zuständig.

Schmetterlinge im Bauch werden also diesem Vertreter der Glückshormone zugeschrieben, ebenso wie das dazugehörige Herzklopfen und die Konzentrationsprobleme, die oft bei Verliebtheit auftreten. Erinnere dich einfach an Herrn Fischer mit seinen Herzchen in den Augen.

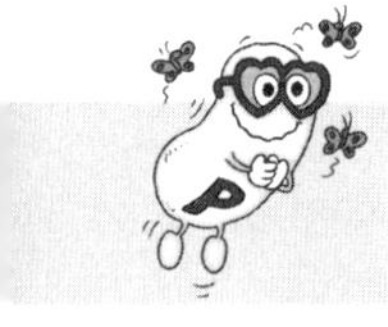

Phenethylamin wirkt insbesondere durch seine Fähigkeit, positive Emotionen zu verstärken und die Ausschüttung anderer Glückshormone wie Dopamin und Noradrenalin zu fördern.

- Verliebtheit
- langes Ausdauertraining

Glückshormone und ihr Einfluss auf die Schmerzwahrnehmung

Wie du bereits weißt, setzt sich deine Schmerzwahrnehmung aus mehreren Faktoren zusammen. Dazu gehören die tatsächliche Schädigung des Gewebes, die Art und Weise, wie dein Körper die sensorischen Informationen verarbeitet, sowie die kognitive und emotionale Bewertung dieser Empfindungen. Auch die absteigenden Bahnen, die den Schmerz modulieren, spielen eine wichtige Rolle in diesem komplexen Zusammenspiel. Was soll ich sagen? Deine Glückshormone sind echte Granaten und wirken im Überblick gesehen auf all den gerade genannten Ebenen.

Lokal

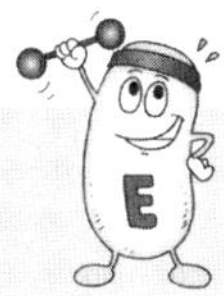

In deinem Körper wirken vor allem die Endorphine lokal schmerzlindernd. Sie binden sich an die entsprechenden Rezeptoren (Opioidrezeptoren) und verhindern, dass es zu einer Weiterleitung im nozizeptiven System kommt. Endorphine werden also nicht nur von deinen Immunzellen freigesetzt, um vor Ort tätig zu werden, sondern auch aus deinen Nervenendigungen, um deine Nozis zu überzeugen, weniger Signale zur Zentrale zu schicken. Somit wirken Endorphine auch in der Peripherie, wo sie deine nozizeptive Aktivität hemmen.

Rückenmarksebene

Auch auf Rückenmarksebene hast du diese Rezeptoren, die auf deine Endorphine reagieren und die Weiterleitung nozizeptiver Meldungen verhindern.

Als entscheidende Neurotransmitter in der absteigenden Schmerzmodulation haben sich aber Serotonin und Noradrenalin einen Namen gemacht. Um eine effektive Schmerzhemmung über diesen Weg zu erreichen, müssen diese ausreichend vorhanden sein. Die beiden wirken also nicht nur zentral im Gehirn, wo sie die Motivation, dein Glücksgefühl und deine Konzentration erhöhen, sondern sie tragen auch dazu bei, die einlaufenden Schmerzsignale im Rückenmark zu dämpfen. Dadurch kann deine Schmerzwahrnehmung verringert werden. Sie gehören zu den Multitasking-Transmittern.

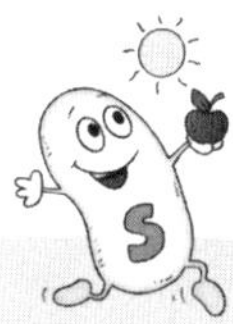

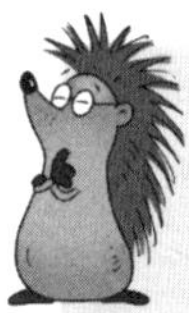

GOOD TO KNOW

Ein Grund übrigens, warum Ärzte bei bestimmten Schmerzen auch Antidepressiva verschreiben, ist: In geringer Dosierung sorgen diese dafür, dass mehr Serotonin in deinem Körper vorhanden ist, welches dein absteigendes System unterstützt. Sie wirken in diesem Moment also als Schmerzmittel.

Wirkung im Gehirn

Im Gehirn wirken alle hier vorgestellten Vertreter der Glückshormone. Endorphine? Auch im Gehirn gibt es Opioidrezeptoren, an die sich die ausgeschütteten Endorphine binden können und so zu einer Hemmung des nozizeptiven Informationsflusses führen.

Die anderen Glückshormone hingegen haben einen direkten modellierenden Effekt auf die an der Schmerzverarbeitung beteiligten Nervenzellen deines Gehirns. Dadurch besteht hier eine weitere Möglichkeit, deine Schmerzwahrnehmung und Schmerztoleranz zentral direkt zu beeinflussen. Eher indirekt verändern die Glückshormone deine kognitive und emotionale Bewertung der Situation, indem sie deine Stimmung verbessern, dein Stresslevel senken, Ängste abbauen und deine Konzentrationsfähigkeit erhöhen.

Deine Analyse der aktuellen Gefährdungslage verläuft unter dem Einfluss von Glückshormonen entspannter, ausgeglichener; Schwarzmalerei fällt mit den kleinen fröhlich machenden Helfern deutlich schwerer.

Wechselwirkungen mit anderen Stammtischmitgliedern

Vor allem dein kleines Kuschelhormon Oxytocin hat einen direkten Einfluss auf deine Stressachse. Es reduziert die Ausschüttung deines Stresshormons Cortisol. Zur Seite stehen ihm dabei Dopamin, Endorphine und Serotonin, welche ebenso die Cortisolfreisetzung verringern können.

Vieles, was du im Kapitel »Und nun? Was kannst du tun?« zu deinem Stammtischmitglied Stress gefunden hast, kann auch hier für die Freisetzung von Glückshormonen empfohlen werden. Nicht zu vergessen, dass mit der Reduzierung von Cortisol dein Immunsystem weniger gehemmt wird und besser arbeitet. Also Kuscheln für stärkere Abwehrkräfte.

Die Wirkung deiner Glückshormone auf das Immunsystem geht allerdings über die Wechselwirkung mit der Cortisolausschüttung hinaus. Sie sind nicht allein auf dein Stammtischmitglied Stress angewiesen. Hier gilt einmal mehr: Selbst aktiv werden, ist angesagt! Endorphinen wird ein direkter Einfluss auf die Funktion und Aktivität verschiedener Immunzellen nachgesagt.

Gute Laune ist ansteckend? Der Spruch gilt eigentlich für die Übertragung guter Laune von einer Person auf eine andere, aber auch in deinem Gehirn scheinen sich die einzelnen Glückshormone gegenseitig zu motivieren. So kann Dopamin die Endorphinfreisetzung im Gehirn fördern und somit indirekt der Auslöser für eine Schmerzdämpfung an den Opioid-Rezeptoren sein. Auch die verstärkende Wirkung von Phenethylamin in Bezug auf andere Glückshormone habe ich bereits in der Vorstellungsrunde erwähnt.

Du kannst durch viele Tätigkeiten deine körpereigene Schmerzmodulations-Maschinerie selbst anwerfen. Ein Grund, warum sich dies hier leicht schreibt, aber in der Realität nicht ganz so einfach ist, besteht darin, dass Schmerzen, vor allem chronische, selten gute Laune machen. Patienten, die zu mir in die Praxis kommen und gerade akute oder chronische Schmerzen haben, fehlt oft der beschwingte Schritt und das strahlende Lächeln auf den Lippen. Häufig stelle ich dann fest, dass die Ziele zu hoch gesteckt werden und dann keine kleinen Fröhlichmacher ausgeschüttet werden, wenn diese nicht erreicht werden. Oft siegen dann der Missmut und der Ärger über die Einschränkung.

Besser sind kleine Schritte! Kleine Ziele – dafür Erfolge. Glück ist manchmal zudem ein bisschen wie: Erst die Arbeit – dann das Vergnügen. Um eine Freisetzung deiner Glückhormone zu erreichen, ist es ab und zu nötig, zunächst kurzfristig auch ungeliebte Tätigkeiten in Kauf zu nehmen (liebe Grüße an alle Sportmuffel und an alle, die ungerne ihre Komfortzone verlassen), um sich danach die Belohnung abzuholen.

Glück ist für jeden individuell, dass bedeutet wiederum: Ab in die Selbstanalyse! Was macht dich glücklich? Was ist gut für dich auf Dauer! Wähle sorgfältig aus, wie du deine »happy chemicals« aktivierst.

Bevor ich jetzt in das Kapitel »Und nun? Was kannst du tun?« eintauche, kommt ein Einschub, wie die Freisetzung von Glückshormonen *nicht* provoziert werden sollte.

Und nun? Was solltest du *nicht* tun?

Machen wir mal folgendes Experiment: Solltest du sehr stark Smartphone-affin sein, kannst du jetzt zu deinem Handy greifen und unter Einstellung und Bildschirmzeit selbst kurz kontrollieren, wann, wie oft und wie lange du die letzten Tage mit deinem Telefon verbracht hast. Welche Apps, welche Spiele, welche Social-Media-Plattformen hast du genutzt? Danach kannst du besser einschätzen, wie sehr dich die nächsten Zeilen zum Nachdenken und anschließendem Handeln motivieren sollten.

Wie immer ist es leichter, Menschen für etwas zu begeistern oder auf etwas aufmerksam zu machen, wenn dem Thema ein einprägsamer »catchy« Titel verpasst wird. *»Dopamin-Detox«* ist ein Beispiel dafür. Ein echter Detox von Dopamin ist nicht möglich, denn es ist ein Botenstoff, der ständig in deinem Gehirn vorhanden ist. Stattdessen ist es wichtig zu reflektieren, ob es in deinem Alltag Faktoren gibt, die einen übermäßigen Dopaminkick auslösen. Solche impulsiven Belohnungen können süchtig machen und langfristig ungesund für dich sein. Glücksspiele, Social Media, Apps, Fast Food, Shopping – es gibt unterschiedliche Kicks, mit denen wir uns tagtäglich eine Ausschüttung dieses Glückshormons verschaffen wollen.

Das Problem ist wie immer die Dosierung. Alles in Maßen hat hier wirklich seine Berechtigung. Die Dosis macht das Gift. Nicht nur Drogen, Alkohol oder Zigaretten können abhängig machen, du kannst auch nach Fast Food oder Zucker oder dem Häkchen am eigenen Social-Media-Post süchtig werden. Die Interaktion mit dem Handy kann zum Muss werden. Gerade Dopamin als Erwartungshormon spielt bei Sucht eine große Rolle. Der Nachteil: Wie bei vielen Dingen, die süchtig machen, stumpfst du bei regelmäßiger Benutzung und übermäßigem Genuss für diesen

Reiz ab und brauchst immer mehr davon. Du entwickelst eine gewisse Toleranz gegenüber der regelmäßig stattfindenden Dopaminausschüttung, und die fehlende Balance in deinem Dopaminsystem kann Folgen haben – so sehr sogar, dass dich die Dysbalance eher in eine depressive Stimmung versetzt. Am Ende kann der zwanghafte Griff zum Handy genau das Gegenteil von dem bewirken, was wir uns mit der Nutzung eigentlich erhofften. Viele Reize wie das Handy sind aber schwer aus dem Alltag wegzudenken, weil es oft auch beruflich benötigt wird.

Dr. Aboujaoude von der Stanford University hat dazu eine sehr treffende Aussage getätigt: »*Es geht nicht darum, die Uhr zurückzudrehen und so zu tun, als gäbe es diese Technologien nicht, sondern vielmehr darum zu lernen, wie man sie verantwortungsvoll und in Maßen konsumieren kann.*« Und sich ab und zu eine Auszeit davon zu gönnen, um dem Gehirn die Möglichkeit zu geben, sich wieder auf andere wichtige Sachen des Lebens zu fokussieren.

Erinnerst du dich an mein kreatives Schreibhoch zwischen 7:30 und 11:00, das ich mit unserer Chronobiologie begründet hatte? Stimmt zum Teil, aber ein weiterer triftiger Grund, warum ich in dieser Zeit am effektivsten bin, besteht darin, dass ich mir zu dieser Zeit jegliche anderen Reize verbiete und ihnen ausweiche. Ich schreibe am besten an einsamen Orten. Schon die Bewegung einer weiteren Person in meinem Umfeld lenkt mich ab. Und ich verbiete mir den Blick aufs Handy, während ich schreibe. Social Media, YouTube und Apps sind strikt verboten. Zwischen Bett und Schreibtisch gibt es an Schreibtagen außer der Kaffeemaschine keinen Zwischenstopp. Denn wenn mein Gehirn erst einmal andere Gedankenstränge aktiviert, ist der Tag fürs Schreiben meist verloren. Der absolute Fokus auf das Thema fehlt mir; und so verpasse ich die Dopaminfreisetzung, die auch erfolgt, wenn ich nicht aufs Handy schaue – die nämlich, wenn ich eine weitere Seite geschrieben habe.

Faktenanalyse

1. Glückshormone sind dein intrinsisches Belohnungs- und Motivationssystem.
2. Sie können auf allen Ebenen der Schmerzverarbeitung dämpfend wirken. Lokal, im Rückenmark und zentral.
3. Über ihre modulierende Wirkung der Stimmung haben sie einen Einfluss auf das Ergebnis der emotionalen Analyse.
4. Sie haben Wechselwirkungen mit dem stressverarbeitenden System und dem Immunsystem.

Und nun? Was kannst du tun?

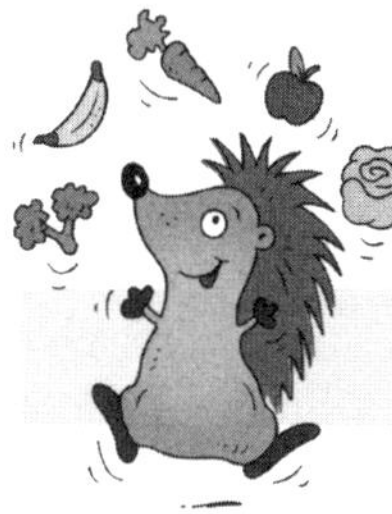

Ernährung

Es gibt so viele Artikel über Glückshormone und Ernährung. Über den Zusammenhang von Schokolade und Glückshormonen wird, glaube ich, am häufigsten geschrieben.

Dann musst du also Mengen davon essen, damit du möglichst viele Glückshormone bilden kannst? Ich glaube, ich muss dir nicht erklären, dass kiloweise Schokolade zu essen, nicht zielführend ist. Was nicht heißt, dass der Genuss von gutem Essen nicht zu einer Ausschüttung von Glückshormonen führen kann. Wenn man bewusst liebevoll zubereitete Mahlzeiten genießt, bei denen die verschiedenen Geschmacksrichtungen auf der Zunge explodieren, die einzelnen Zutaten in perfekter Harmonie orchestriert sind und das Ambiente noch passt? Wenn man sich die einzelnen Bissen langsam auf der Zunge zergehen lässt? Dies kann definitiv glücklich machen! Auch sonst kannst du deine Glückhormone über die Ernährung steuern, denn wie alles im Körper braucht es für die Bildung von Glückshormonen die passenden Nährstoffe. Es wird allgemein eine tryptophanreiche Ernährung empfohlen, weil Tryptophan ein Grundstoff zum Aufbau von Serotonin ist.

Käse, Fisch, Nüsse, Bananen, Haferflocken oder auch Hülsenfrüchte zählen zu Nahrungsmitteln, die Tryptophan enthalten oder dem Körper mit ihren Bausteinen helfen, dass dieses die Blut-Hirn-Schranke überwinden kann.

Glück für dich – Glück für mich

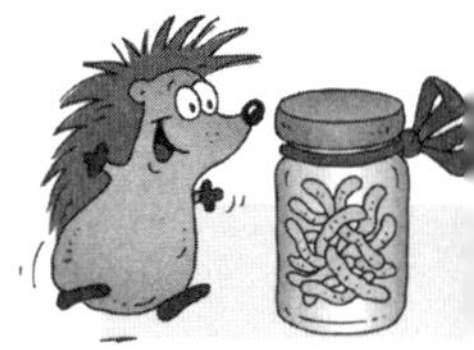

Glück ist ansteckend. Glück zu teilen, macht glücklich. Andere glücklich zu machen, macht auch dich glücklich. Wie Albert Schweitzer einmal gesagt hat: »Glück ist das Einzige, das sich verdoppelt, wenn man es teilt.« Das müssen, wie hier bei Fred, nicht Geschenke sein, auch Zeit schenken oder Aufmerksamkeit zählt.

»Ich freue mich so für dich!« Nimm teil am Glück der anderen, feiere ihre Erfolge, schönen Erlebnisse und das Erreichen ihrer Ziele. Sozialer Rückzug ist häufig eine Folge von chronischen Schmerzen, denn diese schlagen aufs Gemüt, und viele Aktivitäten verlieren ihren Reiz, wenn sie nicht schmerzfrei durchführbar sind. Dadurch nimmst du dir aber die Möglichkeit, dir ein paar Glückshormone extra abzuholen. Womit wir schon beim nächsten Punkt sind: Sozialer Rückzug ist das Gegenteil von sozialer Interaktion.

Soziale Interaktion

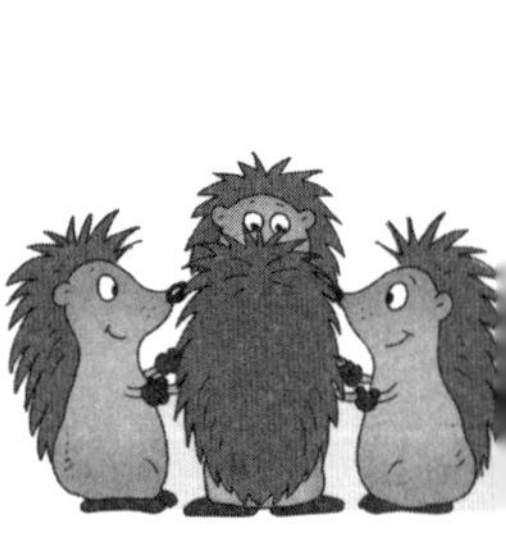

Umarmung? Oxytocin durchflutet deinen Körper. Kuscheln, das Erleben einer Gruppe, das Zugehörigkeitsgefühl. Du kämpfst mit chronischen Schmerzen? Manchmal ist es hilfreich, sich mit Personen zu umgeben, die einen ablenken und nichts mit deiner Thematik zu tun haben, manchmal ist es besser, sich mit anderen auszutauschen, die ähnliche Erfahrungen haben und mit vergleichbaren Problemen und Einschränkungen kämpfen. Die einem das Gefühl geben, nicht allein auf dem Weg zu sein. Vor allem Serotonin und Oxytocin, die ausgeschüttet werden, wenn wir sozial interagieren und Bindungen aufbauen, kannst du dir auf diesem Weg abholen.

Humor

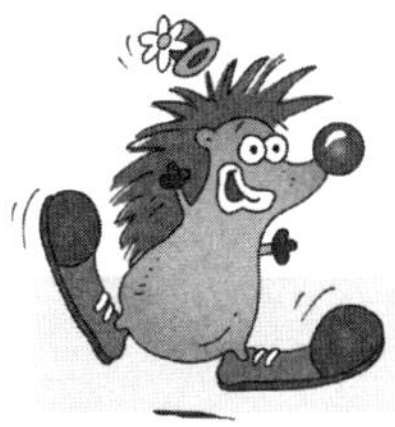

»Lachen ist die beste Medizin.« Umgib dich mit Menschen, die dich zum Lachen bringen und deinen Humor teilen. Lies ein witziges Buch, schau eine Comedy-Serie oder einen Film. Du kannst sogar ein Lachseminar buchen. Die gibt es tatsächlich. Lachen ist jedenfalls ein Garant für die Freisetzung deiner »happy chemicals«.

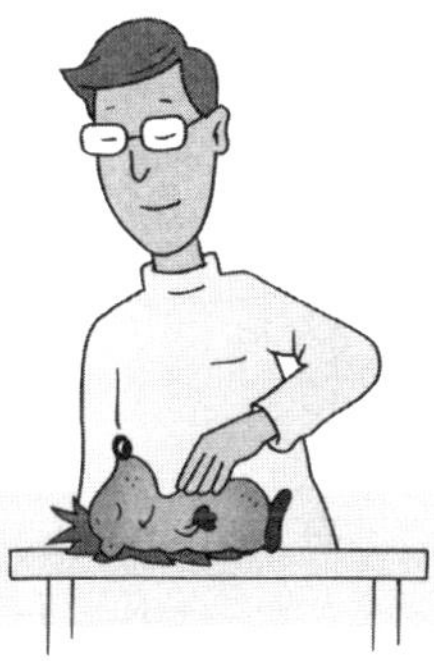

Therapie

Du kannst dir durch sanfte Massagen eine Dosis Oxytocin abholen oder die Ruhe und Entspannung der Therapie genießen und deine Serotoninausschüttung ankurbeln. Wenn ich an manche Therapieverläufe denke, dann ist Lachen ebenso oft ein Bestandteil der Einheit, und soziale Interaktion findet zum Teil schon im Wartezimmer unter den Patienten oder mit unseren Anmeldekräften statt.

Gemeinsam mit dem Therapeuten definierst und dokumentierst du realistische Ziele und Zwischenziele. Zum Teil sehr hilfreich, weil kleine Veränderungen sonst oft nicht auffallen würden und jede Verbesserung unbedingt gefeiert werden sollte.

Wenn es um Schmerzwahrnehmung und deren Interpretation geht, erinnere ich mich immer an einen bestimmten Patienten. Ich kann mich nicht mehr genau an die Symptomatik erinnern, allerdings an den Gesprächsverlauf beim zweiten Termin. Seine Akte lag vor mir, ich hatte beim ersten Termin die zwei bis drei Beschwerden ihrer Wichtigkeit nach notiert und meine Therapieansätze festgehalten. Wir nahmen also am Schreibtisch Platz, und wie immer stellte ich anfangs der neuen Sitzung die Frage: »Wie geht es Ihnen denn? Was waren die Auswirkungen der Behandlung?« »Gar nicht besser«, war die gefrustete Antwort des Patienten. Oha, die Glückshormone haben also ihre Abwesenheitsnotiz eingereicht.

»Mist!«, war meine gedankliche Antwort. Mein erster Impuls war, wieder in den Forschungsmodus zu gehen, mein Behandlungsschema zu überprüfen und nach weiteren Ansätzen zu suchen. Der Patient beschrieb weiter, was der Schmerz mit seinem Alltag anstellt und dass das wirklich nicht einfach sei. Moment! Irritiert habe ich nach oben geblickt und kurz abgeglichen, ob ich denn die richtige Akte vor mir hatte, denn er erzählte mir von schmerzhaften Einschränkungen in einem Bereich, der nicht das führende Thema unserer letzten Sitzung war. Ich fragte ihn, was denn mit dem Rückenschmerz sei, denn dieser war ja die Grundlage der letzten Behandlung. Ach so, nein, der sei grade nicht präsent, aber die Schulter eben.

Ich konnte nicht umhin zu bemerken, dass wir die zwar im Gespräch aufgenommen hatten, aber diese nicht der Fokus der Behandlung war und wir gerne heute die weiteren Punkte anschauen könnten. Vorher sollten wir aber doch noch die Abwesenheit der Rückenbeschwerden mit einer kleinen Feier der Glückshormone würdigen?

Realistische und passende Ziele können Erfolge bringen, wenn man achtsam genug ist, diese zu erkennen. Der Therapeut hilft dir bei der Verfolgung und Anpassung dieser Ziele an deine aktuelle Lage.

Auf die Frage meiner Patienten, welche Übungen denn in ihrem Falle die richtigen wären, fängt mein Gehirn sofort an, ein passendes Programm zusammenzustellen. Aber trotzdem lautet meine erste Antwort: »Wann immer möglich die wählen, die Spaß machen.« Gut, nicht jeder findet, dass Übungen überhaupt Freude bereiten können. Dennoch ist es wichtig, eine gute Mischung aus einer der Situation angepassten Übungsauswahl und dem Spaß daran zu finden. Lieber drinnen oder draußen? Lieber in der Gruppe oder allein? Zu Hause oder im Studio? Schwimmbad oder Trockentraining?

Nicht immer kann dich die Übungsauswahl begeistern. Aber gerade dann ist es umso wichtiger, dass du dich zumindest über die Effekte und die Endorphinausschüttung nach erfolgreicher Absolvierung freuen kannst, um sie auch weiterhin konsequent zu verfolgen.

Coaching

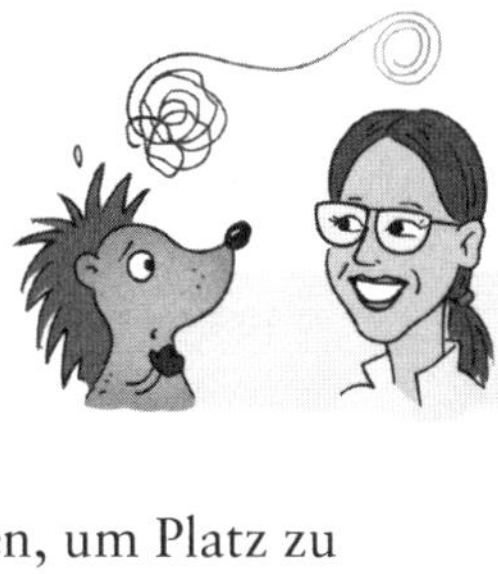

Auch hier gilt: Was sind realistische Ziele für dich? Was möchtest du erreichen? Was macht dich glücklich, und was macht dich unglücklich? Manchmal hilft es, die Situationen zu lösen, die dich unglücklich machen, um Platz zu schaffen für mehr Glücksmomente. Und wie bei den Triggern für Stress ist es mit geschultem Blick und Hilfe von außen leichter, einen dir entsprechenden Weg zu finden.

Arzt

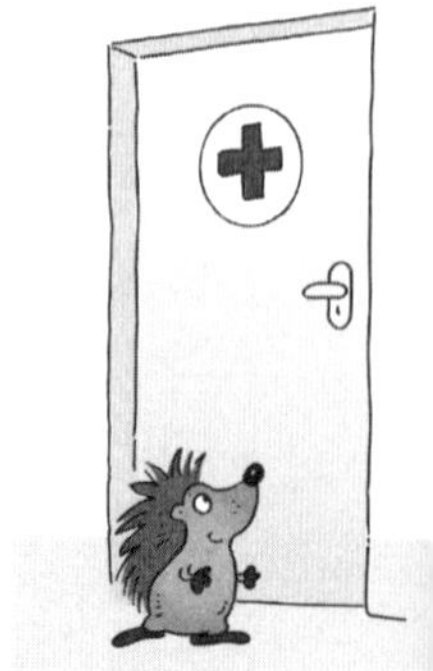

Happy Chemicals – Chemie im Gehirn. Nicht immer ist deine Lebensführung allein dafür verantwortlich, wie viele Glückshormone durch deinen Körper rauschen. Es gibt auch Erkrankungen, bei denen die chemischen Abläufe im Gehirn verändert sind und die ärztlich begleitet werden sollten.

Morbus Parkinson, posttraumatische Belastungsstörungen (PTBS), ADHS, Angststörungen oder Depression sind Beispiele hierfür.

In multimodalen Schmerzzentren, die sich um alle Stammtischbrüder kümmern und dir die Möglichkeit bieten, aus allen Bereichen der »Und nun? Was kannst du tun?«-Vorschläge etwas unter professioneller Führung auszuprobieren, kannst du passende Wege für dich finden, um wieder mehr Happy Chemicals in dein Leben zu bringen.

Sonne

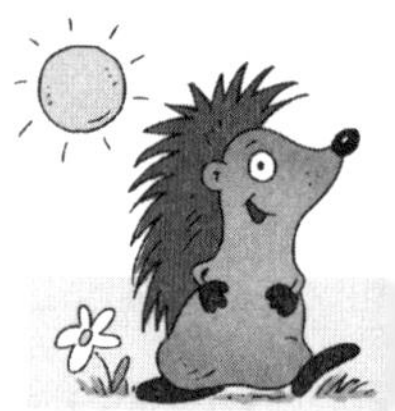

Vor allem die Produktion von Serotonin ist abhängig von einem gutem Vitamin-D-Spiegel! Allerdings kann nicht nur zu wenig Sonne zu einem Vitamin-D-Mangel führen. Die Aufnahme über die Haut oder aus der Ernährung kann eingeschränkt sein, und auch Stress wird verdächtigt, ein Vitamin-D-Räuber zu sein. Deshalb lasse ab und zu deinen Vitamin-D-Spiegel checken, um hier auf der sicheren Seite zu sein.

Meditation

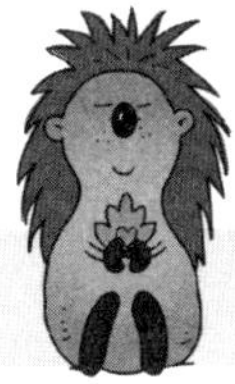

Om ... Zufriedenheit und Entspannung waren Faktoren, die deinen Serotoninspiegel anheben. Meditation bietet sich hervorragend an, diesen zu steigern.

So fortgeschritten, wie du jetzt nach dem ganzen Input bereits bist, kannst du sicherlich einmal mit mir um die Ecke denken. Meditation ist beim Abbau von Stresshormonen und der Aktivierung des ausgleichenden parasympathischen Systems ein wesentlicher Faktor. Ein erhöhter Spiegel deines Stresshormons Cortisol kann wiederum die Produktion von Glückshormonen negativ beeinflussen. Also lautet die Devise ... om ... für weniger Cortisol und mehr Glückshormone.

Akupunktur

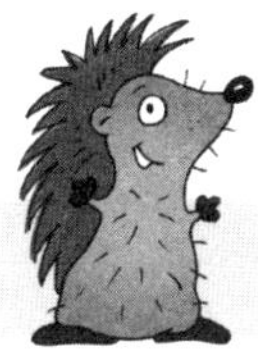

Akupunktur kann die Freisetzung von Endorphinen begünstigen. Somit findet sie auch hier ihren Platz und bietet dir einen Therapieansatz, den du wählen kannst, um deine Glückshormone auf Trab zu bringen.

Bewegung und Sport

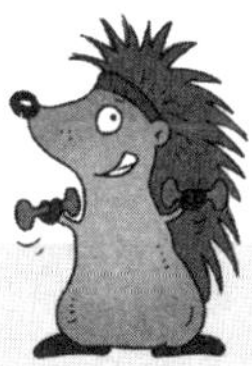

Ich glaube, die Wichtigkeit von Bewegung für die Produktion von Glückshormonen habe ich bereits das ein oder andere Mal flüchtig erwähnt? Ob Ausdauertraining, kurze intensive Einheiten, in Kombination mit Musik und Freunden – freie Auswahl im Rahmen deiner Möglichkeiten. Sei kreativ und kombiniere es mit einer weiteren Belohnung für dich. Ob dies wie bei mir die freie Wahl auf der Speisekarte der Berghütte nach erfolgreichem Erklimmen des Berges ist oder der Saunagang im Fitnessstudio nach absolviertem Training oder nur der Stolz, aus der täglichen Konfrontation mit dem inneren Schweinehund erneut als Sieger hervorgegangen zu sein. Selbst das kleine Kreuz im Kalender, wenn du die empfohlenen Übungen geschafft hast, kann dir ein Lächeln ins Gesicht zaubern.

Es gibt noch einen weiteren Grund, warum Sport sich positiv auf die Produktion deiner Glückshormone auswirken kann. Bewegung verbrennt Zucker in deinem Körper, und das daraufhin ausgeschüttete Insulin hilft durch seine Wirkung auf konkurrierende Aminosäuren dem Baustein Tryptophan, den Weg in dein Gehirn zu finden, um dort als Basis für deine Glückshormone zur Verfügung zu stehen.

Und »Bewegung« hat einen Einfluss darauf, in welcher Position sich deine Gelenke, deine Wirbelsäule, dein Körper befindet – sprich, welche Haltung du gerade einnimmst. Warum ich dies hier erwähne …?

Schmerz, Emotion und Körpersprache

Wie du hier beim Smiley-Barometer meines emotionalen Gehirns erkennen kannst, können verschiedene Stimmungen leicht anhand der Mimik der Smileys dargestellt werden. Und dazu musst du nicht bewusst denken: »Hm, ich bin gerade traurig, es würde sich besser in meinem Gesicht widerspiegeln, wenn ich die Mundwinkel nach unten ziehe.« Oder: »Jipppieee!!! Ich freu mich so! Wo ist denn ein Spiegel, damit ich mein Gesicht passend einstellen kann?« Deine Mimik läuft zum größten Teil unbewusst ab. Genauso wie deine Körpersprache.

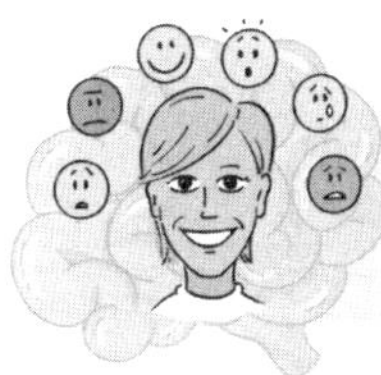

Wenn du engagiert jemanden anfeuerst und im zurufst: »Du schaffst das!«, machst du dabei dann eine Faust? Ich schon. Daumen hoch ist eine ebenso gängige Variante. Der Daumen nach unten ist an eine andere Emotion gekoppelt. So ist in bestimmten Haltungen und Gesten der Ausdruck von Gefühlen verankert.

- Die hängenden Schultern
- Die stolz gehobene Brust
- Die kritisch hochgezogene Augenbraue

Dein Körper hat seine eigene Sprache, um Emotionen auszudrücken. Anhand deiner Mimik, Gestik, Haltung, selbst am Ablauf deiner Bewegungen kann dein Gegenüber (nonverbal) deine Stimmungen ablesen.

Ich möchte dich zu einer Selbsterfahrungsrunde einladen! Do it yourself!

Emotion beeinflusst Körper – Körper beeinflusst Emotion

Wie du bereits weißt, ist Wissen nicht gleich eigene Erfahrung. Als Eigenversuch kannst du Folgendes tun: Setze oder stelle dich einmal mit hängenden Schultern, hängenden Armen, gebeugter Wirbelsäule und wenig Muskelspannung im Körper hin und lasse den Kopf und die Mundwinkel nach unten fallen. Bereit? Dann versuche einmal dich positiv und kraftvoll gestimmt zu fühlen, ohne an deiner Position etwas zu verändern! Merke dir die Intensität und die Art deiner Gefühle.

Kurz schütteln und dann ab in die nächste Position: gerade Haltung, offene Arme, erhobener Kopf, voller Erwartung mit freudig angespannten Muskeln. Und die Mundwinkel? Die ziehst du soooo weit zum Ohr, wie es deine Gesichtsmuskeln zulassen. Krähenfüße in den Augenwinkeln sind erwünscht. Und dann versuche nochmals, dich positiv und kraftvoll zu fühlen. Registriere auch hier die Intensität und Art deiner Gefühle. Was funktioniert für dich besser? Gibt es einen klaren Unterschied? Willst du das Ganze noch mal mit denselben beiden Körperhaltungen versuchen und dich dabei möglichst traurig und niedergeschlagen fühlen? Dann los. Versuche es. Mit hängenden Schultern hast du mehr davon.

Beende die Übung unbedingt mit der Kombination aufrecht, offen und mit positiven Gedanken, denn ich möchte ja, dass dein Stimmungsbarometer auf lächelnd steht, während du weiterliest.

Warum jetzt dieser Exkurs zur Körperhaltung? Was hat dies mit Schmerz zu tun? Erinnerst du dich an die positiven Auswirkungen von Bewegung, die wir bereits mehrfach in diesem Buch besprochen haben? Ich habe immer wieder von körperlicher Aktivität gesprochen, die – im richtigen Ausmaß und angepasst genutzt – aus unterschiedlichsten Gründen einen positiven Effekt auf deine Schmerzwahrnehmung haben kann. Ob durch das Blockieren der Schmerzweiterleitung auf Rückenmarksebene, durch Ausschüttung von Glückshormonen nach erfolgreicher Bewegungseinheit, durch Veränderung der Belastungen auf beanspruchte Körperregionen nach Dehneinheiten, durch positive Effekte auf deinen Stoffwechsel etc.

Lass mich an dieser Stelle ergänzen, dass gezielte Bewegungen, wie beispielsweise das Aufrichten oder das Öffnen des Brustkorbs sowie die daraus resultierenden positiven Haltungen einen spürbaren Einfluss auf deine Emotionen haben können. Dies wiederum wirkt sich auf deine Gespräche am Stammtisch aus.

Schmerz an sich ist nicht gerade der geborene Stimmungsaufheller und lässt dich selten vor Energie strotzend dastehen.

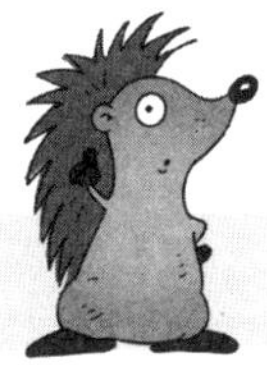

Aber! Die resultierende geknickte Haltung hat wieder eine Wirkung auf deine Stimmung, was wiederum einen Einfluss auf deine Schmerzwahrnehmung hat. Denn eine schlechte emotionale Grundstimmung verändert das Ergebnis deiner Stammtischrunde zum Negativen. Noch ein Teufelskreis, gegen denn du bewusst vorgehen kannst, etwa durch kleine Trainingseinheiten. Das Bewusstsein über diese Zusammenhänge reicht oft schon, dass dir deine Haltung selbst öfter auffällt, sodass du sie mit kleinen Übungen und kurzen Korrektureinheiten beeinflussen kannst.

Nicht um der Umwelt gegenüber zu symbolisieren, wie großartig du dich fühlst, wenn dies ja eindeutig nicht so ist, sondern um dem eigenen Teufelskreis an Körperhaltung, Stimmung und Schmerzintensität immer wieder eine Pause zu gönnen.

Und wenn du dich nicht aufrichten kannst, weil dies sofort einen Schmerz auslöst? Dann greife im Notfall auf die Mundwinkel zurück und umgib dich bewusst mit Menschen, Filmen, Büchern, die in diesen eine automatische Bewegung nach oben auslösen.

Selbst wenn sich deine Stimmung nicht zu 100 % in einer positiven Körperhaltung, Gestik oder Mimik widerspiegelt, reagieren deine Stammtischbrüder dennoch gewinnbringend für dich. Während automatisierte Verknüpfungen in deinem Gehirn beim Thema chronischer Schmerz nicht wünschenswert sind, kannst du die Verkopplung Haltung und Emotion in deinem Gehirn positiv für dich zu nutzen. »Verknüpfungen im Gehirn« ist auch das Stichwort für das nächste Kapitel.

Erinnerungsmatrix und Schmerzempfinden

Im Kapitel Glückshormone habe ich beschrieben, dass sie nicht nur deine Stimmung heben, sondern zudem kleine Helfer sind, um wichtige positive Erlebnisse »im Detail« in deinem Gehirn abzuspeichern. Sie verbessern deinen Fokus und deine Konzentration. Bei bedrohlichen, stressigen und schmerzhaften Erlebnissen sind eher Noradrenalin und Cortisol für diese erhöhte Wachsamkeit zuständig. Sie helfen dir daher, dich besser an potenziell bedrohliche Situationen zu erinnern, damit du ihnen zukünftig aus dem Weg gehen kannst.

Machen wir zum besseren Verständnis einen kurzen Exkurs und schauen uns an, wie Erlebnisse, Erfahrungen und Wissen überhaupt in unserem Netzwerk Gehirn gespeichert werden. Es ist nicht so, dass es einen genauen Punkt bzw. eine einzelne Gehirnzelle für jede deiner Erinnerungen gibt. Kein riesiges System aus Aktenschränken und Karteikarten, in denen fein säuberlich Erfahrung abspeichert und katalogisiert sind. Vielmehr werden Erinnerungen als Netzwerk der verschiedenen Sinneseindrücke gespeichert.

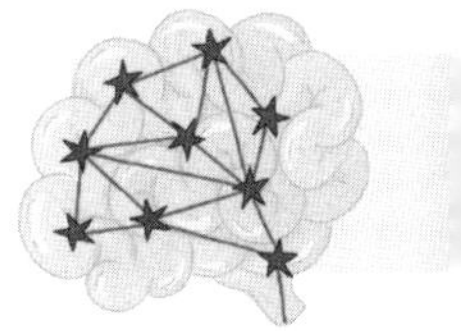

So werden unterschiedliche Komponenten deines Erlebens – wie der Ort, die anwesenden Personen, die Farben in der Umgebung, die Geräusche und Emotionen getrennt wie einzelne Puzzleteile abgespeichert. Erinnerst du dich an etwas, werden also all die einzelnen Puzzleteile aktiviert in deinem Gehirn, aus denen sich dann genau diese Erinnerung zusammensetzt. Ist eine Erinnerung von gewisser Relevanz für dich, also »*nachhaltig*« als Neuronennetzwerk abgespeichert, reicht zur Aktivierung des gesamten Netzwerkes, wenn du mit nur *einem* Puzzleteil aus diesem konfrontiert wirst.

Dies ist der Grund, warum ich z. B. beim Duft von Lavendel sofort an meinen Urlaub in der Provence denke und die passenden Bilder der Lavendelfelder vor meinem geistigen Auge sehe. Oder ich beim Geruch von Klosterfrau Melissengeist an meine Großmutter denke, mich sofort geborgen und geliebt fühle, ihr Lachen im Ohr habe und ihren Pelzmantel für den Kirchgang innerlich sehen und spüren kann. Allein wenn ich diese Zeilen schreibe, werden beim Erinnern sofort weitere Netzwerke gespeicherter Erinnerungen aktiviert. Klosterfrau Melissengeist aktiviert das Bild von meiner Oma, und das Bild von meiner Oma aktiviert die Erinnerung an so viele andere Erlebnisse mit ihr, die wiederum neue kleine Bausteine aus Geräuschen, Farben, Bildern oder Düften in mein Bewusstsein bringt. Jetzt habe ich z. B. den unvergessenen Duft ihrer Apfeltaschen in der Nase. Ein Lied lässt dich an deine erste große Liebe denken? Oder an den ersten großen Herzschmerz?

Erinnerungen sind letztendlich ein Netzwerk aus Sinneseindrücken und Emotionen, die miteinander in Verbindung gebracht und zusammen abgespeichert werden. Ich denke, du ahnst es wahrscheinlich schon. Wenn ich dies so ausführlich beschreibe, wird unsere Erinnerungsmatrix höchstwahrscheinlich auch mit unserem Schmerzempfinden zusammenhängen. Denn mit Schmerzen einhergehende Erinnerungen werden ebenso als Matrix aus allen involvierten Eindrücken abgespeichert und können durch ein einziges Puzzleteil wieder ins Gedächtnis gerufen werden. Die komplette »Matrix« in deinem Gehirn kann also durch ein Bild, ein Geräusch, einen Duft etc. aktiviert werden, und als Folge wird die verknüpfte Schmerzempfindung ausgelöst.

Diese Erkenntnis ist eigentlich ein Grund zur Freude, denn wenn du sie bewusst und richtig einsetzt, kannst du sie dir in der Schmerzmodulation zunutze machen. Beleuchten wir also, welche Sinne dir im Normalfall zur Verfügung stehen.

Sollte dies aus medizinischen Gründen nicht der Fall sein, sind die anderen Sinne häufig »schärfer« in ihrer Wahrnehmung.

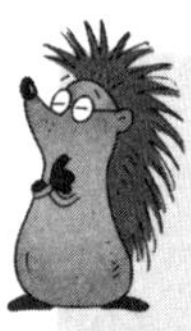

GOOD TO KNOW

Zum Teil nimmt man deinen Gleichgewichtssinn als sechsten Sinn noch mit in die Aufzählung, da er aber für dieses Kapitel keine Relevanz hat, erscheint er nur der Vollständigkeit hier im Wissenskasten.

Die 5 Hauptsinne deines Körpers: Riechen - Sehen - Schmecken - Hören - Fühlen

Ich darf dir vorstellen – mit diesen Sinnen nimmst du deine Umwelt wahr:

Riechen

Der Geruchssinn ist ein unglaublich wichtiger Sinn, um dich vor Gefahren zu warnen: Er hilft bei der Entscheidung, welche Nahrungsmittel gut oder giftig sind. Verdorbene Lebensmittel zeigen dir etwa ihre Ungenießbarkeit bereits durch ihren Duft an. Aber auch sonst warnt dich dein Geruchssinn: Als Tochter eines ehemaligen Feuerwehrkommandanten reagiere ich auf den Geruch von Rauch mit sofortiger Wachsamkeit. Instinktiv beginne ich, die Umgebung zu scannen, fokussiere meine Augen und Ohren und erhöhe meine Muskelspannung, um schnell reagieren zu können, falls ich tatsächlich einen Brandherd entdecke. Mein Geruchssinn aktiviert dabei verschiedene Körpersysteme. Wenn meine Nase in den Rauchschwaden jedoch nicht den Unterton eines größeren Brandes wahrnimmt, sondern den verlockenden Duft einer fränkischen Bratwurst, setzen ähnliche Fokussierungsprozesse in meinem Körper ein. Diesmal geht es darum, den Ort des Grillguts zu lokalisieren – eine Überlebensstrategie, die ebenso tief in mir verankert ist. Selbst in unserer sozialen Interaktion ermittelt unsere Nase, ob wir den Gegenüber »riechen« können.

Viele empfinden den so typischen Geruch eines Krankenhauses als unangenehm, weil dieser mit schmerzhaften Erfahrungen »verbunden« ist. (Du bemerkst? Netzwerk!) Der

Geruch dieses Ortes lässt also Gehirnverknüpfungen aktiv werden.

Ich benutze in meiner Praxis ein »Schmerzöl«, von dem ich mich immer sagen höre: »Es riecht schon so, als würde es helfen.« Einfach, weil die einzelnen Pflanzengerüche für mich mit den hilfreichen Wirkungsweisen der Pflanzen auf unseren Körper verknüpft sind. Gerüche haben die Fähigkeit, ein Netzwerk in unserem Gehirn zu aktivieren, das mit Schmerzerfahrungen verbunden ist. Sie können uns aber auch das Gefühl vermitteln, dass Schmerzen gelindert werden. Hier kommt also wieder der Placeboeffekt ins Spiel: Bereits der Duft von Ölen oder Salben kann eine positive Wirkung auf unser Schmerzempfinden haben.

Daher bietet es sich an, dass du dir den Sinn »Riechen« und dessen Wirkungsweise in deinem Konzept zur Schmerzlinderung zunutze machst. Entspanne mithilfe der Aromatherapie oder umgib dich mit Düften, die schöne Erinnerungen aktivieren. Vermeide Gerüche, die das Gegenteil auslösen, oder sei dir zumindest bewusst, dass sie Teil deiner ganz eigenen »Schmerzmatrix« sind, und bewerte die Situation neu.

Sehen

Die Straßenecke, an der ich mit dem Fahrrad als Kind gestürzt bin. Der Schlitten, der mich im Winter an die Kamikazefahrt mit anschließender Schädelprellung denken lässt.

Bestimmt hast du auch einige Dinge, die beim bloßen Anblick oder gedanklichen Hervorrufen des Erinnerns die Schmerzmatrix in deinem Gehirn aktiviert. Unfallstelle, Personen ... der Anblick des Chefs, das Logo der Firma, die Personal Trainerin, die dich an den letzten schmerzhaften Muskelkater denken lässt. Wobei dort ja am Ende Glückshormone freigesetzt werden durch die sportliche Leistung, also ist der Anblick zukünftig definitiv in die Kategorie hilfreich einzuordnen.

Auch hier gilt die Devise: Analysiere, welche Bilder, Orte, Lebewesen dich glücklich machen und umgib dich mit diesen oder denke an sie. Wenn du bestimmten Bildern oder Situationen nicht ausweichen kannst, diese aber Bestandteil einer schmerzhaften Erinnerung sind, gilt ebenso wie schon beim Riechen: Sei dir bewusst über die Zusammenhänge und bewerte die Situation neu. Allein oder mit Hilfe von außen durch Coaching oder Psychotherapie.

Schmecken

Auch dieser Sinn hat eine Warn- und Schutzfunktion. Er kann ebenso wie der Sinn Riechen anzeigen, welche Lebensmittel gut oder giftig sind.

Lebertran wurde vor allem früher als stärkendes Mittel geschluckt, auch wenn der fischige Geschmack sehr penetrant ist. Unabhängig von seinen tatsächlichen positiven Eigenschaften kannst du dir auch einreden, je schlimmer etwas »Gesundheitsförderndes« schmeckt, desto mehr muss es helfen, wenn du dich so damit abmühst, es zu schlucken. Ein bestimmter unangenehmer Geschmack eines Medikaments kann ebenfalls in deiner persönlichen Schmerzmatrix verankert sein.

Nutze zum Entgegensteuern den wohltuenden Geschmack von Tees, Smoothies oder was immer dir einfällt, um dir und deinem Körper etwas Gutes – und Gesundes zu tun. Vielleicht hilft dir der Geschmack der leckeren Suppe, die du als Kind bekommen hast, wenn es dir nicht gut ging, um dich besser zu fühlen.

Hören

Welche Geräusche lösen deine eigene Schmerzmatrix aus? Kreischende Autoreifen erinnern dich an den eigenen Unfall? Das Geräusch eines Zahnarztbohrers?

Ich bin überzeugt davon, dass so manch ein Leser nur beim Lesen dieser Zeilen das jeweilige Geräusch im Ohr hat und sein Körper darauf reagiert. Dann doch lieber Entspannungsmusik oder eine Playlist, die dich fröhlich und glücklich stimmt. Dein letzter Urlaub in Italien war der absolute Knaller? Dann stelle dir eine Playlist mit italienischen Liedern zusammen. Nutze jedes Medium, um den Fokus auf etwas anderes zu lenken und deine Stimmung zu beeinflussen.

Steigen wir doch mal in die Therapiewelt ein. Vielleicht ist dir das Geräusch bekannt, das entsteht, wenn jemand seine Finger »knacken« lässt. Dieses kurze Lösen des Unterdrucks im Gelenk löst ein »ploppendes« Geräusch aus, das im therapeutischen Kontext völlig unterschiedliche Effekte haben kann.

Die Halswirbelsäule oder der Rücken ist mal wieder schmerzhaft »ausgerenkt«? Manche Patienten sind erst zufrieden, wenn es mindestens einmal pro Behandlung knackt. Unabhängig davon, dass diese Techniken auch andere neurophysiologische Wirkungen haben, die einen Entspannungseffekt hervorrufen, ist es doch zumindest zum Teil auch das Geräusch, das eine Auswirkung hat.

Denn ich muss zugeben: Manchmal ploppt auch einfach das Fingergelenk des Therapeuten während der Mobilisierung, der Patient aber hat das Gefühl, sein eigenes Gelenk wurde effektiv wieder in die »richtige« Position gebracht. Schwierige ethische Entscheidung, ob ich den Patienten nun darüber informiere, dass es der eigene Finger war, der dieses Geräusch ausgelöst hat und dem Patienten somit all die positiven Auswirkungen des ausgelösten Placebo-Effektes nehme.

Es gibt übrigens genauso viele Patienten, die dieses Geräusch eher mit dem Brechen eines Knochens in Verbindung bringen und Angst davor haben. Deshalb sollten Therapien auch immer individuell sein.

Fühlen

Zu Fühlen gehören nicht nur dein Tastsinn und deine Nozizeptoren, deren Meldungen natürlich eine Schmerzmatrix aktivieren können. Auch die Gelenk- und Muskelrezeptoren, die dir Informationen über die Stellung oder Bewegungen deiner Gelenke geben, gehören dazu.

Wenn eine Bewegung mit Schmerzen verknüpft ist, weil diese über einen längeren Zeitraum immer wieder die Nozizeptoren gereizt hat, kann es sein, dass die Schmerzmatrix aktiviert wird, obwohl bei der aktuell durchgeführten Bewegung keine Nozis mehr aktiv sind. Dieser Mechanismus ist Teil des Schmerzgedächtnis.

Dein Gehirn registriert also alle Reize aus dem Inneren und alle Sinnesreize aus dem Äußeren, beurteilt diese und versucht entsprechend zu reagieren. Muskuläre Reaktion gefragt? Die Aktivierung einer Stressreaktion? Die Aktivierung des Immunsystems? Freisetzung sonstiger Hormone oder Botenstoffe? Und nicht vergessen: Du brauchst Schmerz auch als Warn- und Schutzfunktion.

Wie gerade beschrieben, kann nur ein Faktor, ein Sinn ausreichen, um diese Reaktionen auszulösen. Du kannst nicht allem aus dem Weg gehen, aber wenn du dir der Zusammenhänge bewusst bist, sind die oft unbewusst ablaufenden Reaktionen modellierbar. Zur Seite können dir dabei unter anderem Ärzte und Therapeuten stehen, die spezielle Therapieverfahren anbieten, um diese »Verknüpfungen« im Gehirn aufzulösen und neu zu programmieren. Als Beispiele und Ansätze dafür kannst du Techniken wie IRC (Injury

Recall Technique) oder EMDR (Eye Movement Desensitization and Reprocessing) deiner möglichen »Und nun? Was kannst du tun?«-Liste hinzufügen.

Schmerzgedächtnis und chronischer Schmerz

Was passiert, wenn der Auslöser und die nozizeptive Aktivierung wegfallen, dein sensibilisiertes Zentrales Nervensystem aber mit all seinen Verknüpfungen und Gedankengängen weiterhin davon ausgeht, dass Schmerz als Warnung nötig ist? Aus Erfahrung eben, weil der Bereich ja auch die letzten Monate schmerzhaft war, weil die Bewegung doch immer wehgetan hat, schlichtweg, weil dein System im alarmierten und sensibilisierten Zustand verbleibt und nicht zurückfindet in die Ausgangssituation, in der alles im Lot war? Dann sind wir unserer Definition entsprechend bei den chronischen Schmerzen angekommen.

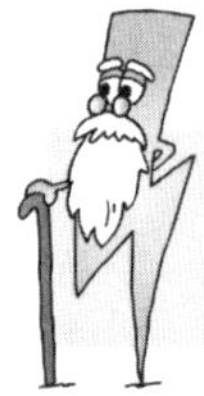

Damit sollte aber klar sein, dass alle Lösungsansätze, die direkt auf ursprünglich schmerzauslösende Struktur abzielen, nicht mehr zwingend hilfreich sind. Umso wichtiger ist es, dass du dich mit allen mentalen Coping-Strategien und Methoden der Umprogrammierung auf zentraler Ebene auseinandersetzt.

Damit ein Erlebnis in deinem Gedächtnis abgespeichert wird, musst du entweder wiederholt damit konfrontiert sein, oder das Erlebnis ist von so starken Emotionen begleitet, dass es sich in dein Gedächtnis einbrennt. Wenn du mechanische Automatismen erlernen willst, wie Gehen oder Schreiben, ist eine häufige Wiederholung unabdingbar. Auch der Automatismus Schmerz ist eine erlernte Reaktion deines Gehirns. Deshalb wird dieser Zustand als Schmerzgedächtnis bezeichnet.

Um in diesem Fall Schmerz auszulösen, benötigst du keine drohende Schädigung deines Gewebes mehr. Normale Bewegungsreize, ein erhöhtes Stresslevel, negative Emotionen – chronischer Schmerz kann durch viele Faktoren ausgelöst werden, ohne dass seine eigentliche Bestimmung, die Warn- und Schutzfunktion – nötig wäre. Und wie viele andere Dinge, die dein Gehirn gut gelernt hat, laufen diese Vorgänge unterbewusst ab. Das Problem? Automatismen, die du gelernt hast, sind nicht so einfach wieder zu verlernen.

Ein Beispiel: Da Deutsch meine Muttersprache ist, habe ich dieses Buch in Deutsch geschrieben. Dieses kann ich auch mein Leben lang nicht mehr verlernen, solange mein Gehirn nicht von einer schwereren Krankheit betroffen ist. Ich denke im Alltag wenig darüber nach, dass ich die deutsche Sprache als meine Ausdrucksform benutze oder in dieser, wie hier gerade, schreibe. Um diese extrem automatisierte Fähigkeit meiner Gehirnzellen einzuschränken, müsste ich diese irgendwie betäuben. Spontan würde mir dazu nur Gin Tonic einfallen. Da ich im Alltag sehr selten Alkohol trinke, reichen meist ein bis zwei Gläser, um meine sprachliche Ausdrucksfähigkeit zu beeinflussen. Meine Sprache wird etwas langsamer, undeutlicher und mein Wortschatz schränkt sich ein bisschen ein.

Bei Schmerzen ist das »Betäubungsmittel« der Wahl häufig ein Schmerzmedikament. Bei chronischen Schmerzen sind aber nicht alle Medikamente wirksam, da sie z. B. dafür gebaut sind, deine kleinen Nozis im Gewebe zu beruhigen oder Entzündungen zu hemmen. Im Falle chronischer Schmerzen würdest du somit Medikamente benötigen, die zentral Einfluss nehmen.

Zurück zu meinem Vergleich mit der Muttersprache. Wenn ich zwei Gläser Gin Tonic trinke, dämpft dies nicht nur meine sprachlichen Fähigkeiten, sondern auch meine Motorik verliert an Präzision, und komplexe Gedankengänge werden schwierig. Ich kann so weder arbeiten noch

Auto fahren noch meinem Hobby Fahrradfahren nachgehen. Mein soziales Leben ist also unter Einfluss des Alkohols kurzfristig eingeschränkt.

All dies kommt zurück, wenn die Wirkung der zentral betäubenden Substanz nachlässt. Beim Thema Muttersprache ist dies sehr zu begrüßen. Wenn aber mit nachlassender Wirkung der Medikamente die Schmerzen wieder auftreten? Weniger erfreulich. Wie kann ich also etwas verlernen, was sich so extrem in mein Gehirn und in mein Gedächtnis eingebrannt hat?

Wahrscheinlich als Trotzreaktion auf meine weniger erfolgreichen Erfahrungen im Englischunterricht in der Schule habe ich im Erwachsenenalter mir selbst und allen anderen beweisen wollen, dass ich nicht völlig talentfrei bin, was andere Sprachen betrifft. So habe ich angefangen, Bücher im englischen Original zu lesen. Serien und Filme auf Netflix wurden ausschließlich auf Englisch geschaut. Anfangs anstrengend und nur in Kombination mit Untertiteln möglich, ging es später auch ohne. Ich habe mein Gehirn also so nach und nach mit einer neuen Sprache gefüllt, die es mir ermöglicht hat, mich nicht nur auf Deutsch auszudrücken. Bei chronischen Schmerzen muss dein Gehirn quasi auch eine neue Sprache lernen. Das geht nicht von heute auf morgen, und es wird nicht jeden Tag gleich gut funktionieren.

In meiner Praxis in München treffe ich z. B. immer wieder auf Patienten, mit denen ich auf Englisch kommuniziere, weil es deren Muttersprache ist oder die Sprache, die wir beide sprechen können. Es gibt Tage, da fließt das Gespräch, und ich denke kaum bis gar nicht darüber nach, dass ich gerade in einer anderen Sprache kommuniziere. Und dann gibt es diese Tage, an denen ich das frustrierende Gefühl habe, absolute Anfängerin zu sein, und die einfachsten Worte finden keinen Weg in mein Bewusstsein.

That's life. Wie habe ich an dem Tag geschlafen, wie fit bin ich, wie abgelenkt, wie konzentriert? Lief der Anfang des Gespräches schon holprig, und ich bin irritiert und gestresst und finde dadurch noch weniger Worte? Oder bin ich im Flow, und meine Entspanntheit lässt die Worte nur so sprudeln? Auch hier lässt sich der Bogen zurück zu den chronischen Schmerzen schlagen. Das Umprogrammieren des Gehirns wird nicht jeden Tag gleich gut funktionieren. Das bedeutet aber nicht, dass es nicht schon am nächsten Tag wieder besser gehen kann. Wie gerade beschrieben, kann dies von vielen Faktoren abhängig sein.

Deine Lernkurve wird wahrscheinlich von Höhen und Tiefen geprägt sein. Es ist einfach, motiviert zu bleiben und Fortschritte zu machen, wenn du dich auf einem Hoch befindest. Doch die entscheidenden Momente, in denen es wirklich darauf ankommt, motiviert zu bleiben, sind die Tiefs, die ebenfalls Teil dieser Lernreise sind. Hier ist es hilfreich, wenn du Personen an deiner Seite hast, die dich in allen Phasen begleiten.

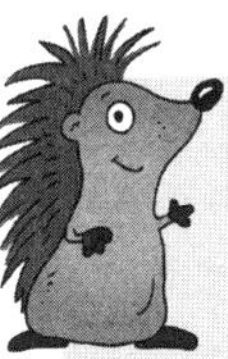

ZEIT FÜR EINE DO-IT-YOURSELF-AUFGABE.

Nimm einmal einen Stift und ein Blatt Papier in die Hand und schreibe darauf in schöner Schrift deinen Vor- und Nachnamen. Fertig?
Ich habe dir keine Anweisung geben müssen, in welche Hand du den Stift nehmen sollst, denn du wirst ihn zu 100 % in die Hand genommen haben, mit der du immer schreibst. Automatismus.
Nächster Schritt: Behalte den Stift in deiner gewohnten Hand, setze ihn wieder aufs Papier, aber schreibe nochmals deinen Namen, jetzt nur mit geschlossenen Augen.
Immer noch ganz ordentliches Ergebnis? Dann schlie-

ße wieder die Augen und sprich beim Schreiben, das Alphabet von A bis Z laut und so schnell du kannst. Und? Verlangsamt Ablenkung deinen Automatismus und lässt ihn nicht mehr so fließen? Hast du den Faden verloren und konntest den Namen nicht zu Ende schreiben? Ist die Schrift immer noch so schön und in einer Linie?
Nächster Schritt: Nimm jetzt deine andere, ungewohnte Hand und versuche deinen Namen einmal mit offenen Augen zu schreiben.
Dauer? Schönheit? Anstrengung? Koordination?
Nächster Schritt: Das Ganze noch mal, nur jetzt mit geschlossenen Augen und das Alphabet sprechend.

Viel Erfolg! Ich habe es nicht bis zum Ende meines Namens geschafft, aber der ist ja auch echt lang! Aller Anfang ist schwer. Dem Gehirn etwas beizubringen, für das es seit Jahren ein anderes Konzept abgespeichert und genutzt hat, ist eine Herausforderung. Aber wir bleiben unser ganzes Leben lang lernfähig, und mit den richtigen Ansprechpartnern an deiner Seite steigen deine Erfolgschancen.

Ich habe in diesem Zusammenhang einmal nach motivierenden Zitaten gesucht, die dir vielleicht helfen, während dieses Lernprozesses am Ball zu bleiben:

Zeit für Zitate

- *Ein Weg entsteht, wenn man ihn geht.*
- *Es passiert nichts Neues, wenn du jeden Tag dasselbe tust.*
- *Manchmal muss man den Mut haben, die Richtung zu ändern, um seinen Weg zu gehen.*

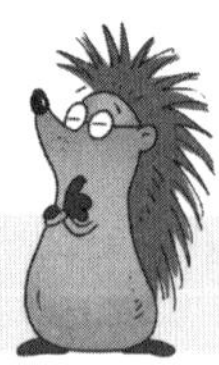

- *Nur wer umherschweift, findet neue Wege.*
- *Ich weiß nicht, ob es besser wird, wenn es anders wird. Aber ich weiß, dass es anders werden muss, wenn es besser werden soll.*

P. S.: Vielleicht sollte ich noch erwähnen, dass dies kein Plädoyer ist, auf Schmerzmedikamente zu verzichten, denn anfangs sorgen sie dafür, dass sich erst gar keine »Schmerzautobahnen« im Gehirn bilden, und später sind sie zum Teil nötig, um weiterhin auf den Ebenen wie Nozizeption, Entzündung, Immunsystem etc. zu wirken. Aber es sollte genau nachgeforscht werden, welche Medikamente für welches Stammtischmitglied Sinn ergeben, und wie viel Anteil an deinen chronischen Schmerzen die kleinen Nozis noch haben oder die Schmerzen ein erlernter Prozess sind.

Letztendlich leiden Menschen mit chronischen Schmerzen nicht nur unter diesen selbst, sondern unter all den Einschränkungen, die diese auf Arbeit, Alltag, soziale Aktivitäten etc. haben. Ein großes Ziel der multimodalen Schmerztherapie ist es, die Lebensqualität für die Betroffenen wieder zu verbessern. Ihnen zu helfen, aus dem Teufelskreis Schmerz – weniger Aktivität – weniger Belastbarkeit – sozialer Rückzug – Erschöpfung – Angst, Stress und Frustration – negative Emotionen – Schmerz – weniger Aktivität – auszubrechen. Hast du chronische Schmerzen, bist du meist in allen drei Lebensfeldern beeinträchtigt.

- Körperlich – durch Bewegungs- oder Funktionseinschränkungen
- Psychisch – durch den Einfluss des Schmerzes auf dein Denken und deine Stimmung
- Sozial – durch Einschränkungen in deiner sozialen Aktivität

Körperlich heißt in der Fachsprache »somatisch«.

Psychosomatik: Wechselwirkungen zwischen Körper und Seele

Das ist bestimmt psychosomatisch. Diese Aussage hat – leider – wie ich finde, immer noch einen negativen Beigeschmack und lässt Patienten meist hilflos zurück. Oft verknüpft mit dem Eindruck, dass die Medizin keine »körperliche« Ursache gefunden hat, welche die bestehende Symptomatik erklären kann, und diese deshalb wohl psychisch sein »muss«.

Johann Heinroth (1773–1843) erwähnte in seinem »Lehrbuch der Störungen des Seelenlebens« 1818 erstmals den Begriff psychosomatisch, eine gegenseitige Beeinflussung von Leib und Seele. Dem Klinischen Wörterbuch Pschyrembel zufolge sind die Definitionen der beiden Bausteine des Wortes Psychosomatik folgende: Psyche: alle bewussten und unbewussten seelischen Vorgänge des Menschen; Soma (Körper): menschlicher Organismus in seiner Gesamtheit. Die medizinische Disziplin Psychosomatik wird darin wie folgt beschrieben: *Im klinischen Sprachgebrauch ist Psychosomatik eine Krankheitslehre, die psychische Einflüsse auf somatische Vorgänge und die Auswirkungen somatischer Erkrankungen auf psychische Prozesse berücksichtigt.*

Mir gefällt diese Definition sehr gut, denn sie zeigt, was dir hoffentlich mittlerweile auch bewusst geworden ist. Es gibt eine Wechselwirkung zwischen Psyche und Körper, die keine Einbahnstraße ist, sondern beide beeinflussen sich ständig gegenseitig über viele Mechanismen.

Die vielen Sprichwörter, die seelische Belastungen mit dem Körper verbinden, unterstreichen dies:

- Das sitzt mir im Nacken.
- Das schlägt mir auf den Magen.

- Das nimmt mir die Luft zum Atmen.
- Vor Schock erstarrt sein.
- Ich habe einen Kloß im Hals, da schnürt es mir die Kehle zu.
- Den Ärger hinunterschlucken, in sich hineinfressen.
- Vor Zorn oder Scham erröten.

Viele Menschen gehen mit körperlichen Symptomen zum Arzt und erwarten eine körperlich auffindbare Ursache für ihre Probleme. Der Arztbesuch verläuft idealerweise wie folgt: Ich bringe die körperlichen Symptome, der Arzt findet die passende körperliche Ursache, und mit dieser wird zugleich ein Fahrplan zur Behandlung mitgeliefert. Schön übersichtlich, ordentlich und mit einer klaren Ansage, was genau zu tun ist, um die Symptome zu vermindern oder sogar verschwinden zu lassen.

Worst-Case-Szenario? Ich bringe die körperlichen Symptome zum Arzt, und er findet keine körperliche Ursache, die diese rechtfertigen. Oft beginnt dann ein Ärztehopping, und jede Diagnostikmethode wird in Anspruch genommen. Bleibt auch dieses erfolglos, ist in vielen Fällen folgende Folgerung zu hören: »Das ist bestimmt psychosomatisch.« Es wirkt so, als hätten Symptome ohne passende körperliche Diagnose kein Existenzrecht. Aufenthaltsberechtigung negativ.

Wir haben aber nun schon gelernt, dass körperliche Reaktionen, wie z. B. die Reizverarbeitung über das nozizeptive System auch psychische Aktionen hervorrufen (kognitive & emotionale Beurteilung der Informationen), und diese dann wieder biochemische Prozesse anstoßen können, die eine Auswirkung auf körperliche Funktionen haben (z. B. Stressreaktion). Daran können wir hoffentlich erkennen, dass das Schubladendenken »entweder körperlich oder psychisch« schlichtweg falsch ist.

Ich erkläre es einmal mit einem Beispiel, welches wir

wirklich tagtäglich in unserer Praxis beobachten können. Ein Patient kommt mit der Problematik Kopfschmerz zu uns. Oft ist dies begleitet von Verspannungen im Nackenbereich, was dem Ganzen die schöne Diagnose »Spannungskopfschmerz« gibt. Ist dieser jetzt dadurch begründbar, dass es eine Fehlbelastung gab? Wurde gestern die Decke gestrichen und die Nackenmuskulatur reagiert auf die ungewohnte und mit der eigenen Muskulatur nicht vereinbaren Über-Kopf-Arbeit? Gab es einen Autounfall, und die Nackenmuskulatur reagiert auf das Beschleunigungstrauma des Kopfes? Oder sitzt jemandem irgendetwas im Nacken? Die Deadline eines Projekts wie bei Herrn Fischer? Das Multitasking-Handling von Job, Familie und Alltag? Ein Streit mit den Eltern? Abschlussprüfungen? Dauerbaulärm durch die Renovierung des Nachbarhauses? Über die Auswirkungen von Stress haben wir ja bereits genügend gelernt, aber die Folgeproblematiken kommen genau hier zum Vorschein.

Körperlich gesehen, sind die verspannten Nackenmuskeln für die Kopfschmerzen zuständig. Also nicht eingebildet. Der Auslöser für ihre Verspannung kann aber eine psychische Komponente sein. Psychosomatisch würde ich mal sagen.

Ich kann in der Behandlung immer wieder die Nackenmuskulatur in einen ausgewogenen Spannungszustand versetzen, aber wenn dem Patienten ein Thema »im Nacken sitzt«, ihn also stresst, dann ist die Chance groß, dass sich die Muskulatur wieder verspannt und der Kopfschmerz zurückkehrt. Bei einigen Schmerzbildern wie Kopfschmerzen, Magenschmerzen oder Nackenschmerzen ist den Betroffenen meist selbst bewusst, dass ihre Auslöser auch auf der psychischen Seite zu finden sind.

Die spannende Frage ist: Wer hat angefangen? Haben psychische Aspekte das Pingpong zwischen Psyche und Körper gestartet, oder fing es mit körperlichen Beschwerden an, die auf die Psyche gewirkt haben? (Was wiederum die körperlichen Probleme beeinflusst und so die psychischen Einflüsse verschlimmert – Dauerschleife vorprogrammiert.)

Suchst du in Büchern oder Artikeln zu psychosomatischen Erkrankungen nach Symptomen oder Störungen, triffst du immer auf den Punkt chronischer Schmerz. Psychosomatik als medizinisches Fachgebiet passt deshalb wunderbar in dieses Buch, denn es setzt sich glücklicherweise nicht nur mit den Wechselwirkungen zwischen Körper und Seele auseinander, sondern auch mit den entsprechenden Behandlungsmöglichkeiten. Denn auch bei der Symptomatik Schmerz sucht die Psychosomatik danach, welche Auslöser wie viel Anteil und Einfluss auf das Schmerzgeschehen nehmen und wie diese bestmöglich zu behandeln sind.

Eine ganzheitliche Betrachtungsweise findet hier ihren Einsatz. Ich werde nicht weiter abdriften in eine Erklärung der Psychosomatik, möchte aber eine Übersicht einbeziehen, die 1 zu 1 auch für chronische Schmerzen übernommen werden kann. Hier wirst du all deine Stammtischbrüder in ihren Funktionen und den Faktoren, die sie beeinflussen, wiederfinden!

Das Modell, an welches sich die folgende Übersicht anlehnt, ist das Bio-Psycho-Soziale Krankheitsmodell des amerikanischen Internisten und Psychiaters George L. Engel aus dem Jahr 1977. Dieses betrachtet Krankheit nicht rein mechanistisch, sondern als Störung der Interaktion von körperlichen, psychischen und sozialen Faktoren. Übertragen wir dieses Modell auf chronische Schmerzen, können psychosomatische Einflüsse demnach folgende sein:

SOZIAL:

Partnerschaft
Familie
Soziales Netz
Arbeit
Gesellschaft
Kultur
Biosphäre

PSYCHO:

Stressbewältigung
Verhalten
Selbstwirksamkeit
Erwartung
Kognitionen
Mentalisierung
Zugehörigkeit
Wahrnehmung

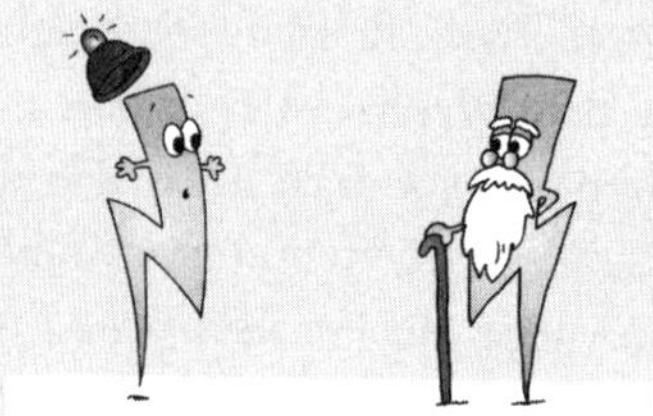

BIO:

Gene
Rezeptoren
Botenstoffe
Mikrobiom
Zelle
Organsysteme
Nervensystem
Hirnareale
Schlaf

BIOGRAFIE DER PERSON:

Epigenetik
Frühkindliche Erfahrungen

Ich habe bereits erwähnt, dass soziale Interaktionen mit Familie, Freunden, Arbeitskollegen etc. einen Einfluss auf die Verarbeitung und Wahrnehmung von Schmerz haben. Welchen Stellenwert hat Schmerz in deiner Kultur und der Gesellschaft, in der du lebst? Was wird dir vorgelebt, welche »Regeln«, Ansichten und Bewertungen gibt es rund um das Thema Schmerz? Die obige Übersicht zeigt nochmals kompakt, dass es sich lohnt, all diese Bereiche anzuschauen, wenn du entweder unter chronischen Schmerzen selbst leidest oder jemand bist, der mit chronischen Schmerzpatienten arbeitet oder Kontakt mit ihnen hast. Dem Bereich Bio wurde ebenfalls wiederholt Beachtung geschenkt.

Auch zu den Faktoren unter dem Überbegriff Psyche hast du bei den einzelnen Stammtischbrüdern Erklärungen gefunden. Selbstwirksamkeit, Erwartung, Stressbewältigung,

Verhalten etc. wurden thematisiert. Ein Faktor, der hier noch genannt ist und von dem ich glaube, dass die Wissenschaft in naher Zukunft noch deutliche Erkenntnisse beisteuern wird, ist der Bereich der Gene bzw. der Epigenetik.

Epigenetik oder die Genregulation

Im Kapitel Stress habe ich bereits beschrieben, dass frühkindliche Traumata einen Einfluss auf die Ausbildung deines stressverarbeitenden Systems haben. Dies ist ein Beispiel für Epigenetik.

Du besitzt in deinem Körper Gene, die für die verschiedenen Funktionen deines Körpers verantwortlich sind. Es gibt Faktoren, die die Arbeit deiner Gene beeinflussen können. Ob sie z. B. eher »angeschaltet« oder »abgeschaltet« werden. Epigenetik befasst sich mit diesem Aktivitätszustand deiner Gene. Die Hauptvertreter dieser Einflüsse von außen sind Ernährung, Rauchen, Umwelteinflüsse und Stress. Das gilt auch für die Gene, die Einfluss auf dein schmerzverarbeitendes System haben.

Epigenetisch bedingte Veränderungen sind ein vorübergehender Zustand. Bietest du deinem Körper andere Einflüsse, kann sich auch die Epigenetik ändern. Und die Grundlage deiner körperlichen Vorgänge auf kleinster Ebene erfährt eine Veränderung.

Fides Zenk und Nicola Iovino vom Max-Planck-Institut beschreiben dies so: Epigenetische Modifikationen sind *reversible* chemische Veränderungen der DNA. *Epigenetische Modifikationen können sich daher im Laufe unseres Lebens je nach Anpassung an unsere Umwelt oder unseren jeweiligen Lebensstil verändern, und äußere Einflüsse wie Stress, Krankheit oder Ernährung können Einfluss auf das epigenetische Programm der Zellen nehmen.*

Während du dich entwickelst und sich deine verschiedenen Körpersysteme ausbilden, haben diese Umweltfaktoren einen maßgeblichen Einfluss. Und wann ist die rasanteste Entwicklungszeit für den Ausbau und die Vernetzung deiner Gehirnzellen? In deiner Embryonal- und Säuglingszeit. Die Einflüsse, die dort auf dich wirken, prägen deine späteren Abläufe im Gehirn und deine Verhaltensweisen. In Bezug auf dein Schmerzempfinden ist dies eine wichtige Information, denn diese epigenetischen Veränderungen können dazu beitragen, warum du schmerzempfindlicher bist als andere.

Schauen wir zunächst auf dein Stressverarbeitungssystem. Dieses entwickelt sich vor allem rasant in deinem ersten Lebensjahr, und frühkindliche Belastungsfaktoren spielen eine große Rolle für deine Stressresistenz im weiteren Leben. Bist du also in deiner frühen Entwicklungszeit vielen Situationen ausgesetzt, die dein Stresssystem aktivieren, wird dieses sensibilisiert, und diese »Empfindlichkeit« lässt sich auch Jahre später noch feststellen. Deine frühkindlichen Erfahrungen haben dich geprägt.

Kurzer Einschub: Vergiss bitte nicht, dass epigenetische Veränderungen reversibel sind.

Ein weiterer Faktor, der hierauf einen Einfluss nimmt, ist Oxytocin. Das kleine Glücks- und Bindungshormon ist dir schon als dämpfender Faktor deiner Cortisol-Ausschüttung bekannt. Auch hier besteht ein Zusammenhang zwischen der Art der Bindung zu Bezugspersonen in deiner frühen Kindheit und zwischen der Sensibilität deines stressverarbeitenden Systems. Oxytocin schützt dich und sorgt dafür, dass deine biologische Stressreaktion nicht überschießend abläuft. Bist du aber früh im Leben Stress, Traumata oder fehlender Fürsorge ausgesetzt, kann dieses System im späteren Leben weniger effektiv arbeiten.

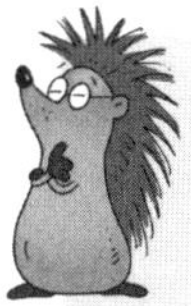

GOOD TO KNOW

Dein Stressverarbeitungssystem beschreibt die Abläufe deiner Stressachse (Hypothalamus-Hypophysen-Nebennieren-Achse) und die daraus folgende Ausschüttung deiner Stresshormone, v.a. Cortisol.

Stress und Schmerz werden oft in gleichen Gehirnarealen verarbeitet. Dies bedeutet, dass du nicht nur einen Einfluss auf deine Schmerzwahrnehmung durch deinen veränderten, sensibilisierten Stammtischteilnehmer Stress hast, sondern dass die Schmerzverarbeitung in deinem Gehirn auch direkt von der Sensibilisierung der Gehirnareale betroffen sein kann.

Da frühkindliche Erfahrungen meist im Unterbewusstsein abgespeichert sind, sind die Einflüsse, die sie auf dein Leben haben, manchmal nicht offensichtlich und werden mit aktuellen Schmerzproblematiken nicht in direkten Zusammenhang gebracht. Fachpersonal, welches diesen Zusammenhängen auf den Grund gehen kann, ist also wieder gefragt. Ein hoch auf die Veränderbarkeit, nicht nur der Neuroplastizität deines Gehirns, sondern auch der epigenetischen Einflüsse und Auswirkungen.

Die Gene spielen zusätzlich eine entscheidende Rolle in deiner grundlegenden biologischen Struktur. Damit sind wir beim letzten, auf dein Schmerzempfinden Einfluss nehmenden Faktor angekommen (zumindest der hier besprochenen): Beherbergen deine Zellen das Chromosomenpaar XX (weiblich) oder XY (männlich)? Und wie beeinflusst dies deine Schmerzverarbeitung?

Schmerz und Geschlecht

Die Forschung zu Schmerz und den geschlechtsspezifischen Unterschieden steckt noch in den Kinderschuhen, auch wenn sie bei ihren ersten Gehversuchen schon wichtige Meilensteine erreicht hat. Hier schlummert noch viel Potenzial! Die ersten Erkenntnisse werden bereits jetzt ernst genommen und in die Schmerztherapie integriert. Eine unterschiedliche Medikamentenauswahl und -dosierung ist ein Beispiel hierfür.

Worin bestehen die Unterschiede zwischen den Geschlechtern, wenn es um Schmerz geht? Ich spreche in diesem Zusammenhang vorerst nur über das biologische Geschlecht (engl.: sex), also ob dein Chromosomensatz:

XX = biologisch weiblich oder
XY = biologisch männlich ist.

Später werde ich noch auf das soziale Geschlecht eingehen (engl.: gender), welches bezeichnet, ob jemand ein weibliches, männliches oder auch anderweitiges Selbstverständnis hat.

Einige schmerzinvolvierende Krankheitsbilder werden eher dem Bautyp XX, also biologisch weiblich, andere eher dem Bautyp XY, also biologisch männlich, zugeordnet. Wirfst du einen Blick in Statistiken, wird dir auffallen, dass das Krankheitsbild »chronische Schmerzen« häufiger Frauen betrifft. Deutlich mehr Frauen leiden z. B. unter Kopfschmerzen, Migräne, Fibromyalgie und rheumatischen Erkrankungen. Es gibt aber immer wieder Abweichungen, wie z. B. den Cluster-Kopfschmerz oder Morbus Bechterew (rheumatisch), von denen mehr Männer betroffen sind.

Nun aber zu der alles entscheidenden Frage im Geschlechterkampf: Wer ist denn jetzt wehleidiger? Männer oder Frauen?

- *Schmerzempfindlichkeit:* Die allgemeine Meinung weist Frauen eine empfindlichere Schmerzsensorik zu als Männern. Das bedeutet, bei gleicher Intensität eines schmerzauslösenden Reizes wird er von Frauen im Durchschnitt früher wahrgenommen als von Männern. Allerdings hängt dies auch davon ab, mit welchen Reizen getestet wurde. Die oben getroffene Aussage ließ sich z. B. durch Hitzereize besonders gut belegen.
- *Schmerztoleranz:* Wie lange sind die unterschiedlichen Geschlechter in der Lage, Schmerzen zu tolerieren, bevor sie sich diesen entziehen oder Maßnahmen ergreifen? Knifflige Frage. Frauen wird eher die Fähigkeit zugesprochen, chronischen Schmerzen gegenüber toleranter zu sein, während Männer bei akuterem Schmerz die Nase vorne haben und diesen besser »ertragen«, bevor sie tätig werden.
- *Schmerzäußerung:* Wie stark drückt sich jemand verbal und nonverbal über Sprache, Gestik, Mimik und Körpersprache aus, wenn er Schmerzen verspürt? Bevor jetzt das Klischee bemüht wird, Frauen würden ja im Allgemeinen sowieso mehr reden als Männer – dies wurde in Studien widerlegt. Es kommt auf den Kontext an. In Bezug auf Schmerzen sind es aber tatsächlich die Frauen, die offener kommunizieren.
- *Schmerzverarbeitung:* Hier ist sich die Studienlage relativ einig: Frauen suchen eher Hilfe, Strategien und Therapiemöglichkeiten, während Männer den Schmerz länger »mit sich selbst ausmachen«, ohne aktiv nach unterschiedlichen Lösungsansätzen und Hilfe von außen zu suchen.

Insgesamt könntest du zu folgender Schlussfolgerung kommen: Frauen nehmen Schmerz also früher wahr, haben eine bessere Toleranz gegenüber chronischen Schmerzen, sprechen mehr darüber und suchen eher Strategien und Lösungen. Männer registrieren Schmerzen erst bei höherer Dosierung, sind toleranter akutem Schmerz gegenüber, reden weniger über ihre Beschwerden und bleiben mit ihrem schmerzhaften Problem lieber mit sich selbst. Außer sie haben eine Erkältung ... Sorry, dem Klischee konnte ich hier nicht widerstehen. (Die Aufklärung, wie dieses Klischee zustande gekommen ist, folgt noch!)

Eine Zusammenfassung verschiedener Studien erfasst jedoch bei Weitem nicht das breite Spektrum an Individualität, das innerhalb der unterschiedlichen Geschlechter existiert. Ich kenne ebenso Personen mit dem Chromosomensatz XX, die dem bayerischen »Bassd scho!«-Motto folgen und über ihre Schmerzen nicht reden und diese stumm und allein für sich ertragen, wie auch Personen mit XY, die mir beim Erstgespräch einen Monolog über ihre Schmerzen mit Einleitung, Hauptteil und Fazit präsentieren, inklusive der vielfältigen Therapieansätze, die bereits in Anspruch genommen werden.

Wie Schmerzen geäußert werden, ist stark vom individuellen Charakter geprägt. Es gibt Patienten, denen muss ich buchstäblich jedes Detail aus der Nase ziehen, andere versuche ich möglichst höflich in ihrem Redefluss zu unterbrechen, weil ihre Redegeschwindigkeit meine Fähigkeit, die Informationen mitzuschreiben, übertrifft.

Wo lassen sich noch Unterscheidungen finden, die Hinweise darauf geben, dass Schmerz je nach Geschlecht verschieden sein kann?

- *Anatomie Körper:* Was in deinem Körper als Organ oder Struktur nicht angelegt ist, kann auch nicht wehtun. Es gibt also schmerzhafte Erkrankungen, die einem Geschlecht schlichtweg aufgrund der unterschiedlichen Bauweise zugeordnet werden. Hierzu gehören Unterleibsbeschwerden, Endometriose, Prostatabeschwerden usw.

- *Anatomie Bewegungsapparat:* Wenn Forensiker ein Skelett vor sich haben, können sie häufig ohne DNA-Analyse abschätzen, ob es sich um ein männliches oder weibliches Skelett handelt. Die wichtigsten Merkmale, die herangezogen werden, sind im Schädel- und Beckenbereich zu finden. Diese anatomischen Unterscheidungen haben nicht direkt etwas mit der Schmerzwahrnehmung zu tun, können aber dafür verantwortlich sein, dass bestimmte Krankheitsbilder vermehrt bei einem Geschlecht auftreten. Frauen tendieren z. B. aufgrund ihrer breiteren Beckenanatomie und der mit dieser einhergehenden Beinachse eher zu X-Beinen, Männer mit ihrer aufrechteren Beckenanatomie dagegen eher zu O-Beinen. Daraus ergeben sich unterschiedliche Beschwerdebilder – die unterschiedliche Schmerzen verursachen können.
- *Gehirnanatomie:* Haben weibliche und männliche Gehirne denselben Bauplan? Was denkst du? Ich klammere in dieser Betrachtung einmal die Gehirnanteile aus, die sich nachgewiesenermaßen aufgrund von Geschlechtshormonen unterschiedlich entwickeln und für Funktionen wie Sexualität und Fortpflanzung wichtig sind.

Es gibt einige Studien, die auf einen leicht veränderten geschlechtsspezifischen Aufbau hinweisen, allerdings sind diese Unterschiede nicht ausgeprägt und erforscht genug, um eine klare Aussage treffen zu können. Zudem lässt die Größe oder Dichte eines Gehirnanteils keine direkten Rückschlüsse auf die Leistungsfähigkeit der einzelnen Regionen und Abläufe zu.

Der Faktor, der eindeutig zu abweichenden Abläufen in unserer Schaltzentrale führt, ist die variierende Menge an Geschlechtshormonen, die jeder Mensch in unterschiedlicher Konzentration besitzt.

Östrogen oder Testosteron?

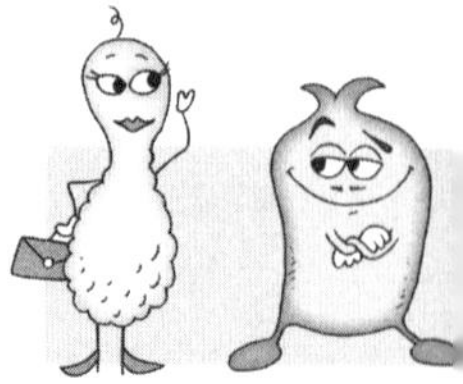

Sowohl Östrogen als auch Testosteron haben einen Einfluss auf die Abläufe in deinem Gehirn. Jetzt ist es nur so, dass vor allem die Gehirnregionen besonders viele Rezeptoren für Östrogen oder Testosteron haben, die an der Regulation von Emotionen, Gedächtnis, Motivation und Verhalten beteiligt sind. Und das sind alles Regionen, die einen Einfluss auf deine Schmerzwahrnehmung haben. Deshalb dürfen die beiden Vertreter an Geschlechtshormonen an deinem Stammtisch Schmerz nicht fehlen.

Es wäre zu einfach zu behaupten, dass die Unterschiede zwischen Frauen und Männern allein auf die höheren Östrogenspiegel bei Frauen und die höheren Testosteronwerte bei Männern zurückzuführen sind. Tatsächlich können Hormonspiegel variieren und zeigen auch innerhalb eines Geschlechts große Unterschiede. Daher ist es wichtig, die Komplexität der hormonellen Einflüsse zu berücksichtigen, anstatt sie einfach in Schubladen zu stecken. Deine Geschlechtshormone haben aber nicht nur auf die Funktionalität deiner Gehirnanteile Einfluss.

Östrogen gilt eher als entzündungsfördernd, während Testosteron eher entzündungshemmend wirkt. Doch wie so oft in deinem komplexen Aufbau und im Zusammenspiel deiner vielfältigen Bausteine können deine Geschlechtshormone je nach Region, Konzentration oder auch durch Interaktion mit anderen Mitspielern eine gegenteilige Wirkung haben. Unabhängig davon, ob sie entzündungsfördernd oder -hemmend wirken, modellieren sie dadurch die Arbeit deines Immunsystems, das ja ebenfalls am Stammtisch sitzt.

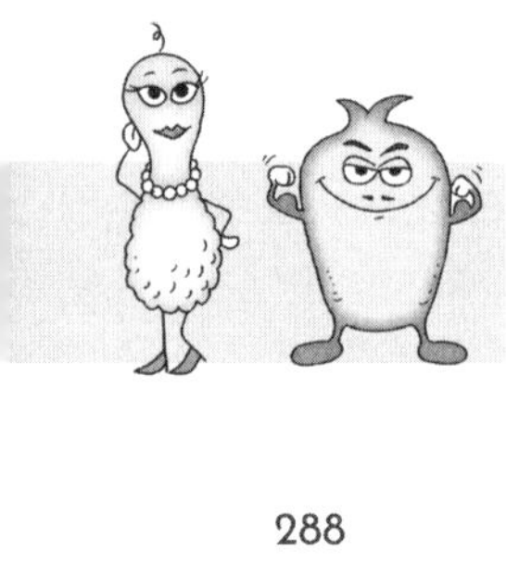

Aber auch einzelne Immunzellen des erworbenen Immunsystems, die gezielt auf Angreifer reagieren, werden durch deinen Hormonspiegel beeinflusst. Östrogen wirkt auf diese eher aktivierend und Testosteron eher hemmend.

Deine Geschlechtshormone haben also definitiv einen modulierenden Effekt auf deine Schmerzwahrnehmung, der in seiner Komplexität aber noch nicht vollständig erfasst ist. Durch das steigende Interesse der Forschung an diesen Zusammenhängen wird es sicherlich in nächster Zeit genauere Erkenntnisse geben.

Bewegen wir uns aber wieder weg von den Hormonen und kommen zurück zum geschlechterspezifischen Aufbau von XX oder XY.

Doppel XX und das Immunsystem

Wie du dich sicherlich erinnerst, kann eine Überreaktion deines Immunsystems Autoimmunerkrankungen auslösen. Rheumatoide Arthritis (Gelenkrheuma) habe ich als gängiges Beispiel erwähnt. Diese Erkrankung trifft etwa dreimal so viele Frauen wie Männer. Autoimmunerkrankungen allgemein treffen Frauen bis zu 70 bis 80 % häufiger als Männer. (Wie immer gibt es Ausnahmen wie den oben erwähnten Morbus Bechterew).

Kann die geschlechtsspezifische Ungleichverteilung unabhängig von weiteren Einflüssen wie Umweltfaktoren und Lebensstil auch an der XX- oder XY-Kombination liegen? Man ging lange davon aus, dass in Bezug auf das Immunsystem die Genaktivität auf dem zweiten X-Chromosom bei Frauen inaktiviert ist. Ein Satz Gene auf einem X-Chromosom sollte doch pro Person ausreichen, Männer haben ja ebenfalls nur ein X-Chromosom. Neuere Studien zeigen allerdings, dass einige der Gene auf dem »zweiten« X-Chromosom, welche besonders stark an der Immunantwort beteiligt sind, überhaupt nicht inaktiv sind, ganz im Gegenteil, sie führen zu einer erhöhten Aktivierung. Diese »erhöhte«

Aktivierung des weiblichen Immunsystems kann ein Hinweis darauf sein, warum Frauen anfälliger für Autoimmunerkrankungen sind.

Zudem könnte somit erklärt werden, warum Frauen mit ihrer erhöhten Immunaktivität weniger Impfwirkstoff benötigen, eine bessere Immunantwort aufbauen und allgemein widerstandsfähiger gegen Infektionen sind als Männer ... und Männer bei einer Grippe unter Umständen tatsächlich mehr leiden.

Geschlechterrolle in unserer Gesellschaft

Deine Erziehung, deine Bezugspersonen, dein kulturelles, religiöses oder nicht religiöses Umfeld haben einen Einfluss auf dich. Du passt dich bewusst oder unbewusst deiner Umwelt, in der du lebst, an oder rebellierst gegen sie, aber egal welchen Weg du wählst, sie prägt dich. Was haben dir deine Eltern und dein Umfeld vorgelebt? Wurde Schmerz artikuliert? Wurde er je nach Rollenbild als Zeichen der Schwäche gesehen? Welche Erfahrungen hast du gemacht mit deiner persönlichen Art, über Schmerz zu reden, ihn zu äußern? Wurde sich dir zugewendet oder abgewunken? Was wurde dir als Bewältigungsmechanismus vermittelt? All das prägt, wie dein Gehirn Schmerz verarbeitet.

Ich frage mich, wie viel die *geschlechtlichen* Rollenbilder, mit denen wir aufwachsen und durch die wir geprägt sind, einen Unterschied in Schmerztoleranz und Schmerzverarbeitung machen. Welche männlichen und weiblichen Rollenbilder in einer Gesellschaft vorherrschen, kann sicherlich eine Auswirkung auf den eigenen Umgang mit Schmerz haben.

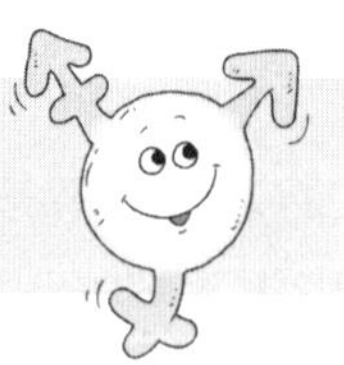

Ich komme nicht umhin, eine Studie zu erwähnen, die mir ein echtes Schmunzeln auf die Lippen gezaubert hat. Unabhängig vom Studienaufbau haben die Probanden und Probandinnen eine niedrigere Schmerzintensität angegeben, wenn der Prüfer vom anderen Geschlecht war. Wurde also eine Frau von einem Mann geprüft, wurde die Schmerzintensität niedriger angegeben, als wenn eine Frau die Daten aufnahm. Ebenso schienen sich die Schmerzen in ihrem Ausmaß zu minimieren, sobald den getesteten Männern eine Frau gegenüberstand.

Beziehen wir in all unsere Überlegungen die Tatsache ein, dass es neben dem biologischen Geschlecht eben auch noch ein soziales Geschlecht gibt, welches nicht immer mit dem biologischen übereinstimmen muss, eröffnet sich ein Forschungsgebiet, welches weitere wichtige Erkenntnisse für die Schmerztherapie bringt. Biologisch weiblich XX, aber männliches Selbstverständnis, oder XY und weibliches Selbstverständnis? Und was passiert, wenn sich die Personen einer geschlechtsangleichenden Hormontherapie unterziehen? Nachdem ich dir doch gerade erst erklärt habe, dass der individuelle Hormonspiegel einen Einfluss hat?

Hier gibt es eine Studie, die die Schmerzwahrnehmung bei Studienteilnehmern überprüft hat, die sich einer solchen Hormontherapie unterzogen haben. Aufgrund der geringen Anzahl der teilnehmenden Personen ist die Studie noch nicht repräsentativ, aber es wurde definitiv eine Veränderung der Schmerzwahrnehmung festgestellt, die auf die Hormongabe zurückzuführen ist. Die Östrogengabe hat zu einer Steigerung des Schmerzempfindens geführt, die Testosterongabe zu einer Senkung.

Generalversammlung

Ich hoffe, du hattest Spaß daran, die einzelnen Teilnehmer an deinem Stammtisch Schmerz besser kennenzulernen. Sie sind noch Mitglieder an Stammtischen zu anderen Themen in deinem Körper und haben daher grundsätzlich deine Aufmerksamkeit verdient.

Meine Hoffnung ist, dass sich für dich nach dem Lesen dieses Buches meine anfängliche Aussage: Unser Körper ist faszinierend flexibel – faszinierend kreativ – faszinierend wirkungsvoll – faszinierend verwirrend, zu faszinierend und »viel weniger« verwirrend geändert hat.

Sei offen für die vielen Richtungen der möglichen Therapieansätze, die in diesem Buch vorgestellt wurden, nutze die unterschiedlichsten Fachleute, aber vergiss dabei nicht, dass Aktivität und Selbstwirksamkeit wichtige Faktoren im alltäglichen Umgang mit Schmerz sind.

Sollte dich das ein oder andere Stammtischmitglied in seiner Funktion besonders begeistert haben, wünsche ich dir viel Spaß dabei, wenn du in weiteren Büchern einen Deep Dive in die Funktionen deiner Systeme machst!

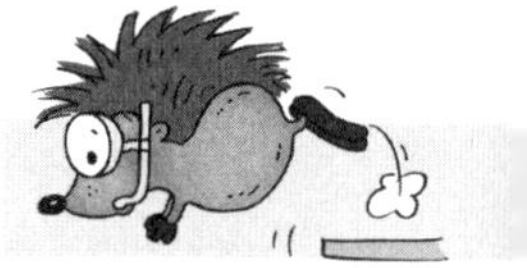

Hier noch kurz das Protokoll der gemeinsamen Reise durch den Körper und seiner Systeme zum Thema Schmerz:

GENERALVERSAMMLUNG:

Orte der Versammlung: (Schreiborte)	*München/Franken/Italien/ Allgäu/Berlin/Irland*
Schreibzeit:	2022–2024
Protokollführerin:	*Tamara Hussendörfer*

Teilnehmer	Anwesend	Entschuldigt	Abwesend
Fred	✓		
Nozizeption	✓		
Immunsystem	✓		
Vegetatives Nervensystem	✓		
Stresshormone	✓		
Kognitives Gehirn	✓		
Emotionales Gehirn	✓		
Thalamus	✓		
PAG	✓		
Glückshormone	✓		
Geschlechtshormone	✓		

Tagesordnungspunkte:

1. Begrüßung
2. Vorstellung der einzelnen Teilnehmer
3. Berichterstattung der einzelnen Teilnehmer über modulierende, verstärkende und dämpfende Einflüsse auf die Schmerzwahrnehmung des Menschen
4. Zusammenfassung der möglichen Therapieansätze, die die Teilnehmer unterstützen können in ihrer optimalen Funktion
5. Vergabe des Arbeitsauftrags an den Leser, die beiden Seiten mit den Therapiemöglichkeiten ausführlich zu studieren und eine Auswahl zu markieren

Mit dem 5. Punkt bist du direkt angesprochen und darfst im Buch mit einem Stift in der Hand (du kannst gerne zur Übung die ungewohnte nehmen) mindestens drei Kreuze bei den Therapiemöglichkeiten machen. Entweder weil sie neu für dich sind und sich nach dem Lesen des Buches als wertvoll für dich herauskristallisiert haben oder du sie lange nicht mehr genutzt oder verfolgt hast. Wenn du eine kompakte, zusammengefasste Übersicht der Therapieansätze haben möchtest, findest du diese zum Herunterladen auf meiner Homepage www.tamarahussendoerfer.de.

Du hast glücklicherweise keine Schmerzen und hast das Buch aus reinem Interesse gelesen? Deine Stammtischteilnehmer sind dir auch dankbar, wenn du sie pflegst, bevor sie an ihre Grenzen kommen!!! Also Stift in die Hand ...

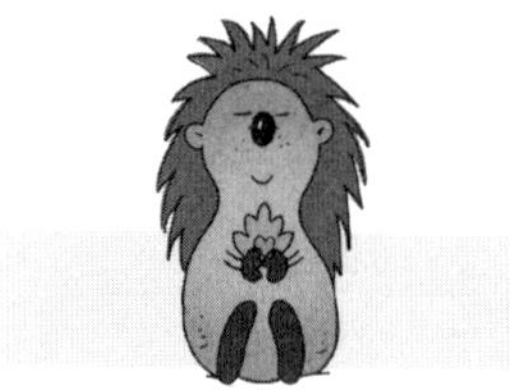

Anhang

Quellen- und Literaturverzeichnis

Edited by McMahon, Stephen B. et al. 2013: Wall and Melzack's Textbook of Pain, 6th Edition, Elsevier Saunders.

Louw, Adriaan et al. 2018: Pain Neuroscience Education, Teaching People About Pain, 2nd Edition, OPTP.

Butler, David S.; Moseley, G. Lorimer 2016: Schmerzen verstehen, 3. Auflage, Springer Verlag.

Sapolsky, Robert M. 2004: Why Zebras Don't Get Ulcers, The Acclaimed Guide to Stress, Stress-Related Diseases, and Coping, 3rd Edition, St. Martin's Press. Dt. Ausgabe: Warum Zebras keine Migräne kriegen. Wie Stress den Menschen krank macht, Piper Verlag, 1998.

Dettmer, Philipp 2021: Immun, Alles über das faszinierende System, das uns am Leben hält, Ullstein extra.

Kugelstadt, Dr. med. Alexander 2022: Dann ist das wohl psychosomatisch!, Wenn Körper und Seele SOS senden und die Ärzte einfach nichts finden, Goldmann.

Wimmer, Dr. med Johannes 2018: Meine HORMONE, Bin ich ferngesteuert, Gräfe und Unzer.

Gottschling, Prof. Dr. med. Sven, mit Amend, Lars 2020: Schmerz los werden, Warum so viele Menschen unnötig leiden und was wirklich hilft, 2te Auflage, Fischer Verlag.

Egle, Ulrich T.; Heim, Christine; Strauß, Bernhard; von Känel, Roland (Hrsg.): 2024, Psychosomatik – neurobiologisch fundiert und evidenzbasiert, 2. Auflage, W. Kohlhammer Verlag.

Rosenow, D.; Tronnier, V.; Göbel, H. (Hrsg.) 2005: Neurogener Schmerz, Management von Diagnostik und Therapie, Springer Medizin Verlag.

Kohnen, Norbert 2003: Von der Schmerzlichkeit des Schmerzerlebens, Wie fremde Kulturen Schmerz wahrnehmen, erleben und bewältigen, pvv.

Dance, Amber 2019: The Pain Gap, In: Nature, Vol 567, Springer Nature Limited.

Malfliet, A. et al., 2017, Brain changes associated with cognitive and emotional factors in chronic pain: A systematic review, European Journal of Pain, European Pain Federation – EFIC.

Roth, G.; Egle, U.T. 2016: Neurobiologie von Schmerz und Stress, Die Bedeutung emotionaler Vernachlässigung und psychischer Traumatisierung in der Kindheit, Ärztliche Psychotherapie 3/2016 11: 120–129.

Seemann, Milena; Zech, Nina; Hansen, Ernil 2014: »Worte wie Medizin« bei Schmerz, zkm Wissen 2014 2: 42–47.

Huynh, Vincent et al. 2021: Descending pain modulatory efficiency in healthy subjects is related to structure and resting connectivity of brain regions, NeuroImage, Elsevier Inc.

Ridder, Dirk De; Adhia, Divya; Vanneste, Sven 2021: The anatomy of pain and suffering in the brain and its clinical implications, Neuroscience and Biobehavioral Reviews, Elsevier Ltd.

Bernatzky, Univ.-Prof. Dr. Günther 2009: Körpereigene Schmerzhemmung (4.Teil), Der Medziner 7–8/2009.

Horn, Carola et al. 2023: Das Geschlecht in der Infektiologie – wie Geschlechtsunterschiede die Immunantwort auf Infektionen beeinflussen, Die Innere Medizin 8/2023, Springer Medizin Verlag.

Amaro-Díaz, Lidia et al. 2022: Chronic Pain and Emotional Stroop: A Systematic Review, Journal of Clinical Medicine, MDPI, https://www.mdpi.com/2077–0383/11/12/3259.

Louw, Adriaan; Puentedura, Emilio Louie 2014: Therapeutic Neuroscience Education, Pain, Physiotherapy and the Pain Neuromatrix, International Journal of Health Sciences, https://www.researchgate.net/publication/272489135.

Strobel, Cornelia et al. 2014: Emotional regulation of pain: the role of noradrenaline in the amygdala, Science China Life Sciences April 2014 Vol.57 No.4, link.springer.com.

Rittner, H.L.; Brack, A.; Stein, C. 2008: Pain and the immune system, British Journal of Anaesthesia 101, https://pubmed.ncbi.nlm.nih.gov/18397920/.

Bushnell, M. Catherine; Ceko, Marta; Low, Lucie.A. 2013: Cognitive and emotional control of pain and its disruption in chronic pain, nature reviews neuroscience, https://pubmed.ncbi.nlm.nih.gov/23719569/.

Delgado-Gallén, Selma et al. 2023: Brain system segregation and pain catastrophizing in chronic pain progression, Frontiers in Neuroscience Vol. 17/2023, doi: 10.3389/fnins.2023.1148176.

Seth, Anil K. 2020: Gehirn: Unsere inneren Universen, https://www.spektrum.de/news/unsere-inneren-universen/1696550, Spektrum Akademischer Verlag.

Meier, T.; Abler, B. 2018: Serotonerge Modulation der Schmerzwahrnehmung, Grundlagenwissenschaftliche Befunde und klinische Implikationen, Nervenheilkunde 2018: 37:865–871, Georg Thieme Verlag kg.

Zimmermann, Manfred: Schmerz, https://www.spektrum.de/lexikon/neurowissenschaft/schmerz/11432, Spektrum Akademischer Verlag.

Steffen, Peter 2011: Anatomie und Physiologie des Schmerzes Schmerzarten, https://www.uniklinik-ulm.de/fileadmin/default/10_Mediapool/Algesiologische_Fachassistenz/Skript_2022_Steffen_Anatomie_Physiologie_Schmerzarten.pdf

Sonnenmoser, Dr. phil. Marion 2014: Mitgefühl für sich selbst, Deutsches Ärzteblatt PP 7/2014, https://www.aerzteblatt.de/archiv/161052/ .

Sandkühler, Jürgen 2001: Schmerzgedächtnis: Entstehung, Vermeidung und Löschung, Deutsches Ärzteblatt 42/2001, https://www.aerzteblatt.de/archiv/29086/.

Traue H.C. et al. 2006: Psyche und Schmerz, In book: Praktische Schmerztherapie, Springer Verlag, https://www.researchgate.net/publication/256364736.

Gehirn lernen, Plastizität, https://www.gehirnlernen.de/gehirn/plastizität/.

Häuser, W.; Hansen, E.; Enck, P. 2012: Nocebophänomene in der Medizin, Bedeutung im klinischen Alltag, Deutsches Ärzteblatt 26/2012, doi: 10.3238/arztebl.2012.0459.

Corder, G. et al. 2018: Endogenous and Exogenous Opioids in Pain, Annu Rev Neurosci., PMC, doi: 10.1146/annurev-neuro-080317–061522.

Lautenbacher, S.; Güntürkün, O.; Hausmann, M.; 2007: Gehirn und Geschlecht, Neurowissenschaft des kleinen Unterschieds zwischen Frau und Mann, Springer Medizin Verlag.

Serio, B.; Hettwer, M.D.; Wiersch, L. et al. 2024: Sex differences in functional cortical organization reflect differences in network topology rather than cortical morphometry, Nature Communications 15, doi.org/10.1038/s41467–024–51942–1.

Küchenhoff, S.; Bayrak, Ş; Zsido, R.G. et al., 2024: Relating sex-bias in human cortical and hippocampal microstructure to sex hormones, Nature Communications 15, doi.org/10.1038/s41467–024–51459–7.

Al-Harthy, M.; Ohrbach, R.; Michelotti, A.; List, T. 2015: The effect of culture on pain sensitivity, J Oral Rehabil., doi: 10.1111/joor.12346.

Nobis, H.-G.; Rolke, Roman: Chronische Schmerzen, https://www.schmerzgesellschaft.de/patienteninformationen/herausforderung-schmerz/chronische-schmerzen.

Altmeyer, Prof. Dr. med. Peter; Bacharach-Buhles, Prof. Dr. med. Martina; https://www.altmeyers.org/de/innere-medizin/opioidrezeptoren-15716.

Ruppen, Jessica: Wie Optimismus und Pessimismus unser Leben beeinflussen, https://www.psychologie.uzh.ch/de/bereiche/hea/klipsypt/maenner40plus/Stress-und-Resilienz/Optimismus-und-Pessimismus.html.

Beck, H.; Martin, E.; Motsch, J. et al. (Hrsg.) 2002: Band 4: Schmerztherapie, Thieme Verlag.

Asan, L.; Bingel, U.; Kunkel, A. 2022: Neurobiologische und neurochemische Mechanismen der Placeboanalgesie, Schmerz 36/2022, Springer Verlag, PMC, doi: 10.1007/s00482–022–00630–4.

Kleimaier, M.Sc. F.; Rondeck, Prof. Dr. A. 2019: Schmerz und Stress – ein untrennbares Team, https://www.carstens-stiftung.de/artikel/schmerz-und-stress-ein-untrennbares-team.html.

Gilbert, Paul 2009: Introducing compassion-focused therapy, Advances in psychiatric treatment (2009), vol. 15, 199–208 doi: 10.1192/apt.bp.107.005264 .

Esther Pogatzki-Zahn: Schmerz und Geschlecht, https://www.dgpsf.de/fuer-patientinnen/besonderheiten-bei-schmerz/schmerz-und-geschlecht.

Altmann, Julia 2019: Geschlechtsspezifische Wahrnehmung von Schmerz, Die Rolle der Sexualhormone bei Schmerz und Schmerzwahrnehmung, https://eplus.uni-salzburg.at/obvusbhs/content/titleinfo/5028747/full.pdf.

Standl, Th.; Schulte am Esch, J.; Tredde, R.-D.; Schäfer, M.; Bardenheuer, H.J.; 2010, Schmerztherapie, Akutschmerz – Chronischer Schmerz – Palliativmedizin, 2. Auflage, Thieme Verlag.

Horn, C. et al. 2023: Das Geschlecht in der Infektiologie – wie Geschlechtsunterschiede die Immunantwort auf Infektionen beeinflussen, doi: 10.1007/s00108–023–01498-x, Springer Nature.

Rau, L. 2023: Frauen haben das bessere Immunsystem, https://utopia.de/ratgeber/frauen-haben-das-bessere-immunsystem_409561/.

Schopper, M. 2014: Geschlechteraspekte in der Schmerzwahrnehmung, zkm Praxis, https://www.thieme-connect.com/products/ejournals/pdf/10.1055/s-0034-1381967.pdf.

Wenner Moyer, M. 2022: Autoimmunkrankheiten, Risikofaktor: Weiblich, https://www.spektrum.de/news/warum-autoimmunkrankheiten-vor-allem-frauen-treffen/1984777.

Gesund.Bund.de: Arzneimittel: Wie das Geschlecht die Wirkung beeinflussen kann, https://gesund.bund.de/geschlechts unterschiede-arzneimittel.

Schutter, Ulf: Neuropathische Schmerzen – Die Rolle des Noradrenalins, https://www.arztcme.de/elearning/neuropathische-schmerzen---die-rolle-des-noradrenalins/index.php#!page=lernmodul/begruessung-und-einleitung

Weigel, Dr. T.: Unser Schmerzhemmendes System, Einfluss der endogenen Schmerzhemmung auf chronische Schmerzen, https://www.youtube.com/watch?v=06S2x3j-vwA.

Maluck, J. 2016: Effekte einer systemischen Entzündungsreaktion auf die somatosensorische Schmerzwahrnehmung beim Menschen, https://d-nb.info/1136270353/34.

Ren, K.; Dubner, R.; 2010: Interactions between the immune and nervous systems in pain, Nat Med. 2010 Nov;16(11):1267–76. doi: 10.1038/nm.2234

Kwang Kim, S.; Bae, H.; 2010: Acupuncture and immune modulation, Autonomic Neuroscience, Basic and Clinical 157 (2010) 38–41, Elsevier, doi: 10.1016/j.autneu.2010.03.010.

Henrich, F. J. S. 2019: Die Rolle von Aδ- und C-Faser-Nozizeptoren bei der Modulation spinaler neuronaler Plastizität im nozizeptiven System des Menschen, https://archiv.ub.uni-heidelberg.de/volltextserver/26520/1/dissertation%20fh%20v101.pdf.

Wiech, K.; Tracey, I.; 2009: The influence of negative emotions on pain: Behavioral effects and neural mechanisms, NeuroImage, Vol. 47, 987–994, doi.org/10.1016/j.neuroimage.2009.05.059.

Scott, D.J. et al. 2008: Placebo and nocebo effects are defined by opposite opioid and dopaminergic responses., Arch Gen Psychiatry 2008; 65: 220–31.
Keller, M. 2008: Die Circadiane Uhr im Immunsystem, Dissertationen Charité, doi.org/10.17169/refubium-17265.
Voglis, G.; Tavernarakis, N.; 2006: The role of synaptic ion channels in synaptic plasticity, EMBO Rep. 2006 7(11), 1104–1110, doi: 10.1038/sj.embor.7400830.
Burke, K.J. Jr.; Bender, K.J. 2019: Modulation of Ion Channels in the Axon: Mechanisms and Function., Front. Cell. Neurosci. 13:221, doi:10.3389/fncel.2019.00221.
Shah, M.M.; Hammond, R.S.; Hoffman, D.A. 2010: Dendritic ion channel trafficking and plasticity, Trends in Neurosciences 33 (2010) 307–316, Elsevier Ltd., doi: 10.1016/j.tins.2010.03.002 .
Willi, Dr. med. R.: Stressreaktion, https://www.dr-willi.de/2018/02/stressreaktion/
Pongratz, G. 2021: Das gestresste. Immunsystem und Autoimmunität, Akt. Rheumatol. 2021;46: 258–266, Thieme, doi: 10.1055/a-1389–7949.
Leiß, Ottmar 2020: Konzepte und Modelle Integrierter Medizin, 9. Engels biopsychosoziales Modell 40 Jahre später – eine Bestandsaufnahme, transcript Verlag, doi: 10.14361/9783839453643.
Beetz, A.; Gaass, K.; Beckmann, M.; Goecke, T. 2013: Der Einfluss mütterlicher Bindung und postpartaler Depressivität auf Entwicklungsauffälligkeiten des Kindes bis zum 18. Lebensmonat, Empirische Sonderpädagogik 5 (2013) 4, S. 300–314, doi: 10.25656/01:9227.
Grinspoon, MD. P. 2020: Dopamine fasting: Misunderstanding science spawns a maladaptive fad, www.health.harvard.edu/blog/dopamine-fasting-misunderstanding-science-spawns-a-maladaptive-fad-2020022618917.

Landwehr, Julia 2023: What is a «Dopamine Detox«? How taking a break from media could improve your mental health, www.health.com/what-is-a-dopamine-detox-7504587.
https://www.wissenschaft.de/gesundheit-medizin/vorsicht-beim-igel-kontakt/.
www.pschyrembel.de.
Wiech, K.; Ploner, M.; Tracey, I. 2008: Neurocognitive aspects of pain perception. Trends in Cognitive Sciences, 2008; 12:306–313.
Merten, Prof. Dr. Jörg 2021: Basisemotionen, Dorsch, Lexikon der Psychologie, https://dorsch.hogrefe.com/stichwort/basisemotionen.
https://www.iasp-pain.org/resources/terminology/.
Moseley, G. L.; Butler, D.S. 2015: Fifteen Years of Explaining Pain: The Past, Present, and Future, The Journal of Pain, doi.org/10.1016/j.jpain.2015.05.005.
https://www.bmbf.de/SharedDocs/Bekanntmachungen/DE/2025/01/2025–01–07-bekanntmachung-neuron.html?view=renderNewsletterHtml&utm_source=chatgpt.com.
Vonneilich, Nico; Franzkowiak, Peter 2022: Soziale Unterstützung, doi:10.17623/BZGA:224-i110–2.0.
Steinberg, H. 2007: Die Geburt des Wortes »psychosomatisch« in der medizinischen Weltliteratur durch J.C.A. Heinroth, Fortschr. Neurol. Psychiat., Thieme Verlag, doi:10.1055/s-2006–955010.
Zenk, F.; Iovino, N. 2017: Vererbung über die DNA hinaus: Epigenetische Vererbung zwischen Generationen, https://www.ie-freiburg.mpg.de/4990579/research_report_11821815?c=3988336.
Bandura, Albert 1997: Self Efficacy: The Exercise of Control, Worth Verlag.
https://www.pschyrembel.de/psychosomatik/K0J26/doc/.
https://www.pschyrembel.de/psyche//list/.
https://www.pschyrembel.de/Körper/K0BUC/doc/.
https://www.pschyrembel.de/Stress/K0LQG/doc/.